一流规划教材

医学

关节外科学

JOINT SURGERY

主审　尚希福　孔　荣
主编　朱　晨

中国科学技术大学出版社

内 容 简 介

本书主要介绍骨科的亚专科——关节外科，旨在完善关节外科理论和临床教学培训，更好地服务于医学教学。内容分为膝关节和髋关节两篇，主要介绍膝关节置换手术和侧卧位直接前方入路全髋关节置换技术(DAA)，具体包括膝关节和髋关节的解剖结构与生物力学、手术适应证与禁忌证、术前评估、手术技巧、手术过程、术后并发症和康复治疗等。

本书适合高等医学院校本科生、研究生、规培生、进修生及关节外科专科医生等参考使用。

图书在版编目(CIP)数据

关节外科学 / 朱晨主编. -- 合肥 : 中国科学技术大学出版社, 2025. 6. -- (中国科学技术大学一流规划教材). -- ISBN 978-7-312-06237-7

Ⅰ. R684

中国国家版本馆CIP数据核字第2025DA6908号

关节外科学

GUANJIE WAIKEXUE

出版 中国科学技术大学出版社
安徽省合肥市金寨路96号，230026
http://press.ustc.edu.cn
https://zgkxjsdxcbs.tmall.com

印刷 合肥市宏基印刷有限公司

发行 中国科学技术大学出版社

开本 787 mm×1092 mm 1/16

印张 11.5

字数 259千

版次 2025年6月第1版

印次 2025年6月第1次印刷

定价 48.00元

编　委　会

主编简介

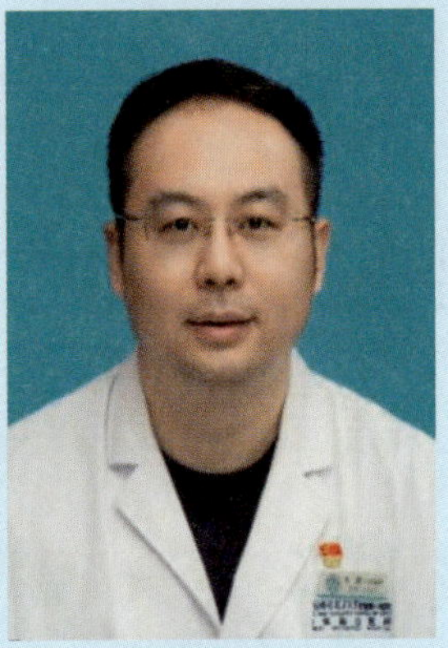

朱晨，医学博士，中国科学技术大学附属第一医院一级主任医师、二级教授、研究员、博士生导师，骨科行政主任、党支部书记、教学主任。被评为“首届青年江淮名医”“安徽省学术和技术带头人”“中国科大附一院杰出技术骨干”。

兼任中华医学会骨科分会全国青委及关节学组青委、中国医师协会骨科分会全国青委兼髋关节学组副组长、中国医师协会骨科分会膝关节学组委员、中国骨科专业教育学院关节学组委员、亚洲人工关节学会中国分区委员、国际华人骨研学会(ICMRS)终身会员、中国骨科菁英会关节学组创始会员、安徽省骨科质量控制中心执行主任、安徽省医师协会骨科医师分会候任主委、安徽医学会骨科学分会常委、安徽省医师协会运动医学分会副主委等；同时兼任《关节成形术》(*Arthroplasty*，亚洲人工关节学会官方期刊)、《中华骨科杂志》、《中华骨与关节外科杂志》、《中华解剖与临床杂志》、《中华卫生应急杂志》、《中国临床保健杂志》、《生物骨科材料与临床研究》编委。

先后主持国家自然科学基金青年项目及面上项目4项，担任合肥综合性国家科学中心先导医学与前沿技术项目首席科学家、安徽省高校科研创新团队“骨科内植物相关感染诊疗”项目负责人。在《科学·进展》《自然·通讯》等国际权威期刊发表影响因子超过10的SCI论文30余篇，总影响因子超过600，总他引1267次。以第一完成人身份获专利授权12项，已转化应用于临床4项，主持或参与制定临床专家共识11项。作为主要完成人获安徽省科技进步奖一、二等奖，中华医学会第二十二届骨科学术会议骨科基础青年学者全国第二名，中华医学会第十九届骨科学术会议中青年优秀论文二等奖。主译《关节外科学》《前路髋关节置换术：从起源到现代先进技术》，主编《髋膝关节置换日间手术教程》《膝关节单髁置换术精要》，参译《坎贝尔骨科学：第一卷 关节外科》。

序

中国科学技术大学附属第一医院(安徽省立医院)骨科1956年由孔繁锦教授创建,是国家临床重点专科、安徽省重点临床学科、安徽省骨科质量控制中心、国家卫生健康委员会骨科专科医师培训基地。关节外科作为骨科最重要的优势亚专科,在前任骨科主任孔荣教授、尚希福教授,现任骨科主任朱晨教授及关节外科主任黄威教授的带领下,已经成为省内顶尖、国内一流、融医教研为一体的特色专业学科,是中德人工关节培训基地、中国骨科教育学院关节培训中心、安徽省医学会骨科学分会主委单位,获2021年第四届中国质量奖提名。其中,关节外科为国家卫生健康委员会骨科加速康复安徽省培训基地、国家骨科医学中心保膝联盟成员、中国骨科专业教育学院关节培训基地、捷迈(中国)人工关节置换翻修中心、血友病关节手术中心、安徽省骨科3D打印临床应用中心、安徽省机器人关节置换应用中心、春立单髁关节安徽省培训基地等。

在临床方面,关节外科作为科室龙头专业,拥有3个病区,编制床位155张,共有医生28名,其中主任医师4名,副主任医师8名,主治医师16名,博士生导师2名,硕士生导师4名。关节外科以骨关节病的治疗为主攻目标,开展以侧卧位直接前方入路全髋置换、股骨近端重建、膝关节病阶梯治疗以及复杂髋臼翻修组配式重建等国内领先技术为特色的手术,年手术量超7000台次,位列华东地区首位,在全国拥有一定的影响力。治疗范围包括:① 膝关节疼痛的阶梯化治疗,包括关节腔注射(富血小板血浆)、软骨移植修复、关节镜下内外侧单间室微创单髁置换及髌股关节置换、双侧间室单髁置换、胫骨高位及股骨远端截骨、全膝关节表面置换;② 髋关节疼痛及股骨头坏死的综合治疗,包括B超引导下关节腔注射,外科脱位入路打压植骨保髋,Ganz截骨保髋,侧卧位直接前方微创入路(DAA)、Superpath微创入路、无瘢痕比基尼(Bikini)切口微创快速康复全髋置换,"双杯技术"髋关节翻修,"适型垫块技术"髋关节翻修,股骨近端截骨重建(治疗先天性或感染继发性髋关节畸形、融合、僵直及高脱位);③ 肘肩关节疼痛伴功能障碍的截骨、松解或置换;④ 数字化大数据人工智能关节手术,包括术前精准设计、3D打印模板与植入物、关节导航与机器人手术及围手术期智能康复管理与随访;⑤ 髋膝肩肘人工关节的远期松动与感染翻修,包括髋臼、股骨、胫骨复杂骨缺损的重建、清创保留假体(DAIR)、一期或二期的感染翻修，建设假体周围感染患者的临床样本库，寻找新的假体周围感染的检测指标，实现综合标准精确化治疗；⑥ 各种骨病、骨肿瘤及软组织肿瘤的关节重建、置换及综合治疗。2023年，关节外科总手术量近8000台，位居全国第三。

在科研方面，关节外科团队以第一作者和通信作者身份已发表SCI论文150余篇，中文核心及统计源期刊论文100余篇；作为第一完成人荣获安徽省科技进步奖一、二等奖2项；主持国家自然科学基金青年项目及面上项目10项，安徽省自然科学基金项目5项，安徽省重点研发计划项目4项，安徽省教育厅高校研究计划项目6项，安徽省卫生健康委员会科研项目1项，中国科学技术大学新医学项目5项，合肥综合性国家科学中心大健康研究院先导医学与前沿技术研究所科研项目3项，全国博士后创新人才支持计划项目1项，转化医学国家科学中心开放课题重点项目1项；翻译英文经典著作《坎贝尔骨科学：第一卷　关节外科》《全膝关节翻修术：诊断、评估与治疗》《膝关节外科手术技术》；担任《关节成形术》《中华解剖与临床杂志》《中华骨与关节外科杂志》《中国矫形外科杂志》《中国骨与关节损伤杂志》《中国组织工程研究》《生物骨科材料与临床研究》《临床骨科杂志》《安徽医学》等杂志副主编、常务编委或编委。

在学科影响力方面，孔荣教授与尚希福教授被评为“江淮名医”，朱晨教授为安徽省自然科学基金杰出青年基金获得者、“青年江淮名医”、第九批安徽省学术和技术带头人、安徽省“特支计划”卫生创新领军人才；科室人员在国内多个专业学会及专业学组担任重要职务，如中华医学会骨科学分会全国青委及关节学组青委，中国医师协会骨科医师分会全国青委兼髋关节学组副组长，安徽省医师协会骨科医师分会候任主委，安徽省医学会骨科学分会主任委员及护理学组组长，安徽省骨科质量控制中心常务副主任，中国骨科专业教育学院关节学组委员，以及其他多个国家级与省级相关分会的常委、委员、秘书等职务。

本书较为详细地介绍了中国科学技术大学附属第一医院关节外科特色手术的理论基础及技术细节，希望通过此书，与各位骨科同道互勉共进，一起为有需要的患者提供最先进的诊疗技术、最优质的医疗服务、最温暖的就医关怀。

编者

2025年1月

目　录

序　i

上篇　膝关节

1　膝关节的解剖结构与生物力学　1

1.1　膝关节骨性结构　2

1.2　关节囊、周围韧带与半月板　3

1.3　膝关节周围主要肌肉　5

1.4　膝关节周围主要血管　5

1.5　膝关节周围主要神经　6

1.6　膝关节的生物力学　7

2　膝关节置换的适应证与禁忌证　10

2.1　全膝关节置换术　10

2.2　单髁置换术　12

2.3　髌股关节置换术　13

2.4　多间室置换术(双侧单髁或内/外单髁合并髌股关节置换)　14

3　膝关节置换的术前评估　15

3.1　病史　15

3.2　体格检查　15

3.3　实验室检查　19

3.4　术前影像学评估　19

3.5　内科基础疾病评估　21

4　膝关节置换手术技术　22

4.1　手术入路　22

4.2　对线技术　24

4.3 截骨 26
4.4 软组织平衡 28
4.5 骨缺损 30
4.6 髌骨股骨轨迹 31
4.7 缝合 32
4.8 围手术期用药与处理 33
4.9 典型病例展示 36
5 膝关节置换手术 40
5.1 膝关节周围截骨术 40
5.2 Charcot关节病 49
5.3 类风湿性关节炎 51
5.4 血友病性膝关节炎 52
5.5 僵直膝 59
5.6 膝关节翻修 63
5.7 机器人辅助膝关节置换概述 68
6 膝关节置换术后并发症 83
6.1 血栓 83
6.2 感染 85
6.3 假体周围骨折 94
6.4 假体松动 96
7 膝关节置换术后康复治疗 99
7.1 康复治疗原则 99
7.2 围手术期康复锻炼图示 101

下篇 髋关节
8 DAA概述 104
8.1 DAA发展历史 104
8.2 侧卧位DAA的优势 107

9　髋关节的解剖结构与生物力学　108
9.1　髋关节周围肌肉　108
9.2　股外侧皮神经　109
9.3　股神经　110
9.4　臀上神经　112
9.5　作用于髋关节的生物力学　112
10　侧卧位DAA的适应证与禁忌证　114
11　侧卧位DAA的术前评估　117
11.1　病史　117
11.2　体格检查　118
11.3　实验室检查　118
11.4　术前影像学评估　118
11.5　内科基础疾病评估　119
12　侧卧位DAA的手术技术　120
12.1　手术器械　120
12.2　患者体位　121
12.3　切口定位　121
12.4　阔筋膜张肌筋膜切开　122
12.5　电凝旋股外侧动脉升支　122
12.6　关节囊切除/切开　123
12.7　股骨颈截骨　124
12.8　髋臼侧准备　124
12.9　股骨侧准备　129
12.10　复位、评估下肢长度与稳定性　132
12.11　切口关闭　134
13　特殊患者侧卧位DAA的手术经验分享　136
13.1　股骨颈骨折(或陈旧性股骨颈骨折)　136
13.2　股骨头坏死(伴髋骨关节炎)　137
13.3　类风湿关节炎(合并髋臼内陷)　138
13.4　发育性髋关节脱位CroweⅠ、Ⅱ或Ⅲ型　140
13.5　既往髋关节手术史继发股骨头坏死或髋骨关节炎　143

13.6 强直性脊柱炎(伴融合髋) 144

13.7 结核性或化脓性髋关节炎后遗症 146

14 侧卧位DAA围手术期并发症的治疗 152

14.1 脱位 152

14.2 假体周围骨折 153

14.3 神经血管损伤 157

14.4 切口血肿与感染 157

14.5 双下肢不等长 160

14.6 下肢深静脉血栓 161

15 侧卧位DAA术后影像学评估 164

15.1 侧卧位DAA术后髋臼杯及股骨柄植入位置评估 164

15.2 侧卧位DAA髋臼杯及股骨假体柄远期生存率的评估 166

16 侧卧位DAA术后康复治疗 168

16.1 康复治疗原则 168

16.2 围手术期康复锻炼 169

17 侧卧位DAA的优势与展望 173

17.1 DAA的固有优势及侧卧位DAA的特点 173

17.2 对侧卧位DAA的未来展望 174

1　膝关节的解剖结构与生物力学

膝关节是人体最大且最复杂的关节。膝关节的主要结构包括股骨(femur，thighbone)下端、胫骨(tibia，shinbone)上端及髌骨(patella)之间关节面；膝关节活动自如又不会发生脱位，主要是因为前交叉韧带(anterior cruciate ligament，ACL)、后交叉韧带(poster cruciate ligament，PCL)、内侧副韧带(medial collateral ligament，MCL)、外侧副韧带(lateral collateral ligament，LCL)、关节囊及附着于关节附近的肌腱提供了重要的稳定作用。此外，位于股骨内、外侧髁(lateral femoral condyle)和胫骨平台之间的半月板(meniscus)，亦可增加关节的稳定性(图1.1)。另外，借助关节前后肌肉群的拉动，膝关节可以完成弯曲、伸直及小腿的内旋、外旋等动作。

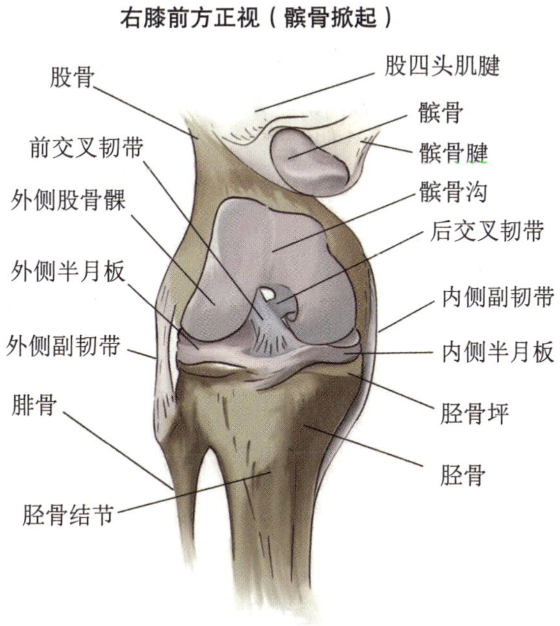

图1.1　膝关节前方正视图

1.1 膝关节骨性结构

骨性膝关节由股骨远端、胫骨近端和髌骨共同组成。其中股骨内外髁与胫骨内、外侧平台分别组成内、外侧胫股关节。髌骨与股骨滑车组成髌股关节。关节周围的骨性结构表面不光滑，存在很多突起，是韧带、关节囊和肌腱的起止点。

股骨：为长骨，构成大腿的骨架。它是人体最长的骨，包含一体和两端，近端的股骨头参与构成髋关节；远端和髌骨、胫骨一起构成了膝关节。股骨远端为许多小腿肌肉的附着点。

髌骨：一短的、盘状扁平骨，位于膝关节前部。髌骨凸出的前面受充满液体的囊即黏液囊保护。另有一相似的黏液囊位于髌骨和腓骨之间。髌骨后面轻度凸出，有两个关节面，与股骨髁相关节。髌骨为大腿、小腿多块肌肉的附着点，股四头肌肌腱附着于髌骨上部，延长形成髌韧带，附着于胫骨粗隆。

胫骨：一长而粗的骨，与腓骨一起构成小腿的支架骨，包含一体和两端。近端较大，参与形成膝关节；远端较小，与腓骨和跗骨一起构成踝关节。

股骨远端的前部称为滑车，其中央为滑车切迹。滑车切迹向下后延伸为髁间切迹（intercondylar notch，ICN）；向前上延伸止于滑车上隐窝。股骨远端的后部为股骨髁，由ICN分为股骨内髁和股骨外髁，分别与内、外滑车相延续，构成凸起的股骨关节面。从侧面观，股骨外髁弧度大于内髁。外髁较内髁更突前，而内髁比外髁更加向后延伸（图1.2）。

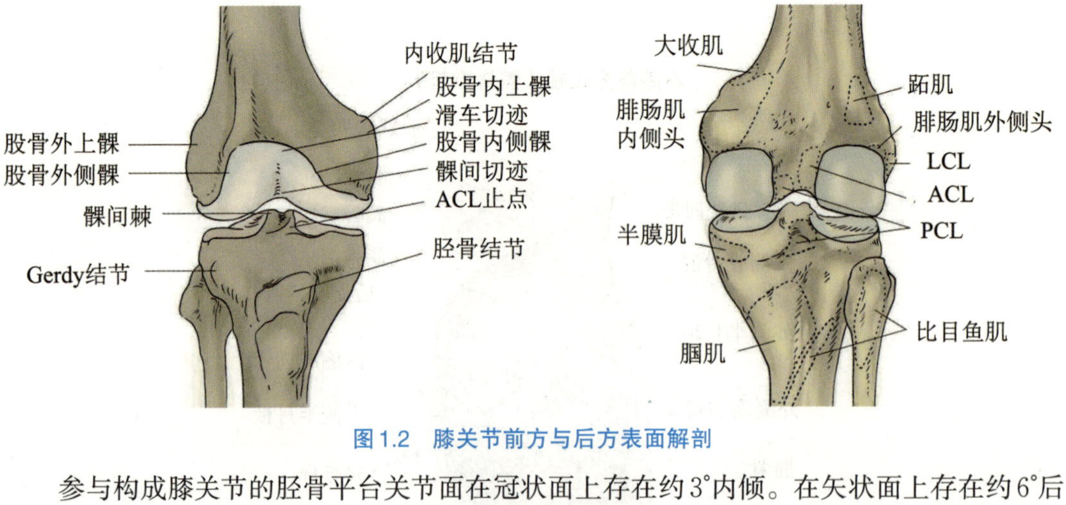

图1.2 膝关节前方与后方表面解剖

参与构成膝关节的胫骨平台关节面在冠状面上存在约3°内倾。在矢状面上存在约6°后倾。胫骨平台中央为一前一后两个髁间棘，是半月板和交叉韧带的附着部。外侧胫骨关节面的前1/3部为一逐渐上升的凹面，而后2/3则呈逐渐下降的凹面；内侧胫骨关节面则呈一种盘状凹陷。凸起的股骨关节面和凹陷的胫骨关节面彼此吻合，使膝关节得以在矢状面上做伸屈活动；然而外侧胫骨关节面的特征性凹陷结构又使得外侧胫骨关节面并非完全吻合，从而允许膝关节在水平面上有一定的旋转活动（图1.3）。

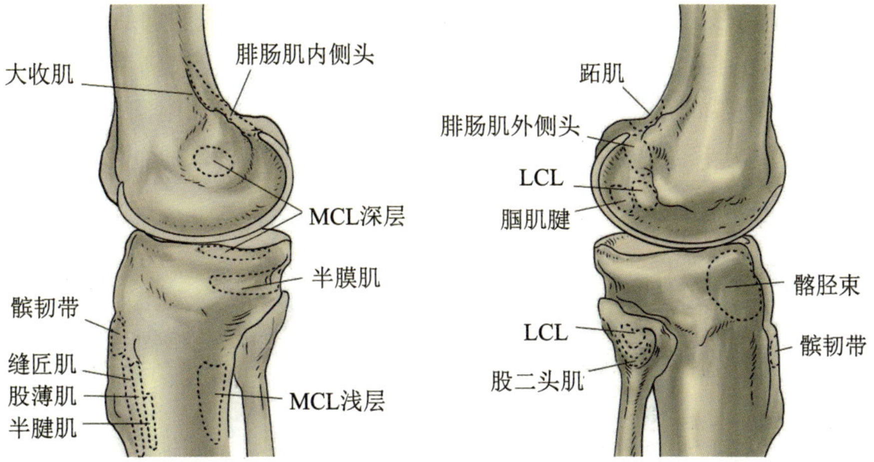

图1.3　膝关节内外侧表面解剖

1.2　关节囊、周围韧带与半月板

膝关节关节囊的滑膜层广阔，除关节软骨及半月板的表面无滑膜覆盖外，关节内所有的结构都被覆着一层滑膜。在髌上缘，滑膜向上方呈囊状膨出4 cm左右，称为髌上囊。于髌下部的两侧，滑膜形成皱襞，突入关节腔内，皱襞内充填以脂肪和血管，称为翼状襞。两侧的翼状襞向上方逐渐合成一条带状的皱襞，称为髌滑膜襞，伸至股骨髁间窝的前缘（图1.4）。

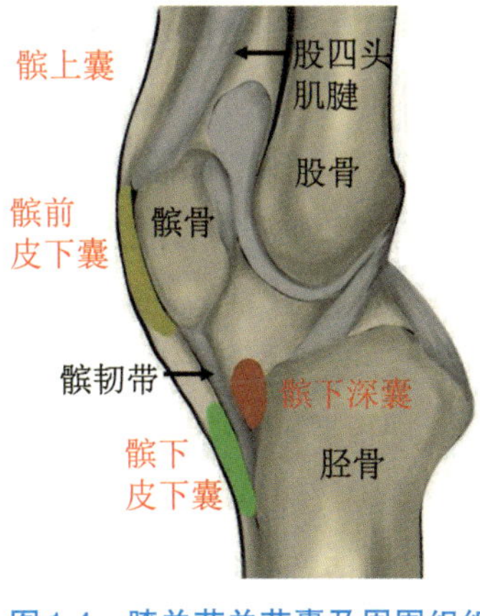

图1.4　膝关节关节囊及周围组织

关节囊的周围有韧带加固。前方的叫髌韧带，是股四头肌肌腱的延续（髌骨为该肌腱内的籽骨），从髌骨下端延伸至胫骨粗隆，在髌韧带的两侧，有髌内、外侧支持带，为股内侧肌和股外侧肌腱膜的下延，并与膝关节囊相编织；后方有腘斜韧带加强，由半膜肌的腱纤维部分编入关节囊所形成；内侧有胫侧副韧带，为扁带状，起自内收肌结节，向下放散编织于关节囊纤维层；外侧为腓侧副韧带，是独立于关节囊外的圆形纤维束，起自股骨外上髁，止于腓骨小头。

膝关节内有两条交叉韧带。前交叉韧带附着于胫骨髁间前窝,斜向后外上方,止于股骨外侧髁内面的后份,有制止胫骨前移的作用。后交叉韧带位于前交叉韧带的后内侧,较前交叉韧带短,起自胫骨髁间后窝及外侧半月板的后端,斜向前上内方,附于股骨内侧髁外面的前份,具有限制胫骨后移的作用(图1.5)。交叉韧带由穿过腘斜韧带的血管和神经供应。

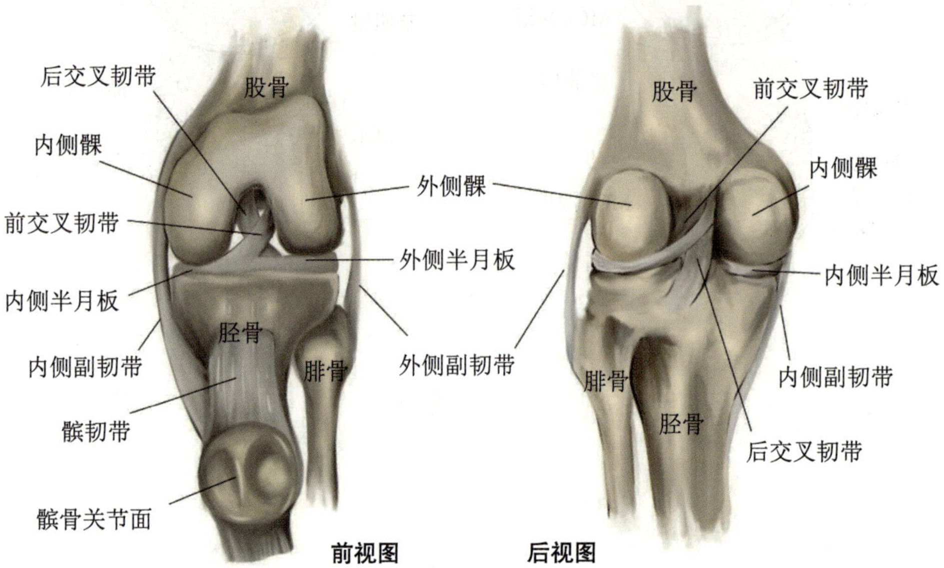

图1.5 膝关节前后交叉韧带

上述韧带的功能又会在一定程度上影响膝关节的生物力学行为。

由于股骨内、外侧髁的关节面呈球面凸隆,而胫骨髁的关节窝较浅,彼此很不适合,因此在关节内,存在由纤维软骨构成的半月板。半月板的外缘较厚,与关节囊紧密愈着,内缘薄而游离;上面略凹陷,对向股骨髁,下面平坦,朝向胫骨髁。内侧半月板大而较薄,呈"C"形,前端狭窄而后份较宽。前端起于胫骨髁间前窝的前份,位于前交叉韧带的前方,后端附着于髁间后窝,位于外侧半月板与后交叉韧带附着点间,边缘与关节囊纤维层及胫侧副韧带紧密愈着。外侧半月板较小,呈环形,中部宽阔,前、后部均较狭窄。前端附着于髁间前窝,位于前交叉韧带的后外侧,后端止于髁间后窝,位于内侧半月板后端的前方,外缘附着于关节囊,但不与腓侧副韧带相连。半月板具有一定的弹性,能缓冲重力,起着保护关节面的作用(图1.6)。由于半月板的存在,膝关节腔被分为不完全分隔的上、下两腔,除使关节头和关节窝更加适应外,也增加了运动的灵活性,如屈伸运动主要在上关节腔进行,而屈膝时的轻度的回旋运动则主要在下腔完成。此外,半月板还具有一定的活动性,屈膝时半月板向后移,伸膝时则向前移。在强力骤然运动时,易造成损伤,甚至撕裂。当膝关节处于屈曲而胫骨固定时,股骨下端由于外力骤然过度旋内、伸直,可导致内侧半月板撕裂;同理,如该时股骨下端骤然外旋、伸直,外侧半月板也可发生破裂。

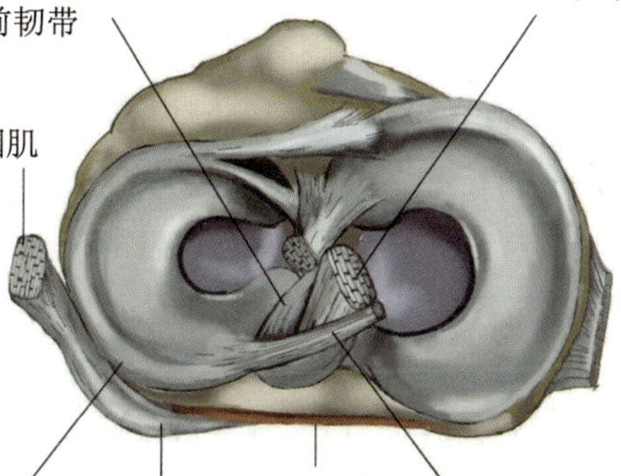

图 1.6　膝关节半月板及周围组织

1.3　膝关节周围主要肌肉

伸膝装置主要包括股四头肌及肌腱、髌骨和髌韧带。股四头肌由股直肌、股内侧肌、股外侧肌及股中间肌组成，在下部融合成一坚强的股四头肌腱，止于髌骨，并向下延为髌韧带。股四头肌的主要功能是伸膝，在股四头肌的四个组成部分中，股内侧肌最为重要，可以维持髌骨的位置，不但参与整个伸直过程，在伸直最后的10°～15°时尤为重要，是全部伸直过程的最重要阶段。在维持人体直立姿势上，股四头肌最为重要。对于维持下肢直立而言，膝关节为最大的弱点，由于膝关节是屈戌关节，主要沿水平轴做屈、伸运动，膝关节的伸直运动及侧方运动为骨骼本身韧带所限制，唯一能防止膝关节屈曲的仅有股四头肌。

髌骨在股骨髁前起滑车作用，同时压股骨向后，防止股骨前移，在逐渐伸膝过程中，髌骨逐渐前移，以加大力臂，有助于稳定膝关节。在膝关节前方有连于髌尖至胫骨转子的髌韧带，其为股四头肌腱的延续部，是全身最强大的韧带之一，长约8 cm，髌韧带的中部即为关节平面。

膝关节后部主要结构为腘窝，呈菱形，有腘动、静脉和神经穿行。其上内界与半膜肌、半腱肌毗邻，上外界与股二头肌相毗邻；下界内外侧与腓肠肌内外侧头毗邻。

1.4　膝关节周围主要血管

膝关节周围最主要动脉为腘动脉。

腘动脉是腘窝股浅动脉的直接延续，因为血管在膝盖后方走行。它的主要分支为胫前动脉，并延续为胫腓骨干或胫腓干或胫后动脉。它供应膝盖、小腿和脚的血液。腘动脉在人体膝关节的正后方，在人体收肌腱裂孔处，由股动脉延续而成。腘动脉在人体膝盖的后面属于大腿的动脉，也称为股动脉，股动脉往下延伸，在膝盖区域的部分就称为腘动脉，腘动脉在肌肉的缝隙中间，前面有骨头的保护，周围有肌肉的保护。由于人体的关节需要经常进行弯曲活动，所以腘动脉对人体的膝关节活动起到非常重要的作用。

腘动脉往下逐渐分为3个分支，分别是胫前动脉、胫后动脉和腓动脉。腘动脉能够供应小腿以及足部的血液，起到传输营养物质以及血液循环的作用。一旦腘动脉出现动脉粥样硬化以及炎症或者外伤等，导致腘动脉血管壁薄弱，就非常容易引起腘动脉瘤，从而影响人体的正常运动。

膝关节的血液由其周围的动脉网供应，动脉网的构成如下：

(1) 腘动脉的五个膝支；

(2) 股动脉膝降支；

(3) 旋股外侧动脉降支；

(4) 胫前动脉的两个复发分支；

(5) 胫后动脉回旋支腓骨支。

吻合供应髌骨、股骨和胫骨髁、骨髓、关节囊和滑膜。

膝关节的静脉系统主要由腘静脉和股静脉组成。这些静脉只是与它们相应的动脉一起运行，并从动脉吻合处排出脱氧血液。

大隐静脉为全身最长的皮下静脉，在足内侧起自足背静脉弓，经内踝前方沿小腿及大腿内侧上行，至腹股沟处收集腹壁浅静脉、阴部外浅静脉、股内侧静脉、股外侧静脉、旋髂浅静脉后，汇入股总静脉。

小隐静脉在足外侧起自足背静脉弓，经外踝后方沿小腿后外侧上行，至小腿上段，穿过深筋膜汇入腘静脉。其分支与大隐静脉分支相互吻合，形成浅静脉网。

大隐静脉和小隐静脉与深静脉之间有许多交通静脉(也称交通支)沟通，一般大腿部在上部、中部及膝部各有一交通支。

腘静脉居胫神经深面，浅层的小隐静脉于腘窝下角处，穿腘筋膜上行汇入腘静脉。高位结扎小隐静脉末端时，应注意避免伤及其浅面的胫神经。腘静脉与腘动脉伴行，且共同包于一个血管鞘中，故血管损伤后，有可能发生动静脉瘘。

1.5 膝关节周围主要神经

膝关节主要由胫神经、腓总神经及隐神经支配。坐骨神经在大腿后侧远端1/3处分为胫神经和腓总神经。胫神经穿行于膝关节后侧的腘窝中心，腓总神经穿行于股二头肌和腓肠肌外侧头之间的腓骨头后侧。隐神经是股神经的终末支，并分出髌下支，在膝关节内侧浅层、缝匠肌与股薄肌的肌腱之间穿行(图1.7)。

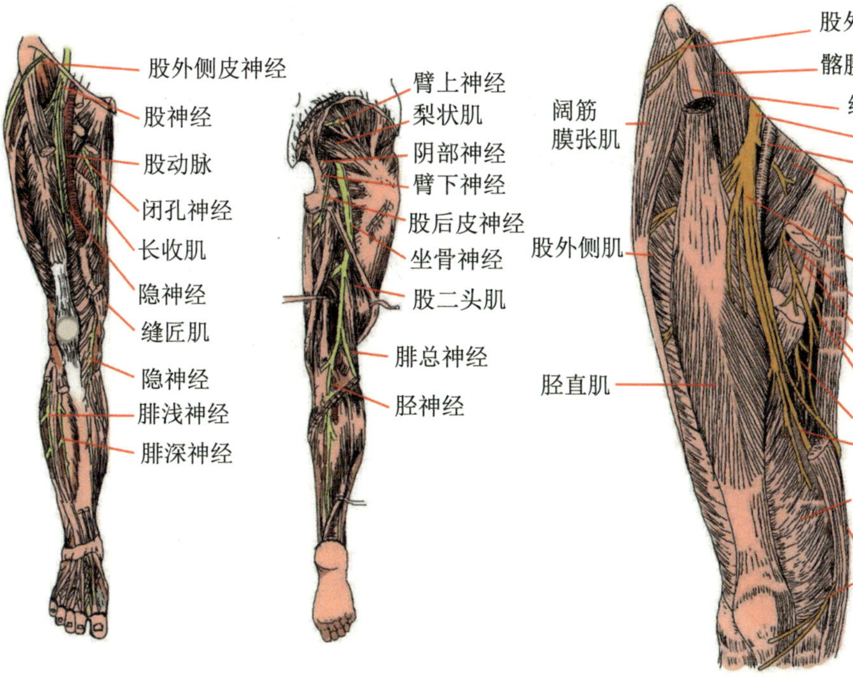

图 1.7　下肢主要神经走行

1.6　膝关节的生物力学

膝关节是人体最大、最复杂的关节，是支撑身体运动的重要结构之一，其生理结构导致在日常生活和体育锻炼当中很容易造成膝关节的损伤，其中内外侧副韧带撕裂、半月板损伤、前后交叉韧带断裂、髌股关节损伤等较为常见。

1.6.1　胫股关节

胫股（膝）关节有2个自由度：屈曲和伸展，内旋和外旋。屈曲与伸展发生在矢状面上，围绕一条内外侧走向的旋转轴进行，活动范围从约5°的膝关节过度伸展到130°～140°膝关节屈曲，从开链（胫骨相对于股骨）或闭链（股骨相对于胫骨）的角度看，膝关节的活动范围是相同的，唯一的区别在于哪根是固定骨，哪根是移动骨（图1.8）。

膝关节的内外旋发生在水平面上，围绕着垂直轴或纵轴旋转，这种运动也称为轴向旋转，指发生在胫骨和股骨之间的旋转。膝关节屈曲时，胫股关节的骨骼运动学，其允许总计40°～50°的旋转；但是，当其完全伸展时，两根骨之间基本上不会发生旋转。

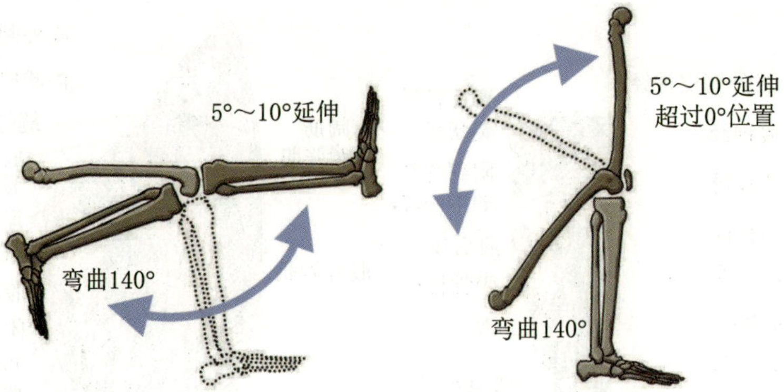

图1.8 膝关节的屈伸

膝关节伸展时伴随着相同方向的滚动及滑动的关节运动学表现。这些关节开链运动是以胫骨髁凹面围绕股骨可凸面旋转为基础的。然而，对于闭链伸展运动，其关节运动则基于与滚动和滑动方向相反的关节运动模式。股骨髁的前向滚动必须伴有后向滑动，否则股骨(理论上)将会从胫骨平台的前部滚落，尽管图中未展示，但膝关节屈曲的关节运动学表现与膝关节伸展本质上相同，只是运动方向相反(图1.9)。

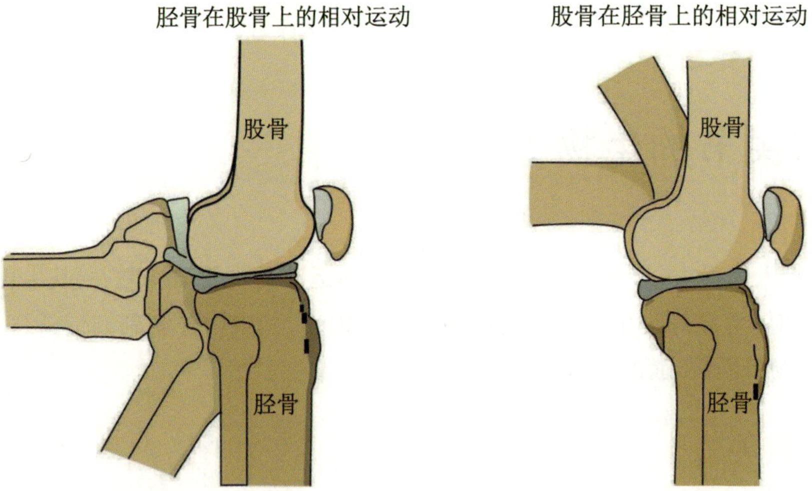

图1.9 股骨和胫骨的相对运动

胫股关节的关节面形状，使其在进行屈曲和伸展时会伴有轻微的自发的旋转运动。当它接近完全伸展时，膝关节会外旋 10°～ 15° 这种自发性的旋转(以胫骨相对于股骨的位置来定义)有助于锁定膝关节，即所谓的旋锁机制。这种旋锁机制会发生在胫骨在股骨上旋转，或股骨在相对于固定的胫骨上旋转时，无论哪种情况，这种旋转都有助于将膝关节锁定在伸展位置。

1.6.2 髌股关节

髌股关节由髌骨光滑的后表面和股骨髁间窝构成，髌骨在正常的膝关节运动学中起着重要的作用(图1.10)。负责执行以下任务：传导股四头肌跨膝关节的力量，增大股四头肌的杠杆作用力(内部力臂)。许多日常活动,如上楼梯或从坐位站起,都需要股四头肌产生强大的主动伸膝力矩,这些大力矩因髌骨而增强,通常在跑步、跳跃或攀爬等运动时,快速加速股骨(和整个身体)向上运动。

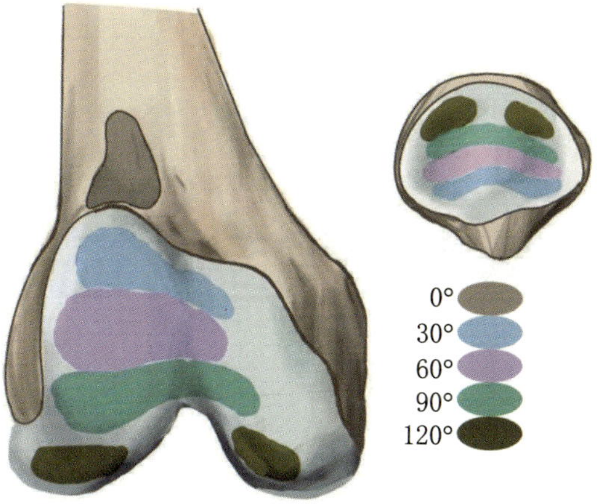

图1.10 髌骨在膝关节不同屈曲角度时与股骨的接触面

参考文献

[1] Drake R L. Gray's anatomy for students[M]. Philadelphia: Elsevier/ChurchilLivingstone, 2005.

[2] Richard S. Snell. Clinical anatomy for medical students[M]. Sixth edition. Baltimore: Lippincott Williams & Wilkins, 2000.

[3] 柏树令.系统解剖学[M].9版.北京:人民卫生出版社,2019.

[4] Schliemann B, Glasbrenner J, Rosenbaum D, et al. Changes in gait pattern and early functional results after ACL repair are comparable to those of ACL reconstruction[J]. Knee Surgery, Sports Traumatology, Arthroscopy, 2018, 26: 374-380.

[5] van der List J P, DiFelice G S. Range of motion and complications following primary repair versus reconstruction of the anterior cruciate ligament[J]. The Knee, 2017, 24(4): 798-807.

[6] Smith J, DePhillipo N, Kimura I, et al. Prospective functional performance testing and relationship to lower extremity injury incidence in adolescent sports participants[J]. International Journal of Sports Physical Therapy, 2017, 12(2): 206.

[7] Scarciolla L, Herteleer M, Turquet E, et al. Anatomical study of the proximal tibiofibular ligaments using ultrasound[J]. Insights into Imaging, 2021, 12: 1-8.

[8] Sekiya J K, Kuhn J E. Instability of the proximal tibiofibular joint[J]. The Journal of the American Academy of Orthopaedic Surgeons, 2003, 11(2): 120-128.

2 膝关节置换的适应证与禁忌证

2.1 全膝关节置换术

适应证

对于数量庞大的骨关节炎患者来说，如果非手术治疗不能解决疼痛、畸形、不稳和其他影响日常生活的问题，那么全膝关节置换术就是其根治性的治疗手段。在类风湿性关节炎等其他的关节炎中，如果因发生了骨、软骨的破坏，造成外侧间室、内侧间室或髌股关节损伤的，都可以作为全膝关节置换术的适应证。

全膝关节置换术按疾病分类的适应证包括：

(1) 膝关节骨关节炎：全球至少90%的全膝关节置换术都以膝关节骨关节炎为适应证(图2.1)。但目前国内外正在推广膝关节骨关节炎阶梯化的治疗理念，这是由于非手术治疗不仅风险较低，而且已经被证实对晚期骨关节炎的患者也有疗效。所以，即在考虑进行全膝关节置换术前应积极进行非手术治疗，尤其是对于仍然存在膝关节间隙即关节软骨的患者。

(2) 类风湿性关节炎(图2.2)、痛风、银屑病关节炎、脊柱关节炎、血友病性关节炎等其他系统炎症造成的或非退行性病变产生的关节炎，对手术的主要适应证采取了相应的病情改善药物或疗法但仍存在膝关节疼痛和功能障碍的患者。

(3) 其他：肿瘤、缺血性骨坏死、膝关节创伤性关节炎、感染性关节炎感染控制后、原发性或继发性骨坏死性疾患等、非功能位膝关节融合以及先天性关节异常。

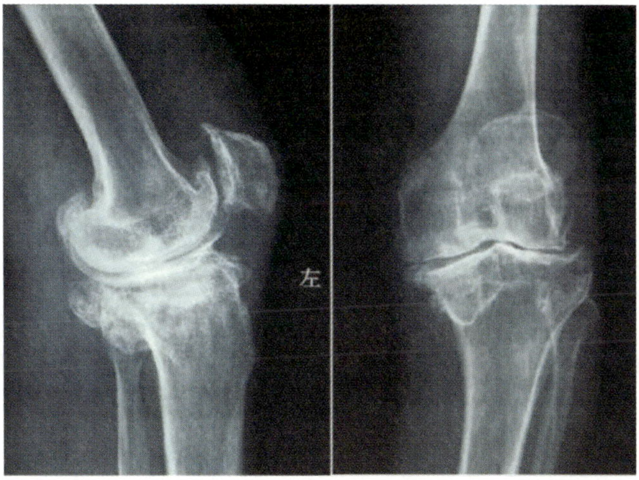

图2.1 膝关节重度骨性关节炎，关节间隙狭窄，骨赘增生

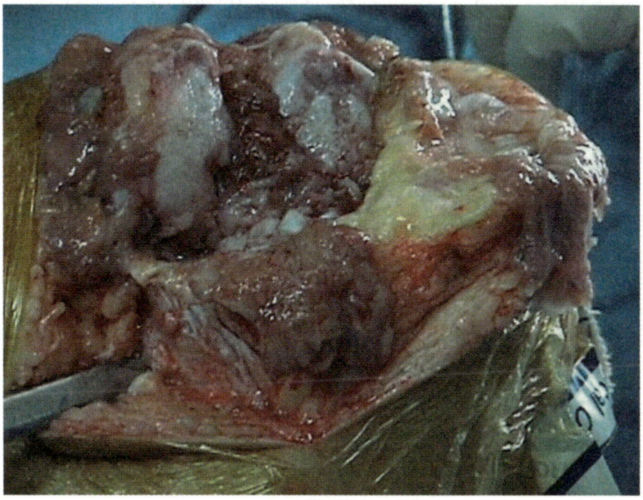

图2.2 类风湿性关节炎，滑膜肿胀，软骨破坏，软骨下骨裸露

禁忌证

活动性感染：全身或局部不能控制的感染，是全膝关节置换术的绝对禁忌证。而且即使感染已经在临床上治疗成功，也应该谨慎观察至其不再复发及不再使用任何抗生素后。

慢性下肢缺血、骨骼未结束生长、伸肌无功能和Charcot关节病等对手术预后产生不良影响的情况，应作为相对禁忌证纳入考虑。

2.2 单髁置换术

适应证

作为骨关节炎患者全膝关节置换术的替代疗法，单髁膝关节置换术的适应证为仅有单个关节间隙发生终末期骨关节炎的患者。早期，有学者认为该手术理想的适应证是：年龄大于60岁，体重小于82 kg，膝关节日常活动量低，患有单独的内侧间室疾病，内外翻畸形小于15°，前后交叉韧带完整，术前屈曲范围到达90°，屈曲挛缩小于5°，静息痛轻微，X线片或术中没有发现软骨钙化或髌股关节炎的患者。随着手术的推广，更多的适应证和标准正在被讨论但目前尚无普遍共识。

国家卫生健康委员会发布的《髋膝关节置换术操作规范》(2022年版)(以下简称《规范》)认为其适应证为：

(1) 非炎症性胫股关节单间室病变，包括骨性关节炎(图2.3)、创伤性关节炎等。

(2) 局限性剥脱性骨软骨炎或局限性骨坏死(累及单间室，坏死深度不影响假体固定)。

(3) 患膝应同时符合如下要求：内外翻畸形小于15°，应力下可被动矫正；屈曲畸形小于10°；屈曲活动度大于90°；膝关节韧带功能正常。

同时《规范》还强调了临床医师应全面和系统评估患者临床症状和辅助检查结果，明确膝关节疼痛范围局限于单一间室，而且与辅助检查相吻合。需确认前后交叉韧带以及内外侧副韧带的功能状态，以及其余间室无严重病变。

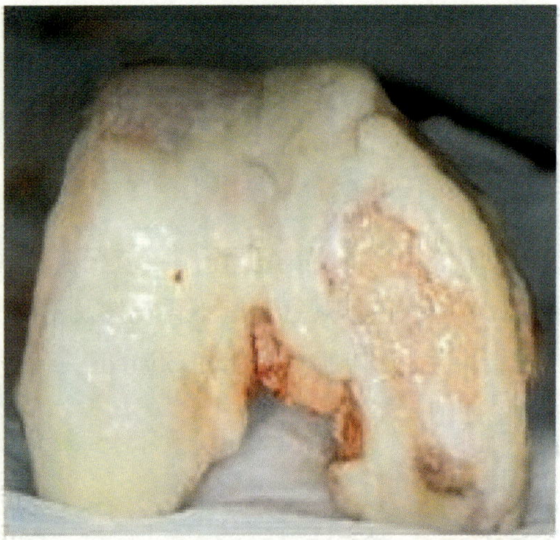

图2.3 膝关节内侧单间室骨性关节炎，内侧软骨大面积剥脱

禁忌证

(1) 活动性感染。

(2) 其他间室的关节病变程度严重:如髌股关节外侧严重磨损呈沟槽样改变、半脱位或外侧间室负重区全层软骨缺失。

(3) 严重膝关节内外翻畸形超过15°,且无法被动矫正;严重活动受限,屈曲畸形超过10°或屈曲活动度小于90°。

(4) 神经肌肉系统病变,股四头肌肌力障碍等。

总之,单髁膝关节置换术与加速康复外科的结合,展示出其治疗理念强调权衡风险与收益,所以在围手术期应积极控制一些预示着不良预后的因素。

2.3 髌股关节置换术

适应证

髌股关节置换术是单纯髌股关节骨关节炎患者的首选手术,但仍推荐首先尝试非手术治疗。典型的适应证是原发性单纯髌股关节骨关节炎伴有滑车发育不良或创伤后髌股关节骨关节炎,但需要在影像上确认其属于Iwano Ⅲ期或Ⅳ期,且没有明显的错位、没有发展为进行性胫股关节骨关节炎的风险(图2.4)。

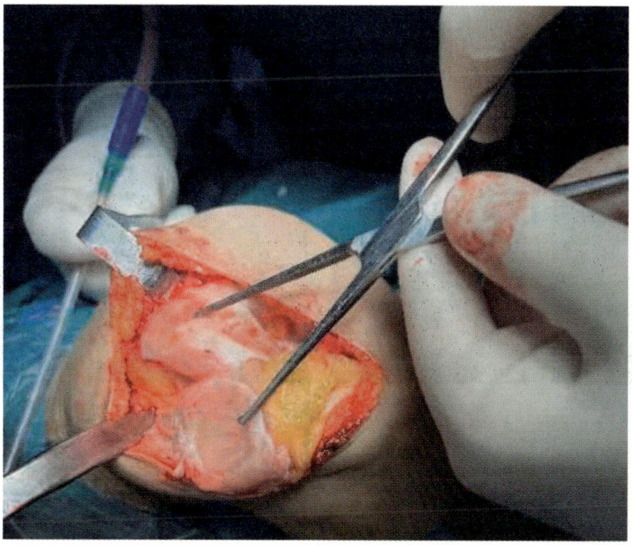

图2.4 膝关节髌股关节单间室骨性关节炎,软骨大面积剥脱,股骨滑车沟槽改变

禁忌证

绝对禁忌证为：

(1) 活动性感染。

(2) 骨关节炎累积其他间室。

(3) 下肢[外翻畸形超过8°和(或)内翻畸形超过5°]或髌股关节力线异常。

(4) 韧带或半月板原因造成胫股关节或髌股关节不稳。

2.4 多间室置换术(双侧单髁或内/外单髁合并髌股关节置换)

适应证

考虑到手术医生对双间室置换术的熟悉程度、对病情的掌握程度，以及手术技术本身的规范化程度和年翻修率等多方面因素，目前对于包括髌股关节炎在内的重度多间室骨关节炎，仍推荐首选全膝关节置换术(图2.5)。所以多间室置换术在国内和国际上研究都较少，未对适应证和禁忌证有共识。从多间室提出的初衷出发，可以认为其适应证应为：

(1) 患者关节炎病变未达到三个间室，但内侧或外侧单髁关节置换又无法满足治疗需求。

(2) 前交叉韧带完整。

(3) 手术不需要破坏不更换的间室。

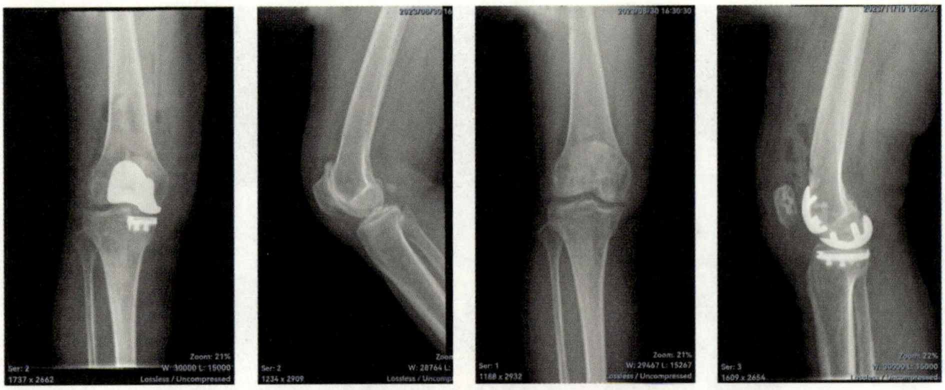

图2.5 膝关节髌股关节及内侧间室骨性关节炎，双间室置换

禁忌证

多间室置换术的禁忌证可以认为包括所换所有间室的禁忌证。

3 膝关节置换的术前评估

3.1 病史

3.1.1 一般健康状况

既往病史：包括高血压、糖尿病、心脏病、肾脏病、肺病、肝病等系统性疾病。

手术史：记录以前的手术及其并发症，尤其是与关节相关的手术。

过敏史：对药物、食物、环境的过敏情况。

3.1.2 膝关节相关病史

症状描述：疼痛的位置、性质、强度、持续时间和引发因素。

功能受限：包括活动范围的减少、行走困难、日常生活活动范围的影响。

疾病进展：症状的起始时间和进展速度，是否有急性加重的情况。

既往治疗：之前接受的保守治疗（如药物、理疗、注射治疗）及其疗效。

3.2 体格检查

3.2.1 膝关节力线

光足站立位，双膝并拢，双踝间距4～6 cm，膝关节解剖轴线（FTA）有5°～7°的外翻角，机械轴线为0°（股骨头中心—膝关节中心—踝关节中心）。内翻膝伴有内侧痛，外翻膝伴有外侧痛，提示内或外侧胫股关节骨关节炎。内翻膝出现膝关节外侧的疼痛则常提示膝关节外侧半月板的损伤，反之亦然。

3.2.2 髌骨相关检查

1. 关节积液——仰卧伸膝位

一度:用一横指沿髌骨外侧支持带处施压,另一手食指于髌骨内侧支持带处检查液压传递感或波动感,如果有此感觉则为阳性。

二度:一手拇食指分别置于髌韧带两侧"膝眼"处,另一手于髌上囊加压,如果拇食指由于关节内压力作用而张开,则为阳性。此时关节积液30~40 mL,尚不足以浮起髌骨。

三度——浮髌征:一手于髌上囊加压,另一手向后点击髌骨,有髌骨和股骨撞击感即为阳性,此时关节内有60~80 mL积液。

2. 内侧滑膜皱襞嵌夹症(Shelf症)——伸膝位

向内侧持续推移髌骨,而后逐渐屈曲膝关节,在屈膝接近45°时产生髌骨内侧的明显疼痛,进一步屈曲膝关节则产生弹响感,而后疼痛缓解,此为内侧滑膜皱襞嵌夹症阳性。

3. 髌后撞击痛

屈膝30°~90°下压髌骨,引起疼痛则为阳性。

3.2.3 膝周压痛

1. 外侧压痛点

外侧压痛点与常见原因见表3.1。

表3.1 外侧压痛点与常见原因

压 痛 点	常 见 原 因
腓骨头	股二头肌腱止点炎
Gerdy结节	髂胫束止点炎
股骨外上髁	髂胫束摩擦征
外侧副韧带	外侧副韧带损伤
腘肌腱止点	腘肌腱止点炎

2. 前侧压痛点

前侧压痛点与常见原因见表3.2。

表3.2 前侧压痛点与常见原因

压 痛 点	常 见 原 因
股四头肌止点	股四头肌止点炎
髌骨下极	髌尖炎
髌韧带中部及两侧	髌韧带炎、髌下脂肪垫肥厚
胫骨结节	胫骨结节骨骺炎
髌骨内侧	髌股关节脱位、内侧滑膜皱襞综合征

3. 内侧压痛点

内侧压痛点与常见原因见表3.3。

表3.3 内侧压痛点与常见原因

压痛点	常见原因
鹅足	鹅足炎
半膜肌止点	半膜肌止点炎
内侧副韧带	内侧副韧带操作

3.2.4 膝关节被动活动度

1. 真性交锁

关节内嵌夹，关节间隙内物质嵌夹所引起的关节伸屈不能。如断裂的交叉韧带残断、破裂的半月板、游离体、异常增生的滑膜、破裂的滑膜皱襞。

2. 假性交锁

关节内大量积液而引起的伸屈功能障碍，因为在膝关节屈曲30°时关节腔容量最大而痛感最轻，因而患膝总是保持在屈膝30°位，类似交锁。

3. 伸屈膝活动终末受限

伸屈中间过程正常，但是至完全伸膝或者完全屈膝时，因为疼痛而不能最终完成，常见于膝关节慢性滑膜炎、膝关节前室嵌夹、膝关节前室撞击、髁间凹狭窄。

3.2.5 内外侧稳定性

1. 完全伸膝位内外侧不稳

用腋部夹持患侧足，双手扶小腿，施以外翻及内翻应力，分别检查关节外翻和内翻时的松弛程度。内外侧复合结构的松弛程度可分为三度：关节间隙张开达5 mm为一度，10 mm为二度，15 mm为三度。在临床体检当外翻角度增加至5°时可以认为膝关节内侧一度不稳，增加至10°时则确定为二度不稳。在完全伸膝位，膝关节内侧的稳定性首先由紧张的后内侧角来保证，其次为侧副韧带，再次为交叉韧带。当完全伸膝位有明显外翻不稳时，常意味着这三组结构同时受损，当仅有内侧副韧带或者交叉韧带损伤时，由于后内侧角的完整性，并不表现出外翻稳定性的变化。

2. 屈膝20°内外侧不稳

同上夹持患侧足，以双手扶小腿，屈膝20°，分别施以外翻及内翻应力，检查膝关节内侧和外侧的稳定程度。不稳定程度的分级同完全伸膝位。屈膝20°时，当出现膝关节内侧不稳时，首先说明内侧副韧带损伤，随着不稳定程度的增加，也可伴发交叉韧带损伤。当膝关节外侧出现不稳时首先说明髂胫束、外侧副韧带和关节囊韧带损伤，同样随着不稳定程度的增加也可伴发交叉韧带损伤。

3.2.6 半月板征

1. 挤压试验

动作在检查膝关节侧向稳定性时实施。如在施加外翻应力检查膝关节内侧稳定性时，如果出现膝关节外侧间隙的疼痛，则说明外侧半月板的损伤。

2. 研磨试验——McMurray试验

一手握住患侧足，另一手置于关节间隙，如果要检查内侧半月板，则先极度屈曲膝关节，外旋患侧足并同时施以内翻应力，如果此时出现内侧关节间隙的疼痛及弹响，则说明内侧半月板后1/3的损伤，然后逐渐伸直膝关节，如果在屈膝90°时出现膝关节内侧的疼痛和弹响，则说明内侧半月板中1/3的损伤。如果要检查外侧半月板，则先极度屈曲膝关节，内旋患侧足并同时施以外翻应力，如出现外侧关节间隙的疼痛及弹响，则外侧半月板后1/3的损伤，然后逐渐伸直膝关节，如屈膝90°时出现膝关节外侧的疼痛和弹响，则说明外侧半月板中1/3的损伤。

3.2.7 前后抽屉试验

1. 前抽屉试验

屈膝90°，检查者坐于患侧足上以使其固定，双手抱小腿近端向前牵拉，观察胫骨向前移位程度，分别于小腿内旋位、中立位、外旋位进行检查：

内旋位→前交叉韧带，外侧韧带结构
中立位→前交叉韧带
外旋位→前交叉韧带，内侧韧带结构

2. 后抽屉试验

方法同前抽屉试验，只是双手将小腿近端向后推移：

内旋位→后交叉韧带，内侧韧带结构
中立位→后交叉韧带
外旋位→后交叉韧带，外侧韧带结构

3.2.8 Lachman 试验

对于瘦小的患者，检查者一手握持大腿远端，一手握持小腿近端，在患者仰卧位即可进行检查；对于大腿较粗的患者，不能够用一只手握持，让患者仰卧，检查者可屈曲自己的膝关节垫于大腿远端之下，再用一手自上固定大腿进行检查；如果患者非常肥胖，一只手不能握持小腿者，可使患者坐于检查台边，屈膝约30°，检查者用双膝部固定患侧足，双手抱小腿近端进行检查。在检查时不但要检查胫骨的前移程度,更重要的是检查韧带的终止点。前交叉韧带的终止点可以分为硬性、软性两类。

3.2.9 股四头肌紧张度和屈膝抗阻试验

1. 股四头肌紧张度

俯卧位,极度屈曲膝关节,正常情况下,足跟应能接触臀部。若有股四头肌紧张或者短缩,则不能接触。长期股四头肌紧张性活动可以导致股四头肌挛缩,从而出现伸膝装置劳损症状,股四头肌紧张度检查结合伸膝抗阻试验可以诊断。

2. 屈膝抗阻试验

俯卧位,让患者做屈膝动作,于踝后施以阻挡力,出现腘绳肌止点疼痛为阳性。屈膝抗阻试验结合腘绳肌紧张度检查有助于诊断腘绳肌劳损。

3.3 实验室检查

(1) 血常规　检查患者的血红蛋白、红细胞、白细胞及血小板计数,评估有无贫血、感染或出血倾向。

(2) 血液生化检查　包括肝功能、肾功能、电解质水平,评估患者的代谢状态和器官功能。

(3) 凝血功能　测定凝血酶原时间、部分凝血活酶时间、国际标准化比值,评估患者的凝血功能,以减少术中和术后出血风险。

(4) 血糖　空腹血糖或糖化血红蛋白,尤其是糖尿病患者,以确保血糖控制在合理范围内。

(5) 感染筛查　包括C反应蛋白、红细胞沉降率,评估有无潜在的感染风险。

(6) 尿常规　检查有无尿路感染或其他泌尿系统异常。

(7) 心电图　评估心脏功能,排除心脏病变。

3.4 术前影像学评估

(1) X线检查　对双膝进行正位和侧位X线检查,评估膝关节的骨性结构、关节间隙狭窄程度、骨赘形成、骨质硬化及囊性变等情况,以判断关节炎的严重程度和类型(图3.1)。

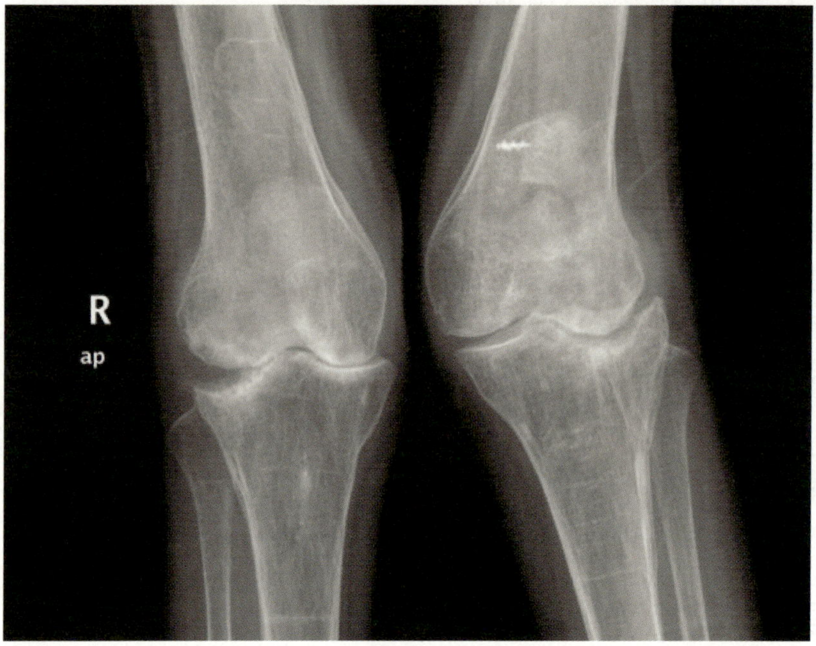

图3.1 膝骨关节炎的X线检查

(2) MRI检查 主要用于评估软组织结构，如半月板、韧带、软骨和滑膜等，特别是在考虑保留部分软组织或存在软组织损伤的情况下，MRI检查能够提供更清晰的影像(图3.2)。

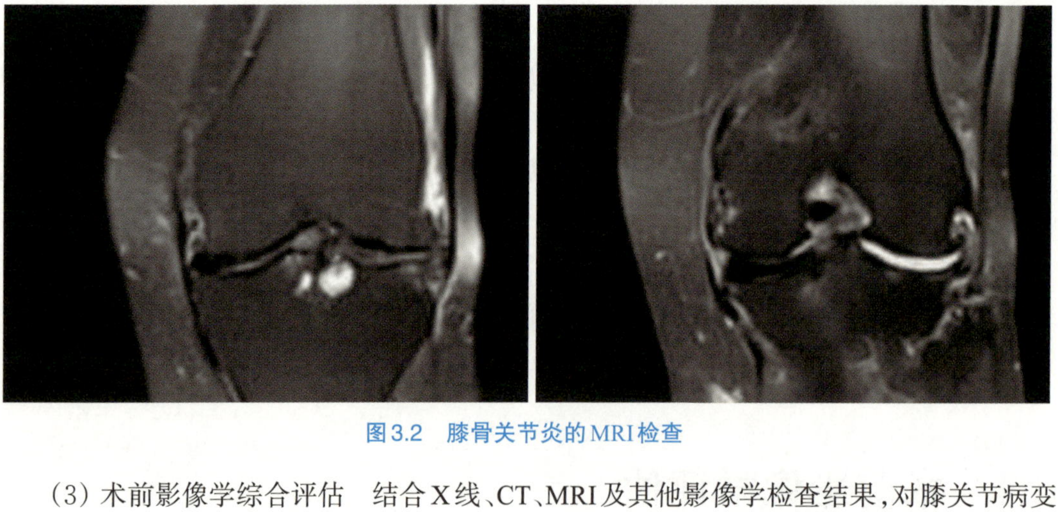

图3.2 膝骨关节炎的MRI检查

(3) 术前影像学综合评估 结合X线、CT、MRI及其他影像学检查结果，对膝关节病变的程度、范围和类型进行综合评估，以制定个性化的手术方案，并评估术后可能的预后(图3.3)。

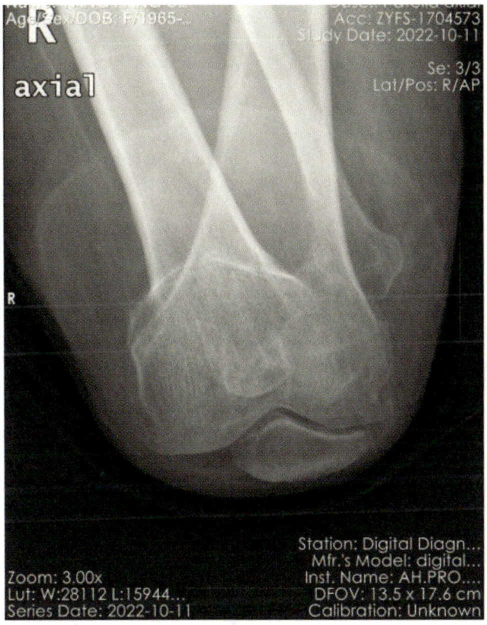

图3.3 髌骨轴位片检查髌骨关节炎，髌骨外倾及间隙狭窄

3.5 内科基础疾病评估

心电图、全胸片，并根据不同患者的基础状况选择超声心动图、肺功能、24小时动态心电图、双下肢血管彩超、头颅CT等进一步检查。

4 膝关节置换手术技术

手术技术包括对位对线、截骨、软组织平衡、骨缺损、髌骨轨迹、缝合、围手术期用药及处理等。

4.1 手术入路

初次全膝关节置换术(total knee arthroplasty,TKA)的最常用入路为前正中入路,此入路易累及隐神经或其变异髌下支,最终导致膝外侧的麻木不适感。

该入路首先在屈膝状态下切开皮肤,切口长度应足够长,以免牵开过程中皮肤张力过大发生坏死。全膝关节置换术的标准支持韧带切口是内侧髌旁支持带入路(图4.1),沿股四头肌肌腱向近端延伸支持韧带切口,通常于髌骨内侧沿髌腱内缘下延切口3～4 cm至胫骨前内侧面。将前内侧关节囊和内侧副韧带深部经胫骨上剥离至膝关节后内侧角,便于显露膝关节内侧(图4.2)。伸膝位,将髌骨外翻,常规松解髌骨股骨外侧皱襞,保证髌骨可以外翻,

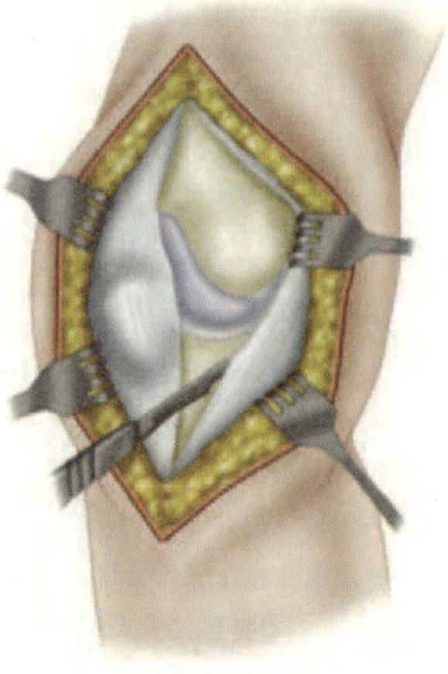

图4.1　内侧髌旁支持带入路
引自《坎贝尔骨科学》。

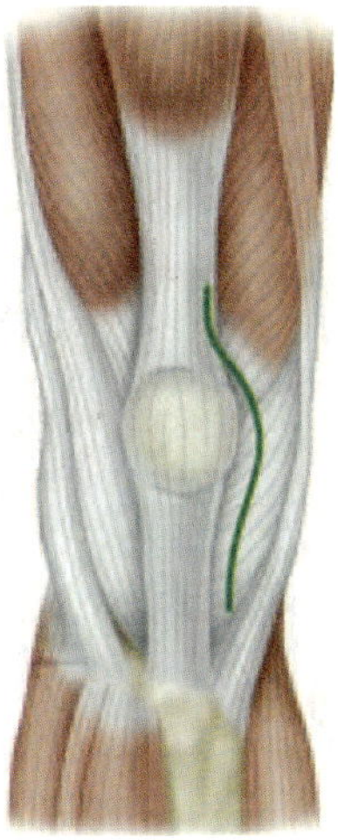

图4.2 剥离内侧关节囊与内侧副韧带深部
引自《坎贝尔骨科学》。

使膝关节可以显露充分。屈膝位时，切除前交叉韧带、内外侧半月板前角、骨赘。在做任何增加伸膝装置张力的操作中，均应注意髌腱的胫骨结节附着部，避免髌腱撕裂。

为减少髌股关节并发症，促进术后股四头肌康复锻炼，不同入路方式相继被其他学者提出。

股肌下入路（Southern入路），同样使用膝前正中切口，但是支持韧带切口方式则有所区别：首先切开覆盖在股内侧肌的浅筋膜，再向后钝性分离股内侧肌远端内侧缘至内侧肌间隔，将股内侧肌止点从内侧肌间隔分开，至内收肌结节上10 cm处，股血管出口远端，切开滑膜，暴露伸膝装置（图4.3）。该入路利于保留伸膝装置的完整性，保护股四头肌肌力，保留更多髌骨血供，减少术后疼痛。但是该入路仍然存在术野显露局限的缺点。

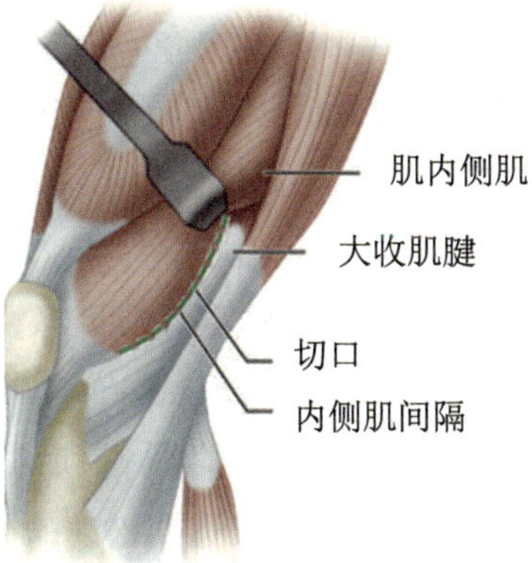

图4.3 股肌下入路

经股肌入路：从髌骨内上缘将股内侧肌沿着肌纤维分离，朝肌间隔方向向近端内侧延伸（图4.4）。该入路可以保留营养髌骨和股四头肌肌腱的膝上动脉，减少术后疼痛，提高病患满意度。肥胖、胫骨高位截骨后及术前屈曲<80°的患者，则不适于该入路。

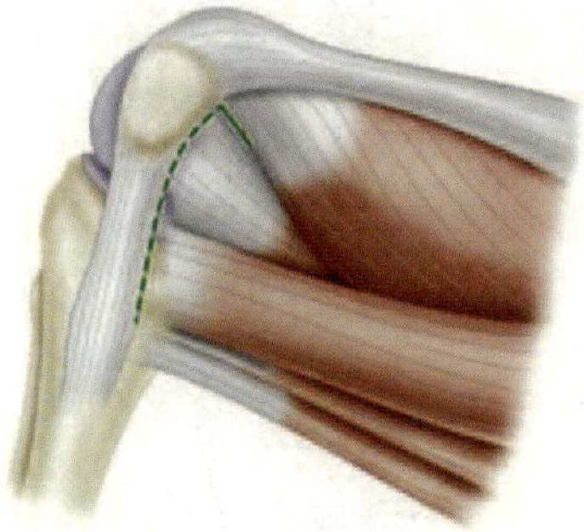

图4.4 经股肌入路

4.2 对线技术

在全膝关节置换术中,下肢力线的对线对临床全膝关节置换术的治疗具有重要的指导意义,包括是否需要手术,手术入路、假体型号种类的选择,截骨,软组织平衡,股骨胫骨的力线选择等。

下肢力线处理不当,术后极易造成关节不稳、假体松动、聚乙烯衬垫加速磨损等并发症,成为全膝关节置换术失败的主要原因。近年来,国内外专家提出了机械对线,调整机械对线、解剖学对线、运动学对线、反向运动学对线、限制运动学对线及功能学对线等多种新型对线方式,以期获得更佳的临床治疗效果。

4.2.1 机械对线与调整机械对线

传统的下肢机械轴是由股骨头中心至踝关节中心的连线确定的,该连线与中立位垂线大约有3°的偏差。下肢机械轴可以分为股骨机械轴(股骨头中点与股骨远端髁间窝连线)和胫骨机械轴(胫骨近端中点与踝关节中点连线),二者之间形成的内侧角称为髋-膝-踝角,其角度通常<180°。

最初,Freeman提出了垂直于股骨胫骨机械轴截骨的概念;随后,Install等提出了膝关节置换术技术间隙平衡理念,机械对线(mechanical alignment,MA)便成为了膝关节置换的“金标准”。MA强调垂直于股骨与胫骨的机械轴进行截骨,最后得到中性对线的膝关节,使得膝关节内外侧间室的压力均衡,降低了假体磨损及远期松动的风险。若偏离中性机械对线,则易造成聚乙烯衬垫的加速磨损,骨溶解与假体松动。

MA要求股骨远端的外翻截骨角度与股骨外翻角一致,才可达到矫正股骨力线的目标。全膝关节置换术中的股骨远端截骨多采用髓内导向器进行定位与截骨,严重的股骨侧弓角则可能影响术中采用髓内导向器进行截骨。在长期的实践中,人们逐渐形成共识:全膝关节置换术中下肢机械轴的偏离值应当维持在±3°以内,即髋膝踝角应小于3°。但是,MA仅是一种“生物力学上友好型假体膝关节”,其以改变生理性解剖结构、韧带平衡和运动学特点等为代价，以此制造非生理性膝关节，其改变了软组织的固有张力、打破了生理性运动平衡，最终造成患者功能及症状的改善，无法达到完全满意的程度。因此，MA对线的患者术后需要严格禁止深蹲、跪地等动作，避免假体磨损与脱位。

调整机械对线(adjusted mechanical alignment，AMA)是对MA的改进，是依据固有性膝内翻概念提出的，适用于膝内侧骨性关节炎的内翻患者，该截骨方式认为胫骨侧稳定性对假体远期生存率起决定性作用。AMA在胫骨侧截骨仍采用垂直胫骨机械轴方式进行截骨，股骨侧通过轻微内翻的截骨，实现在不过度松解软组织及韧带的情况下，维持髋-膝-踝角于±3°的安全范围内。AMA仍是一项非解剖性的截骨技术，其临床研究与应用仍然有所限制。

4.2.2 解剖学对线

解剖学对线(anatomic alignment，AA)的理论基础是正常人股骨远端关节线平均有3°外翻，而胫骨近端关节线平均有3°内翻。因此，为了恢复正常生理解剖关节面，截骨时需保留约3°的胫骨内翻角或股骨外翻角，无需股骨外翻组件即可平衡屈曲间隙。AA降低了膝关节屈曲位时髌骨外侧支持韧带的张力，利于实现胫骨假体上更好的力学分布；同时，降低了膝关节屈曲时外侧副韧带的过度牵拉，利于髌骨轨迹的恢复。膝关节位于0°、90°屈曲位时，AA可以产生极佳的平衡，但位于中度屈曲位(50°～70°)时，AA亦会产生侧副韧带的松弛。但是，AA会因无法精确截骨导致胫骨过度内翻(>3°)，为补偿屈曲间隙，股骨假体通常需要过度内旋，易发生髌骨相关并发症。如今，计算机导航技术的发展与假体设计理念不断完善，全膝关节置换术中，可以直接获得解剖学对线，这也限制了AA的发展，但是，其为运动学对线提供了宝贵的临床理论实践基础。

4.2.3 运动学对线、限制性运动学对线与反向运动学对线

运动学对线(kinematic alignment，KA)通过去除与假体植入物厚度相当的软骨和骨的厚度以恢复患者膝关节的正常状态。KA更着重于恢复患者自身的生物力学状态，遵循解剖膝动力学——三运动轴理论原则(髌骨矢状面旋转轴，胫骨矢状面旋转轴，胫骨水平面旋转轴)，即个体化重建天然角度和关节线，主要目标是重建患者天然的胫骨关节面、股骨关节面、下肢力线及膝关节周围的韧带张力，使假体与之相匹配。三条运动轴与患者关节炎前的关节线平行或垂直，因此，通过平行关节面进行截骨便可实现该目标。KA的截骨量可以通过游标卡尺进行精确测量，误差可以控制在0.5 mm内，最终实现完全还原患者解剖形态的目标。KA是真正理论上的膝关节表面置换术，其通过重建患者特有的解剖结构构建解剖友好型膝关节，降低对软组织松解的需求。目前，KA可能会导致胫骨组件过度内翻倾斜，增加内侧间室磨损的可能；部分学者认为KA还会通过改变髌骨轨迹，增加髌骨-股骨关节应力，导致髌骨轨迹不良。KA同样忽略了患者冠状位的下肢力线对齐，可能使有严重畸形的患者面临早期失败的风险。

KA旨在恢复患者关节炎前的解剖结构，但是，部分患者存在先天性或后天性膝关节畸

形（如创伤、肿瘤、手术等），使其膝关节力学稳定性较差，此类异常解剖结构通过KA重建后，对假体使用寿命会存在潜在风险。因此，有学者提出限制性运动学对线（restricted kinematic alignment，RKA）的理念，即对下肢对线限定了安全区：术后髋-膝-踝角应小于±3°，胫骨近端内侧角及股骨远端外侧角偏离值应小于±5°。RKA应当优先保留股骨解剖结构，当需要进行解剖调整时，应选择最完整的一侧膝关节间室作为枢轴点使用。RKA是KA与MA的结合形式，其遵循KA技术的主要原理，仅在必要情况下才做出调整。在理论上，RKA提高了患者的功能及满意度，同时又避免了可能影响假体使用寿命的极端情况。

反向运动学对线（inverse kinematic alignment，IKA）是一种新的特定对线概念，旨在通过等量的内侧和外侧截骨对股骨的平衡间隙进行调整，以保持原始胫骨关节线的倾斜度，从而实现胫骨解剖结构的"重塑"。

4.2.4 计算机辅助对线技术与功能学对线

计算机辅助对线技术将主动或被动示踪器固定在股骨或胫骨上，采用计算机辅助摄像机捕捉示踪器。当示踪器固定在参考平面后，启动注册程序，计算机即可识别股骨、胫骨上的解剖标志，并指导术中对线及截骨。术野中的解剖标志可以通过连接示踪器的笔针注册，示踪器通过电脑定位，股骨头中心通过旋转中心几何算法间接得出。旋转中心的骨性结构及体外解剖结构均可扪及，以此确定踝关节中心。一旦信息注册，计算机便可提供及时的、三个解剖平面上胫骨与股骨的截骨信息反馈，这样术者便可精准地实行截骨，完成对线。

随着计算机辅助技术的展开，术者可以及时获得截骨、关节间隙、肢体对线情况的实时反馈数据，这极大地改变了膝关节置换手术操作方式。因此，功能学对线（functional alignment，FA）的概念逐渐被人们所接受。FA旨在借助计算机辅助技术，在0±3°的下肢对线安全区域内，依据所需间隙平衡，完善假体安装位置，尽量减少软组织松解，恢复关节线高度及倾斜度。FA可通过间隙平衡提前设计截骨量，并利用个性化的KA计划，可以更好地实现FA，以达到更好的膝关节平衡。FA可以实现实时术中测量，实现最大程度的软组织保护，并在去除周围骨赘之后，仍可评估肢体对线情况，以便通过手动施加的内翻或外翻力进行冠状位矫正，以纠正畸形，实现更加精确的下肢力线对齐。对于膝内翻患者，FA可保留残留内翻，提高TKA功能结局，避免股骨远端截骨的不足，使用更薄的聚乙烯衬垫补偿紧密的胫股骨伸直间隙，从而避免膝关节出现屈曲不稳定。但FA过于依赖昂贵的技术辅助手段，阻碍了FA的传播。

4.3 截骨

截骨的准备应当满足以下原则：假体大小合适，假体位置可以恢复力线正常、屈伸位时软组织平衡恢复、髌骨轨迹理想。

4.3.1 股骨侧截骨

股骨远端截骨垂直于股骨机械轴，外翻角为5°～7°，截骨量需和假体所替代的骨量相当。如果术前有严重的屈曲挛缩畸形，可以增加股骨远端截骨量，以此纠正屈曲挛缩畸形，但是关节线上移应当小于4 mm。当选用后叉韧带替代型假体时，股骨远端截骨量可以增加2 mm，以此平衡因后叉韧带切除而增大的屈曲间隙。

股骨前后截骨决定股骨假体的旋转对线以及屈曲间隙形态。股骨假体内旋可引起髌骨向外侧倾斜，致髌股关节不稳定，而过度外旋则会增加内侧屈曲间隙，导致膝关节屈曲位时不稳定。内外髁上连线、前后轴线、股骨后髁及胫骨近端截骨面均可以作为确定股骨假体旋转对线的参考(图4.5)。

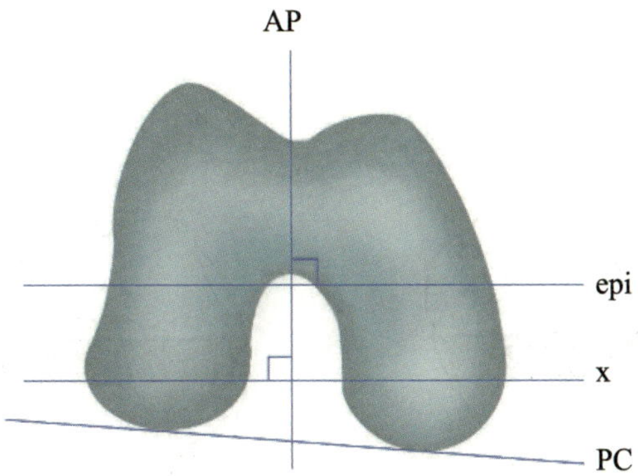

图4.5 股骨髁形状正常时，膝关节定位轴截骨要垂直于前后轴或平行于髁上连线

使用股骨内外髁上连线作参照，股骨后髁截骨需要与此线平行。采用前后轴线作为参考时，股骨后髁截骨需与此线垂直。选用股骨后髁作为参照，截骨面需要和后髁线之间保留有3°左右的外旋。如果以胫骨近端截骨面作为参照，应先于膝关节伸直位进行软组织平衡，然后平行胫骨近端截骨面，做股骨后髁截骨。

无论选取何种截骨方式进行旋转对线，股骨后髁截骨厚度必须与股骨假体厚度相等。股骨假体大小必须与股骨前后尺寸相同或略小，避免屈膝时过度紧张。

4.3.2 胫骨侧截骨

胫骨截骨可以采用髓外定位或者髓内定位，截骨角度应与截骨力线垂直。胫骨的截骨量依据参考面不同而具有差异性。若采用未磨损或磨损较轻一侧作为参考，截骨量应接近使用假体的大小，一般截骨量为8～10 mm。若采用磨损较重一侧作为参考，截骨量应为2 mm甚至更少，截骨时应当注意保护髌韧带与侧副韧带。胫骨的后倾角度大小与假体相关，大部分聚乙烯衬垫已包含3°后倾，这样比采用截骨导板截骨获得的后倾角度更加精确。

4.4 软组织平衡

软组织平衡对于全膝关节置换术后膝关节稳定性至关重要。若使用等量截骨技术,应先完成骨表面准备,评估屈伸间隙确保屈曲及伸直位间隙对称相等。待骨表面准备完成后,在屈曲及伸直位评估屈曲-伸直间隙是否平衡(图4.6)。在松解任何起支持结构的软组织之前,均应去除胫骨与股骨上的骨赘。若先行去除胫骨骨赘,骨赘应在股骨截骨前去除。一般而言,全膝关节置换术有1~2 mm的内外翻平衡是在允许范围之内的。无论何种畸形,每一步软组织松解后,均应检查稳定性,过度松解会致关节冠状位不稳而被迫更换为限制性更高的假体。

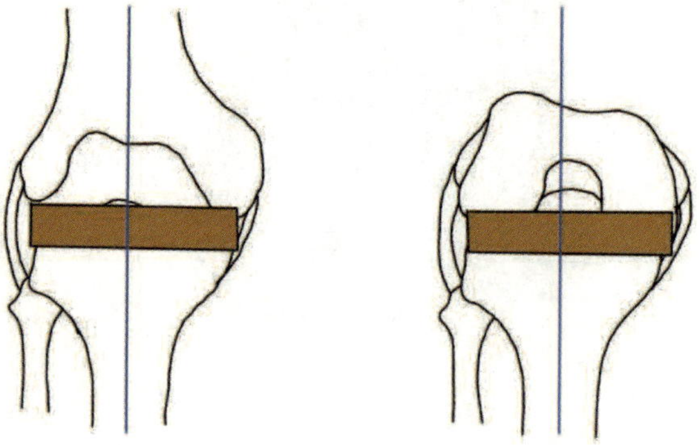

图4.6 屈伸间隙平衡示意图

4.4.1 矫正内翻畸形

内翻畸形是膝关节骨性关节炎最常见的畸形,一般来说,松解后斜韧带至后方关节囊以及半膜肌胫骨止点处的解剖结构影响伸直间隙多于屈曲间隙,松解内侧副韧带前半部及鹅足止点影响屈曲间隙更多。

1. 后稳定型全膝关节置换术纠正膝内翻

在初步显露过程中将内侧副韧带深层自胫骨松解至膝关节后内侧角。随后选择熟悉的截骨技术进行截骨,并清除所有骨赘且评估后叉韧带已全部切除。进一步评估屈曲-伸直间隙,若间隙均小,在胫骨近端骨膜下松解内侧副韧带浅层,但不要完全松解。若伸直间隙仅在内侧较紧,也可即刻进行后韧带骨膜下松解。若伸直间隙内侧仍偏小,可松解半膜肌和后方关节囊。若屈曲间隙较紧,可松解内侧副韧带浅层的前部及鹅足止点。若整个软组织袖已松解而内侧间隙仍较紧,可考虑加强外侧副韧带。

2. 后叉韧带保留型全膝关节置换术纠正膝内翻

在显露过程中将内侧副韧带深层从胫骨上剥离至膝关节后内侧角，选择熟悉截骨方式进行截骨。评估屈曲-伸直间隙。若二者均紧，在胫骨近端骨膜下松解内侧副韧带，因使用后叉韧带保留型假体，松解范围可能需达到离关节线6 cm才能有效地平衡间隙。若屈曲间隙仅在内侧偏小，可即刻进行后斜韧带骨膜下松解，若伸直间隙仍在内侧偏小，可松解半膜肌和后方关节囊。若屈曲间隙较紧，可松解内侧副韧带前部及鹅足止点。若整个软组织袖已松解而内侧间隙仍小，可考虑平衡外侧副韧带。若已完全松解内侧软组织袖，后叉韧带仍不能平衡内侧间隙，应进行外侧副韧带加强。

4.4.2　矫正外翻畸形

膝外翻常见于类风湿关节炎、炎性关节病、外侧髁发育不良、既往创伤史、手术史等患者（图4.7）。显露时，应当注意避免损伤外翻膝的内侧软组织，选用熟悉的方式进行截骨，去除骨赘，恢复关节囊原有张力。

在显露过程中，在胫骨侧松解外侧关节囊。松解首先依赖于屈曲-伸直间隙是否均外侧偏紧。若均紧，在股骨外上髁松解外侧副韧带，保证腘绳肌止点完整。后外侧角的松解能有效地增加伸直间隙多于屈曲间隙。松解腘绳肌肌腱会使得屈曲位外侧间隙的增加大于伸直位。若松解完上述组织后，膝关节仍在完全伸直时无法平衡，可在外侧股骨髁松解后方关节囊，若畸形较大，可进一步松解腓肠肌外侧头。因后叉韧带属于内侧结构，在外翻畸形的膝关节后叉韧带常被延长，若完全松解也不能平衡间隙，应当检查后叉韧带是否存在畸形。若松解所有结构后仍不能平衡屈曲-伸直位的外侧间隙，可以考虑内侧副韧带加强。若屈曲间隙的外侧大于伸直位，确保使用后稳定假体时，股骨假体不会超出胫骨平台的中柱，否则考虑使用髁限制性假体。

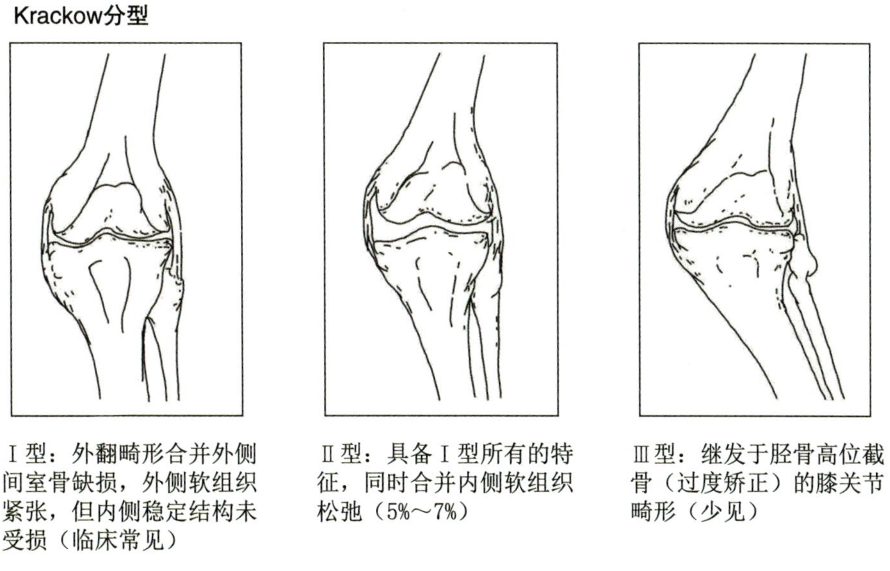

图4.7　膝外翻分型及临床特征

4.4.3 矫正屈曲挛缩畸形

对于内外翻畸形进行适当软组织平衡的同时，大多数术前屈曲畸形可以得到改善，若内外侧软组织平衡后仍存在屈曲挛缩，则需矫正短缩的后方结构。若屈曲挛缩仍存在，需要通过增加股骨远端截骨来抬高关节线。在严重屈曲挛缩畸形中，关节线抬高不应超过4 mm，因为这样会导致屈曲中期不稳定，可能需要使用限制性假体。

4.4.4 矫正膝反屈畸形

膝反屈畸形常与股骨外侧髁发育不良导致的外翻畸形同时出现，这种情况下伸直间隙将增大。对于该类患者应首先排除神经肌肉疾病或股四头肌无力等病因造成的反屈畸形。术中应仔细检查平衡屈曲伸直间隙，防止术后反屈畸形复发。仅仅增加胫骨衬垫厚度会减小屈曲间隙并导致术后屈曲度下降，较好的解决方法是下移关节线和(或)使用前参考的小号股骨假体。

手术过程，若先进行远端股骨截骨，可根据反屈畸形程度在截骨板与远端股骨之间放一薄片，减少股骨远端截骨量，亦可使用具有多种截骨量选择的截骨模块进行截骨。放置型号模块，使用前参考法决定合适的股骨假体大小。若处于两号之间，则选取较小型号增加后髁截骨量。若先进行胫骨截骨，使用间隙模块测量伸直间隙以决定多少远端股骨截骨量可以满足伸膝间隙。无论何种截骨，要确保在复位试模的过程中膝关节不会产生反屈畸形，当选用适当高度的胫骨衬垫矫正反屈畸形时屈曲间隙不至于太紧。

4.4.5 平衡后交叉韧带

后叉韧带过度紧张会导致术后屈曲角度下降或者过度的股骨后滚，可能会加快聚乙烯的磨损。为了获得后叉韧带保留型假体的最佳功能和寿命，必须精确平衡后叉韧带。

后叉韧带过紧可以通过部分松解或止点部分剥离得到纠正，在反复试验后叉韧带张力的情况下，分步进行。在胫骨骨岛表面松解后叉韧带，沿胫骨后表面以1～2 mm间隔，在骨膜下松解后叉韧带。后叉韧带骨岛部分，可以完全或部分切除。如果在平衡后叉韧带时部分松解不成功，确保在胫骨近端截骨时有足够的后倾角度。如果后叉韧带的平衡有困难或后叉韧带彻底松解已无功能，可以切除后叉韧带，改用后稳定型假体，或者是应用具有高边或深盘结构的聚乙烯衬垫。

4.5 骨缺损

全膝关节置换术中所遇到的骨缺损可由多种因素引起，包括关节炎性成角畸形、髁发育不全、缺血性骨坏死、手术史等。处理骨缺损的方式与缺损部位、大小有关。常见的缺损可以分为包容性缺损与非包容性缺损(图4.8)。

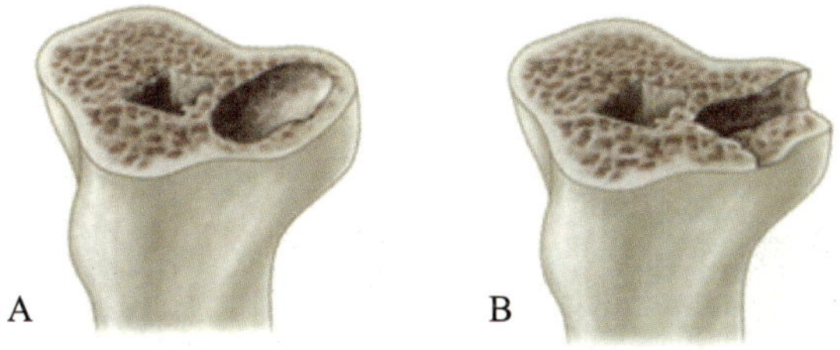

图4.8 包容性缺损与非包容性缺损
A.包容性骨缺损,具有完整骨皮质边缘环绕缺损区; B.非包容性缺损,缺少骨皮质边缘区。

骨缺损常见分型

骨缺损常见分型为Rand分型:

Ⅰ型,干骺端局部骨质缺损,皮质边框完整;

Ⅱ型,干骺端广泛骨质缺损,皮质边框完整;

Ⅲ型,干骺端和骨皮质均有缺损。

一般小于5 mm的小缺损,可以采用骨水泥填塞。包容性缺损可用松质骨打压植骨填塞。而较大的非包容性缺损,可以采用结构性植骨、金属楔形垫片或螺钉加强骨水泥填塞。

修复骨缺损的过程中,恢复中立位对线十分重要,对于移植骨的存活以及假体远期是否松动具有重要影响作用。股骨与胫骨均应使用带髓腔杆的假体以此保护周边移植骨不受应力影响。

4.6 髌骨股骨轨迹

髌骨股骨轨迹会受多因素的影响,任何增加伸膝装置Q角的因素均可引起髌骨轨迹异常向外。胫骨假体内旋,胫骨结节外移,Q角增大、髌骨趋向于向外半脱位。当股骨假体内移或内旋时,髌骨同样趋向于向外半脱位。使用股骨假体过大使滑车前移,或者髌骨表面截骨不足,使得置换后的髌骨整体厚度增加,这些因素均会导致在膝关节运动中髌骨前移,进而造成髌骨不稳或膝关节屈曲受限。

无拇指技术(no thumb test)可以作为检验髌骨是否稳定的方法,即安装假体后,在缝合关节囊之前,不用拇指按压髌骨,使髌骨自由活动,以此检测髌骨活动轨迹。如果髌骨只需在轻微外侧压力或无需压力下即可与股骨滑车保持良好顺应性,说明髌骨轨迹良好;如果髌骨有半脱位倾向,则需检查有无引起髌骨半脱位的因素。如无相关因素,则可能需行髌骨外侧支持韧带松解,范围可由Gerdy结节到股外侧肌近侧纤维(图4.9)。最常见的松解方式,是将髌骨向前外侧牵开，在膝关节内行松解术。松解外侧支持韧带之前，应先放松止血带，并再次检查髌骨股骨轨迹，以此避免不必要的外侧支持韧带松解，同时应当避免膝外上动脉损伤引起的髌骨血供丧失。

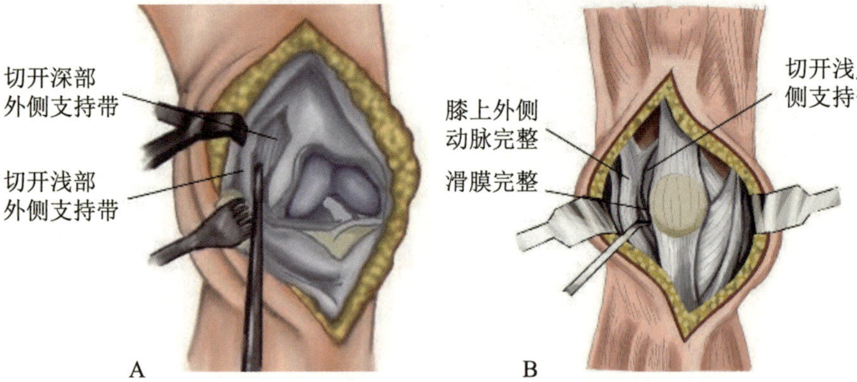

图4.9 髌骨外侧支持韧带松解

4.7 缝合

4.7.1 切口闭合前的准备

人工膝关节假体置入完毕骨水泥固化后，检查有无骨水泥残渣及骨碎屑，先用稀释碘伏浸泡伤口3～4 min，脉冲冲洗枪冲洗伤口3～5 min，氨甲环酸氯化钠注射液100 mL（浓度1 g/100 mL）浸泡伤口3～5 min，再用干净纱布蘸干切口，将患肢膝关节屈曲30°～60°位置准备逐层缝合切口。

4.7.2 关节囊缝合

先用可吸收1号抗菌薇乔缝线（Polyglactin 910，爱惜康）或者不可吸收2号爱惜邦缝线（聚酯，爱惜康）将深部切口按照亚甲蓝标记位置进行初步对缝合5～6针。然后使用可吸收1号爱惜捷鱼骨倒刺缝线（聚对二氧环己酮，爱惜康）连续缝合关节囊或使用可吸收1号爱惜捷普迪思双向倒刺缝线（聚对二氧环己酮，爱惜康）从切口中间向远近端同时缝合关节囊。缝合的间距为5～8 mm，缝合完毕后，关节腔内注射30～40 mL氨甲环酸氯化钠注射液，反复屈伸活动膝关节，检查缝合间断处是否严密，必要时应追加缝合。关节腔缝合水密性十分重要，良好的水密性可显著降低术后切口渗液、裂开等切口并发症风险，且关节腔内注射30～40 mL氨甲环酸氯化钠注射液后，水密性好的关节腔保持一定张力，可减少骨面和滑膜软组织出血。同时避免关节腔和皮肤形成相通的窦道。

4.7.3 皮下组织缝合

去除皮下组织的较大游离脂肪颗粒，脉冲冲洗枪冲洗干净皮下组织，采用可吸收2-0抗菌薇乔八根针缝线（Polyglactin 910，爱惜康）单纯间断缝合法缝合皮下组织或使用可吸收2-0号爱惜捷普迪思双向倒刺缝线（聚对二氧环己酮，爱惜康）进行操作，快速完成缝合，缩短术程，减少伤口暴露时间，降低感染概率。单纯间断缝合可减少无效腔，保证对合良好，间断缝合的间距为5 mm，缝合完毕后应检查缝合间断处是否严密，必要时应追加缝合。

4.7.4 皮肤缝合

将切口周围5 cm范围内的切口无菌贴膜撕开，酒精纱布消毒皮肤，可吸收4-0号爱惜捷单乔双向倒刺缝线（PGA-PCL，爱惜康）连续皮内缝合法缝合皮肤。医用皮肤组织胶（Dermabond Prineo，2-辛基氰基丙烯酸酯及自黏性网状贴，爱惜康）密封切口。当皮下组织过薄或皮下缝合不结实时不能使用皮肤组织胶。

4.7.5 切口包扎

待皮肤组织胶干燥后用无菌敷料包扎切口。

4.8 围手术期用药与处理

4.8.1 围术期血液管理

1. 术前贫血处理

若贫血患者有慢性出血性疾病，应先治疗原发性疾病，同时治疗贫血。大细胞性贫血补充叶酸及维生素B_{12}可以明显改善贫血症状。铁剂和促红细胞生成素（erythropoietin，EPO）是纠正THA和TKA术前缺铁性贫血和减少术后异体输血安全有效的治疗手段。药物治疗：① 巨细胞性贫血：叶酸，每次5～10 mg，每日3次；维生素B_{12}，每次0.5 mg，肌内注射，每周3次。② 缺铁性贫血：分为门诊治疗和住院治疗。门诊治疗：术前21天、14天、7天以及手术当日EPO 4万IU/d，皮下注射；口服铁剂300 mg/d，每日1次。住院治疗：术前5～7天至术后3～5天EPO 1万IU/d，连用8～12天，皮下注射；经门诊口服铁剂治疗未达正常值或入院后诊断为缺铁性贫血者，继续口服铁剂或静脉注射铁剂治疗。

2. 术中血液管理

氨甲环酸是一种抗纤溶药，其与纤溶酶原的赖氨酸结合位点具有高亲和性，封闭该位点可使纤溶酶原失去与纤维蛋白结合的能力，导致纤溶活性降低而发挥止血作用。氨甲环酸在THA和TKA围术期静脉滴注联合局部应用比单纯静脉滴注或局部应用能更有效减少出血及降低输血率。松止血带前或切开皮肤前（不用止血带者）5～10 min氨甲环酸15～20 mg/kg或1 g静脉滴注完毕，关闭切口时以氨甲环酸1～2 g局部应用。

3. 术后贫血处理

针对于术前诊断为缺铁性贫血或术后急性失血性贫血者：① 铁剂治疗：Hb<95 g/L者可先选择铁剂静脉滴注，Hb≥95 g/L者可口服铁剂；② EPO治疗：Hb<95 g/L者EPO 1万IU/d，皮下注射，术后第1天开始连用5～7天。

4.8.2 预防感染

关节置换术围手术期的感染预防至关重要。如果不慎出现假体周围感染，不仅会影响术后康复，甚至可能导致手术失败。为了预防感染，根据患者的病情及手术需要，医生会选择不同种类的抗菌药物。以下是常见的关节置换围手术期使用的抗菌药物：头孢唑林、头孢西丁、克林霉素、万古霉素、利奈唑胺。这些抗菌药物通常为无色透明的液体，稀释于100 mL生理盐水中，通过静脉滴注给药。根据具体情况，医生会调整药物的种类和剂量，以确保最佳的预防效果。

4.8.3 预防VTE

目前，部分TKA患者应用氨甲环酸之后及时、有效地序贯应用抗凝血药，使抗纤溶和抗凝血达到平衡，在不增加VTE形成的基础上最大限度地减少出血和降低输血比例。为了达到TKA患者应用氨甲环酸后序贯应用抗凝血药的平衡，TKA术后6 h以后根据患者引流量的变化来应用抗凝血药。① 术前12 h内不使用低分子肝素，术后12～24 h（硬膜外腔导管拔除后4～6 h）皮下给予常规剂量低分子肝素；② 术后6～10 h（硬膜外腔导管拔除后6～10 h）开始使用利伐沙班10 mg/d，口服，每日1次；③ 术前或术后当晚开始应用维生素K拮抗剂（华法林），监测用药剂量，维持INR在2.0～2.5，切勿超过3.0。

4.8.4 优化镇痛方案

1. 术前镇痛

术前关节疼痛者应给予镇痛治疗，选择不影响血小板功能的药物，如对乙酰氨基酚、塞来昔布等；对失眠或焦虑患者选择镇静催眠或抗焦虑药物，如苯二氮䓬类药物（地西泮或氯硝西泮），或非苯二氮䓬类药物（唑吡坦或扎来普隆）等。

2. 术中镇痛方案

术中镇痛的目的在于预防术后疼痛，提高THA和TKA患者的术后舒适度，增加康复信心，加速康复进程。外周神经阻滞通过在神经鞘膜内注入局部麻醉药物，从而阻断疼痛信号传导，达到神经分布区域内的镇痛效果。TKA患者可选择股神经阻滞、隐神经阻滞，隐神经阻滞的关节功能恢复速度及疼痛控制优于股神经阻滞。

Busch等和Mullaji等报道采用罗哌卡因为主的混合制剂进行切口周围注射镇痛，显著降低术后疼痛程度，增加膝关节活动度，减少口服镇痛剂使用量。切口周围注射镇痛可以明显降低术后疼痛，且更易于实施。

术中预防性镇痛根据创伤程度和医院情况选择不同的麻醉镇痛方式：

（1）椎管内镇痛；

（2）TKA可选择股神经或收肌管隐神经阻滞；

（3）术中切口周围注射镇痛，可选择下列方案：① 罗哌卡因200 mg+80 mL盐水，关节囊及皮下细针多点注射；② 罗哌卡因200 mg加芬太尼、肾上腺素等药物注射。

（4）选择性COX-2抑制剂静脉或肌肉注射。根据创伤程度和患者对疼痛的耐受性，可选择多种模式。

3. 术后镇痛方案

THA和TKA患者术后疼痛严重影响术后功能锻炼，镇痛管理对于关节功能的加速恢复尤为重要。THA和TKA术后采用冰敷、抬高患肢、早期下地活动等措施可以减轻术后关节肿胀，促进功能康复。术后选择起效快的NSAIDs类药物可以明显缓解患者疼痛。

自控式镇痛泵（patient controlled analgesia，PCA）联合塞来昔布缓解术后疼痛，加快早期关节功能恢复，缩短住院时间。镇静催眠药和抗焦虑药可改善睡眠、缓解焦虑，提高镇痛药的效果。

4. 住院期间预防性镇痛

① 冰敷、抬高患肢以减轻关节肿胀和炎性反应，早期下地活动以减轻患者心理负担；② NSAIDs类药物，包括口服药物（塞来昔布、双氯芬酸钠、洛索洛芬钠等）或注射用药（帕瑞昔布、氟比洛芬酯等）；③ 根据情况选择PCA镇痛；④ 疼痛严重时应调整镇痛药物或加用弱阿片类药物，包括曲马多、羟考酮；⑤ 镇静催眠药物：如氯硝西泮、地西泮、唑吡坦等。在术中和术后预防性镇痛措施下，术后定时评估患者静息痛和运动痛的程度，及时给予镇痛药物控制疼痛，以达到耐受程度（图4.10）。

5. 出院后镇痛

口服药物为主，主要选择包括NSAIDs类药物、联合镇静催眠药或联合弱阿片类药物。

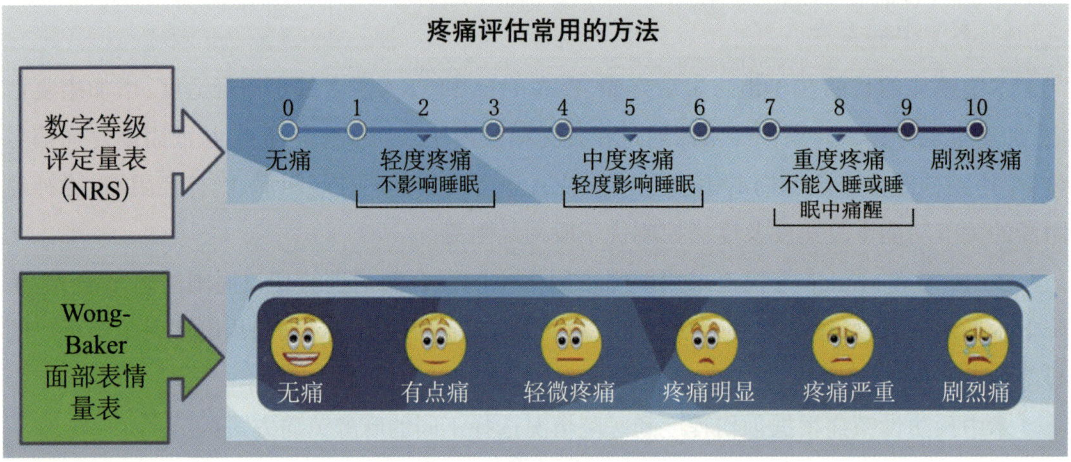

图4.10 疼痛管理评估量表

4.8.5 睡眠管理

失眠是围术期患者最主要的睡眠障碍,根据WHO制定的国际疾病分类(international classification of diseases, ICD)-10标准,按照失眠形成原因的不同分为境遇性失眠、慢性失眠、抑郁障碍性失眠、焦虑障碍性失眠、重性精神障碍性失眠等。

根据不同的失眠类型,参照《中国髋、膝关节置换术加速康复——围术期疼痛与睡眠管理专家共识》中围术期患者失眠用药原则进行治疗。失眠症状的改善可以明显缓解术后疼痛,促进早期下地活动及功能锻炼,提高患者舒适度及满意度,加速康复。

(1) 环境因素导致的单纯性失眠者,推荐使用镇静催眠药物,如苯二氮䓬类药物(氯硝西泮或阿普唑仑)或非苯二氮䓬类药物(唑吡坦或扎来普隆)。

(2) 习惯性失眠或伴明显焦虑情绪者,推荐使用选择性5-羟色胺再摄取抑制剂(SSRIs)类药物(帕罗西汀、舍曲林、艾司西酞普兰)及苯二氮䓬类药物(地西泮、氯硝地泮、阿普唑仑)。

(3) 既往有其他精神疾病病史者,推荐按原专科方案用药或请专科会诊或转诊。

4.9 典型病例展示

本节将展示中国科学技术大学附属第一医院关节外科的部分患者膝关节手术的术前术后影像对比图像,包括固定平台单髁置换术(图4.11)、活动平台单髁置换术(图4.12)、髌骨关节置换术(图4.13)、膝关节双间室置换术(图4.14、图4.15)、全膝关节置换术(图4.16)。

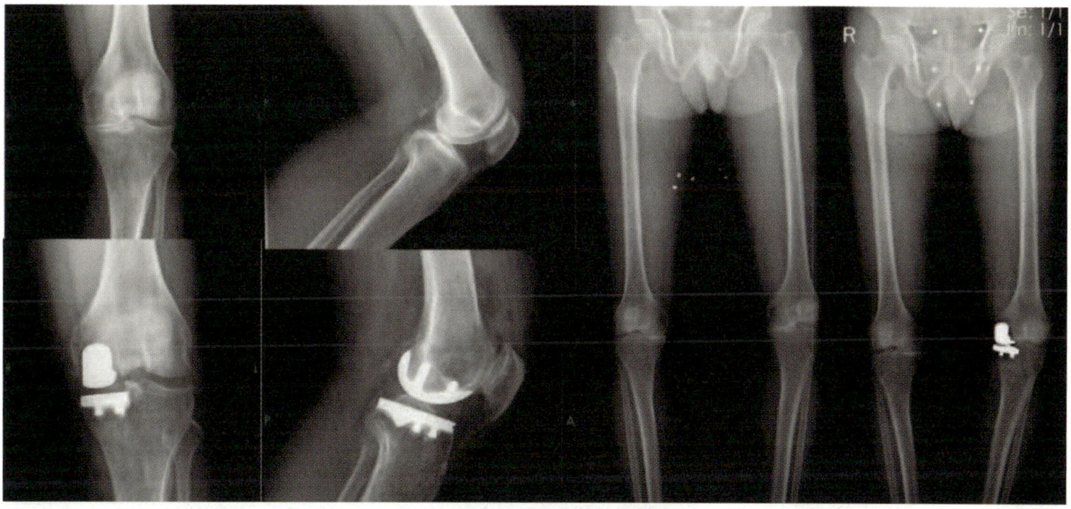

图4.11 固定平台单髁置换术术前术后影像对比

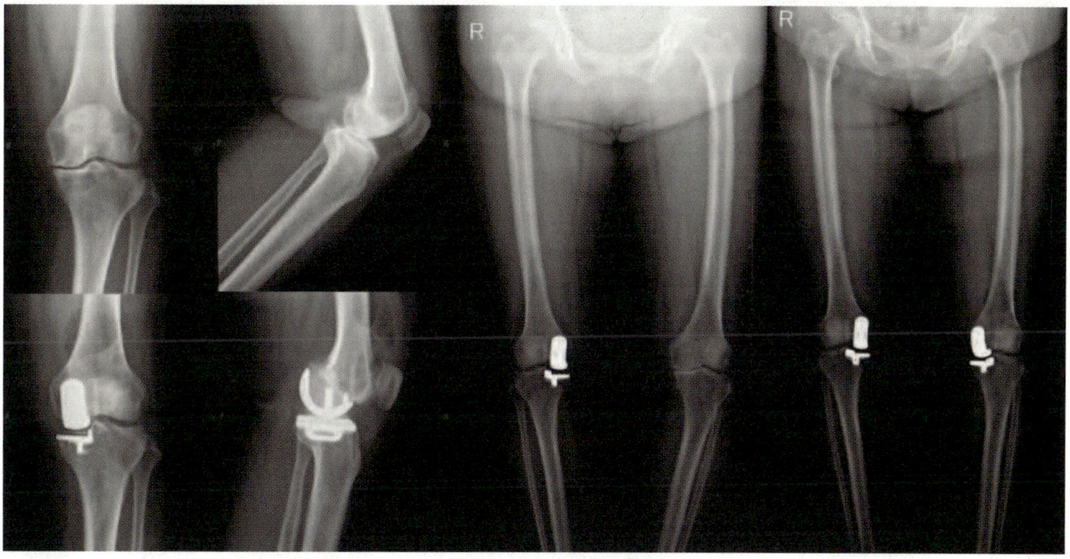

图4.12 活动平台单髁置换术术前术后影像对比

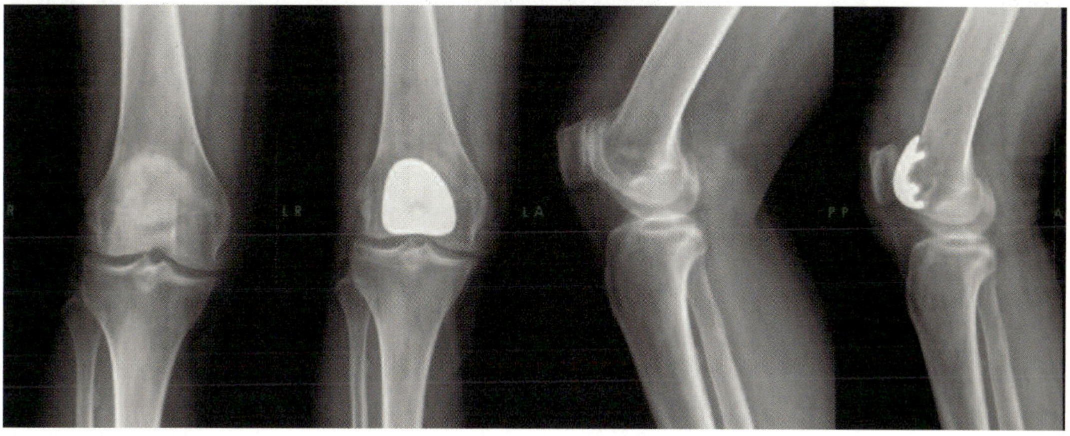

图4.13 髌骨关节置换术术前术后影像对比

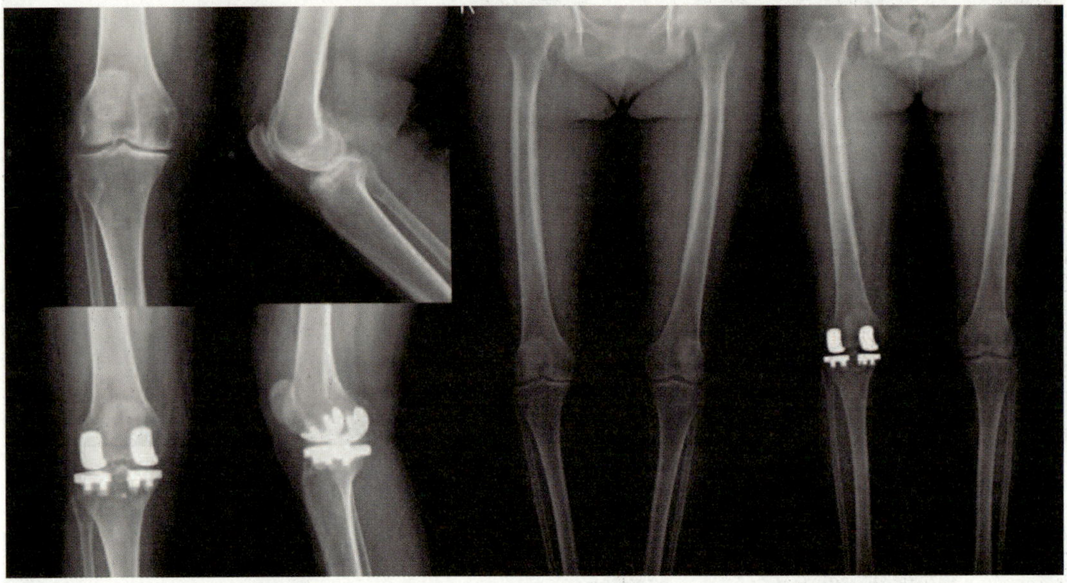

图4.14 膝关节双间室置换术术前术后影像对比(1)

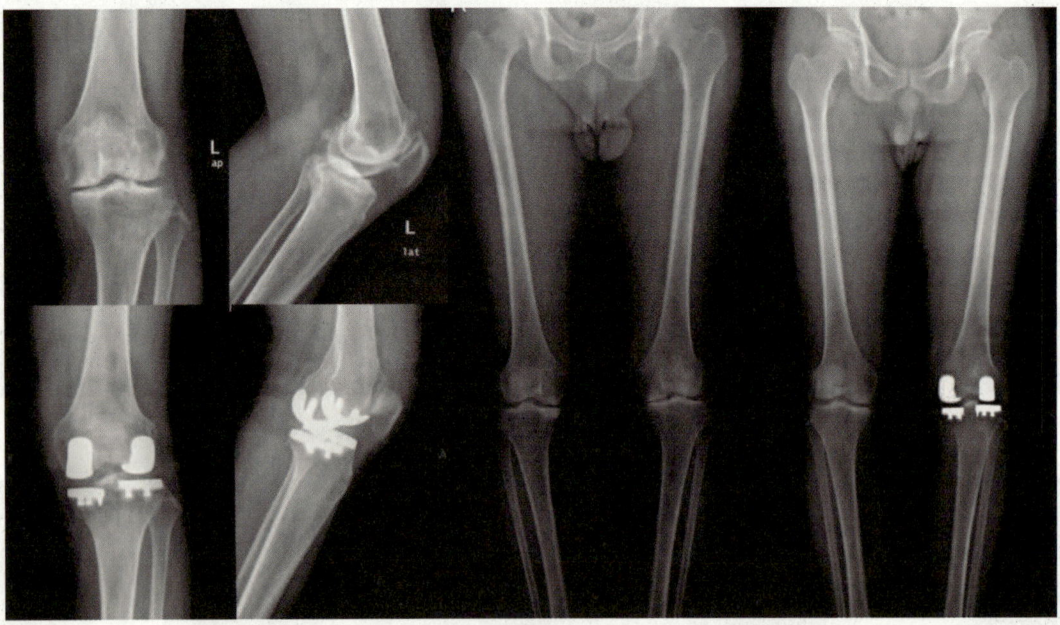

图4.15 膝关节双间室置换术术前术后影像对比(2)

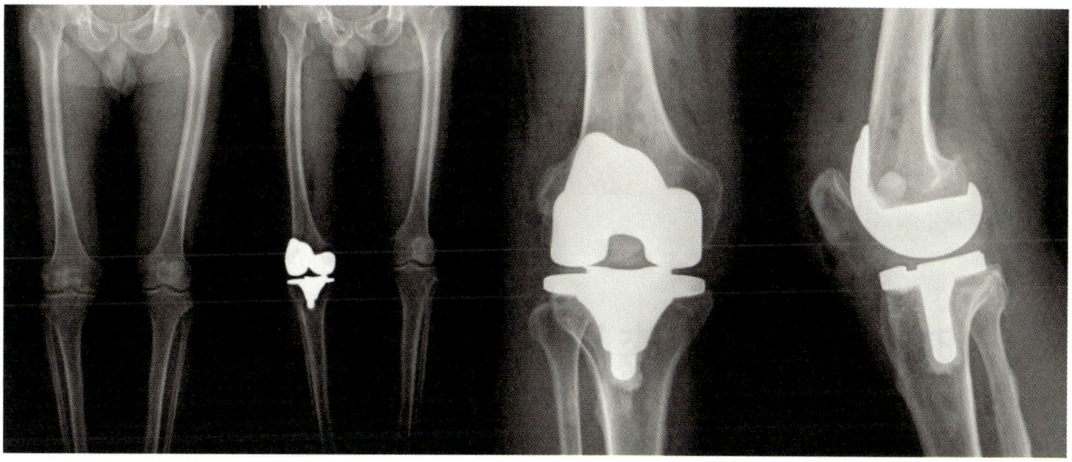

图4.16 全膝关节置换术术前术后影像对比

5 膝关节保膝及置换手术

5.1 膝关节周围截骨术

5.1.1 概述

1. 膝关节骨关节炎

膝关节骨关节炎(knee osteoarthritis, KOA)是一种常见的慢性退行性关节疾病,其特征是关节软骨的退化和磨损,以及可能伴随的关节边缘骨赘形成。流行病学研究表明,KOA的发病率随着年龄的增长而增加,尤其在中老年人群中更为普遍。据统计,全球大约10%的男性和18%的女性受到KOA的影响,而在中国,KOA的总体患病率已达到8.1%。随着人口老龄化的加剧,KOA的患病率呈上升趋势。KOA不仅对患者的生活质量造成严重影响,还带来显著的社会经济负担。患者因疼痛和功能障碍而活动受限,这不仅增加了对医疗资源的需求,还可能导致工作能力下降甚至失业,从而增加家庭和社会的经济压力。此外,KOA的治疗和康复过程往往需要长期投入,包括药物、物理治疗、手术等,这些都构成了直接的医疗费用。

2. 胫骨高位截骨术

胫骨高位截骨术(high tibial osteotomy, HTO)是一种用于治疗KOA的保膝手术方法,其历史可追溯到20世纪初。最初,HTO主要是用来治疗膝关节附近的骨折和畸形。随着对骨关节炎病理机制的深入理解,HTO逐渐被应用于KOA的治疗,特别是对于年轻或活跃的患者,他们希望避免或推迟进行全膝关节置换术。HTO手术的基本理念是通过改变下肢的力线,重新分布膝关节的负重,从而减轻病变关节间的压强,减缓疾病进展,并改善关节功能。手术方法主要分为外侧闭合楔形截骨术和内侧开放楔形截骨术两种。外侧闭合楔形截骨术历史悠久,通过去除胫骨近端外侧的楔形骨块来矫正力线,而内侧开放楔形截骨术则是近年来发展起来的,通过在胫骨近端内侧创建一个开放的楔形空间,然后填充骨移植物或使用特殊钢板来矫正力线。随着医疗技术的发展,HTO手术技术不断进步,手术的精确性和安全性得到了显著提高。现代HTO手术中,计算机辅助设计(CAD)和患者特定的截骨导板被广泛使用,以提高力线矫正的准确性。此外,手术技术和术后康复方法也在不断优化,以减少并发症并提高手术效果。此外,随着再生医学和生物材料科学的发展,未来可能会有更多创新的治疗方法与HTO手术相结合,为KOA患者提供更多的治疗选择。

3. 腓骨近端截骨术

腓骨近端截骨术(proximal fibular osteotomy, PFO)是一种新兴的关节保护手术,它通过纠正腓骨和胫骨之间的不均匀沉降,为减轻膝关节内侧间室的负担提供了一种经济有效的解决方案。这种手术的基本原理是利用腓骨在胫骨外侧髁上的侧向支撑作用,帮助分散体重。然而,胫骨内侧髁缺乏相应的支撑结构,导致在膝关节中负荷分布的不对称性。有研究表明,在膝骨关节炎(OA)患者中,胫骨和腓骨共同承受负荷,但胫骨承受的负荷更为显著。通过PFO手术,可以显著减弱腓骨的外侧支撑,促使主要负荷转移到胫骨,从而实现从内侧室到后外侧室的应力重新分布,有效减轻了膝关节内侧室的负担。2014年,张英泽等提出"膝关节不均匀沉降"是膝关节内侧间室骨关节炎发生发展的关键因素,在该理论指导下的腓骨近端截骨术治疗膝关节内侧间室骨关节炎,早期可有效减轻患者疼痛,远期可改善膝关节功能,与膝关节单髁置换、胫骨高位截骨等手术相比,具有费用低、创伤小、康复迅速等优势。腓骨近端截骨术治疗膝关节内侧间室骨关节炎的机制可能是肌肉、韧带等软组织再平衡与胫骨应力刺激骨骼重塑等多因素的结果,后续还需要进一步加强解剖学、影像学、生物力学等基础研究和进行大样本、多中心的随机对照临床研究。

4. 股骨远端截骨术

膝关节外翻畸形是一种相对少见的疾病,其主要病因包括股骨外侧髁的先天性发育不良、外侧半月板切除术后的影响、股骨本身的畸形以及外伤等。这种畸形是导致膝关节外侧间室骨关节炎发展的一个重要危险因素,严重时可能需要进行全膝关节置换术。因此,早期调整下肢力线,减轻外侧间室的应力集中,对于预防膝关节骨关节炎的进一步加重至关重要。膝关节外翻畸形的原因可以分为关节内因素、关节外因素以及两者的联合因素,其中早期的外翻畸形多由关节外因素引起,尤其是股骨远端的外翻畸形。针对这种情况,可以通过股骨远端截骨术(distal femur osteotomies, DFO)进行矫正,以预防或治疗外侧间室骨关节炎。

在过去20年中,对于膝关节外翻畸形的成因、发展以及截骨术的理解有了显著进步。畸形分析、矫正计划、新的截骨方法以及钢板固定稳定性的生物力学研究为DFO技术的发展提供了坚实的基础。传统上,股骨远端内侧闭合楔形截骨术多采用动态加压槽钢板,虽然取得了良好的临床效果,但也存在矫正角度丢失和截骨愈合延迟等并发症。随着特别为DFO技术设计的锁定钢板,如Tomofix股骨远端内侧锁定钢板系统(Tomofix MDF, Synthes)的引入,DFO手术在国内外均取得了更好的临床疗效,而且并发症的发生率也显著降低。

HTO、DFO、PFO虽然都是膝关节截骨术的类型,但它们在手术部位、截骨方式、内固定方式、手术目标、术后康复以及并发症风险等方面各有特点。HTO主要针对胫骨近端进行操作,通过闭合或开放楔形截骨来调整下肢力线,常用钢板和螺钉进行内固定,主要目标是减轻单间室骨关节炎患者的症状。DFO则专注于股骨远端,通过闭合楔形截骨来改变膝关节力线,可能需要特殊截骨板进行固定,适用于需要远端股骨形态调整的患者。PFO通过切除腓骨近端部分来减少对胫骨平台的支撑,通常不需要内固定,因为它对承重影响较小,适用于内侧间室骨关节炎患者。

综合来看,这三种截骨术在术后康复和并发症风险管理方面也有所不同。HTO由于涉及胫骨,术后康复时间较长,且存在骨折愈合和矫正程度的风险。DFO的康复时间和HTO相似,但由于影响的是股骨,对患者活动的限制可能较小。PFO的术后康复则相对较快,因为腓骨的非承重特性,患者能够更快地恢复日常活动。然而,所有手术都需注意避免神经血管损伤等并发症,特别是PFO,在操作过程中需特别注意避免局部神经损伤。每种手术方法的选择都应基于患者的具体情况和医生的专业判断,以确保最佳治疗效果和患者安全。

5.1.2 膝关节截骨术的基本原理

1. 截骨术的解剖学基础

膝关节是一个铰链关节,由股骨下端、胫骨上端和髌骨组成,表面覆盖关节软骨。关节内有半月板和交叉韧带,它们有助于稳定关节和缓冲冲击。膝关节的关节面分为股骨髁、胫骨平台和髌骨面,它们的形状和大小对关节的稳定性和运动范围至关重要。

关节周围有前交叉韧带、后交叉韧带、内侧副韧带、外侧副韧带等多条韧带和肌腱,为稳固关节提供帮助。

2. 截骨术的生物力学原理

截骨术主要是通过调整下肢的力线,使其通过膝关节中心,从而减少关节的异常负荷和磨损。截骨术治疗膝骨关节炎的原理主要包括:① 可以改变关节面的角度和形状,重新分配关节面上的压力,减少某些区域的过度负荷(图5.1)。② 可以影响周围肌肉的张力和力量分布,通过调整肌肉附着点的位置,改善肌肉的平衡和功能。③ 可以通过改变骨骼结构,增强关节的稳定性,减少因不稳定导致的损伤和疼痛。④ 人体具有自我适应的能力,截骨术后,关节和周围组织会逐渐适应新的生物力学环境,从而提高关节功能。

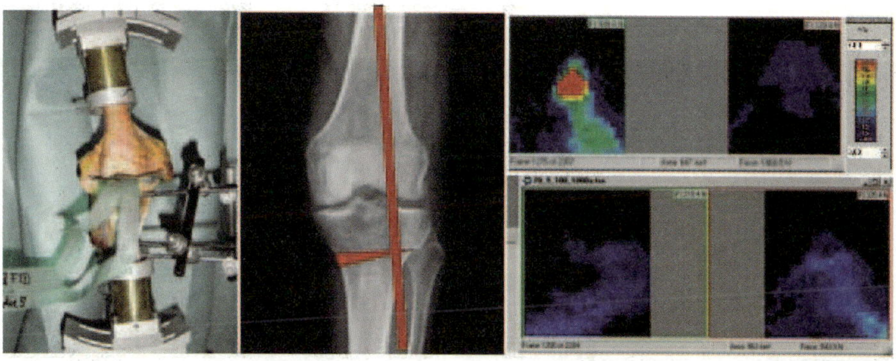

图5.1 HTO使内侧间室压力峰值减小4/5

5.1.3 典型术式 HTO

1. HTO的适应证与禁忌证

目前认为HTO的最佳适应证为:① 患者小于65岁(女性小于60岁)(有争议);② 膝关节活动度正常(至少屈膝超过100°);③ 仅限于内侧间室骨性关节炎;④ 屈曲挛缩畸形小于15°,胫骨内翻畸形超过5°;⑤ 内侧胫骨近端角(medial proximal tibial angle,MPTA)小于85°;⑥ 外侧软骨和半月板功能正常;⑦ 韧带存在,无关节不稳。

目前认为HTO的禁忌证为:① 合并膝关节外侧间室软骨退变,髌股关节退变;② 屈曲挛缩超过15°;③ 膝关节不稳;④ 炎症性关节炎。

2. 典型病例展示

图5.2~图5.4展示了常规HTO的一个病例。

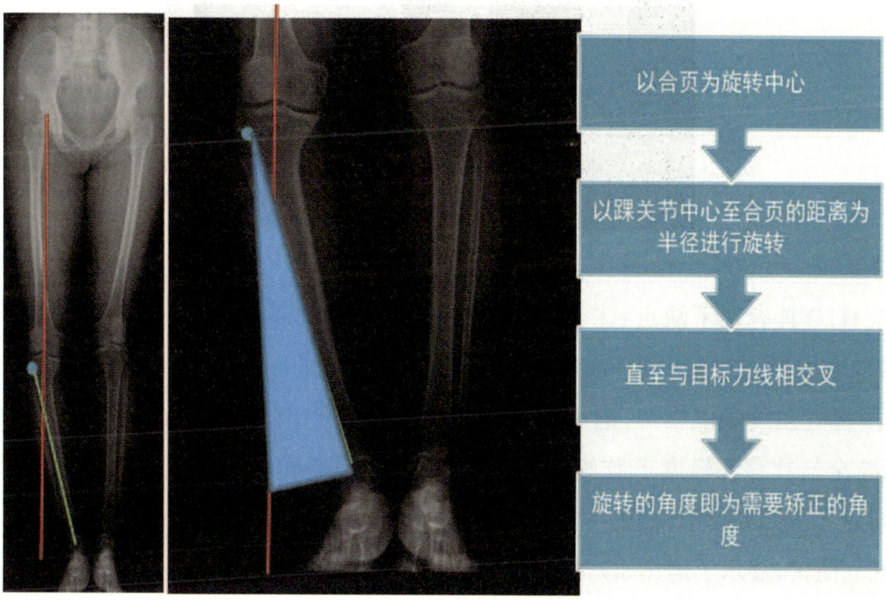

图5.2 术前规划

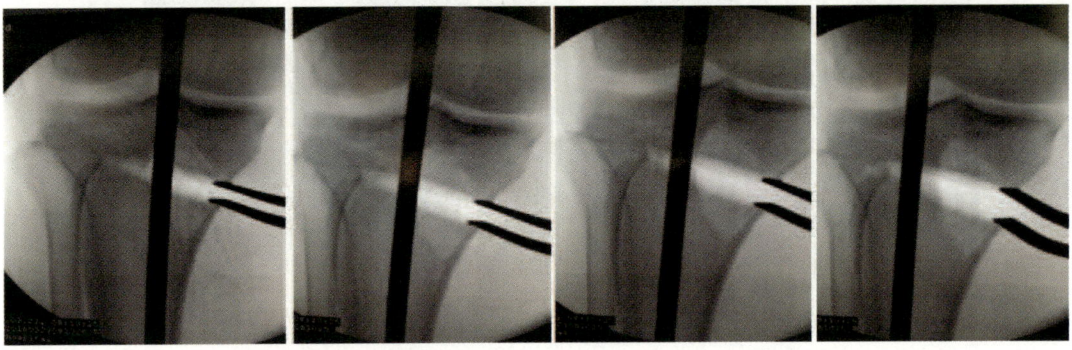

图5.3 术中透视

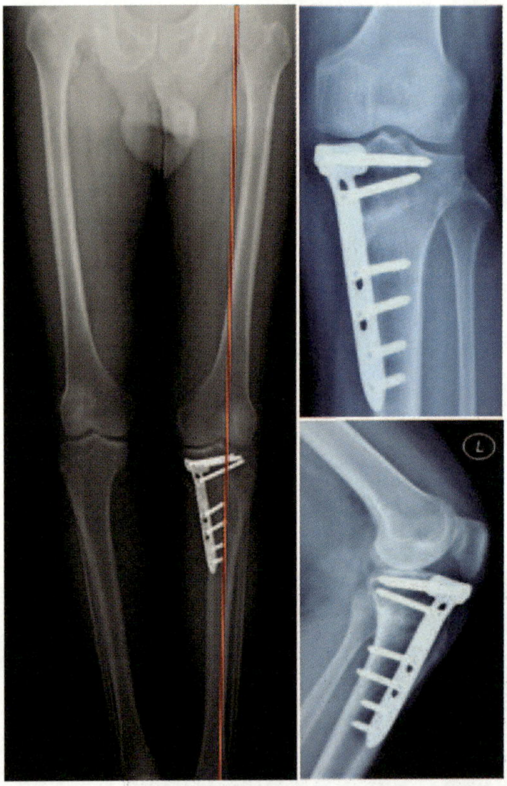

图5.4 术后随访

常规HTO具有以下缺点:① 需要术中透视髋和踝关节中心点,确定力线杆经过目标力线,增加术中透视时间。② 力线杆较粗,经过膝关节外侧髁间棘范围较大,难以把握准确性。③ 撑开角度难以维持,钢板置入螺钉时可能移位,改变截骨角度,需反复透视确认。④ 双下肢全长片存在轻度下肢旋转,影响测量角度的准确性。为此,笔者团队运用3D打印技术设计了截骨垫块(图5.5),可很好地解决以上诸多问题。

图5.5、图5.6展示了运用3D打印技术设计截骨垫块完成手术的过程。

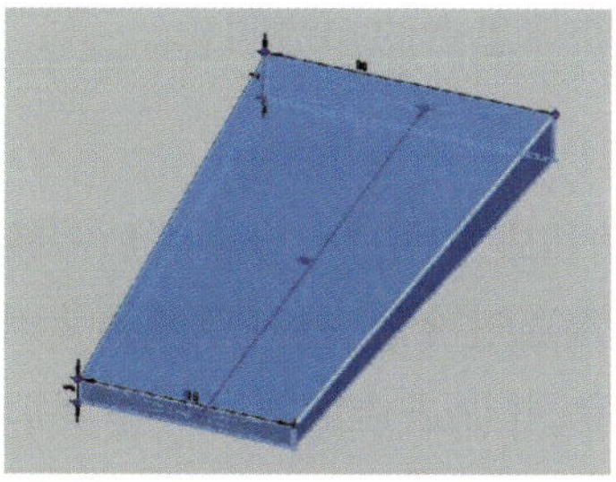

（a）x=0.4 cm

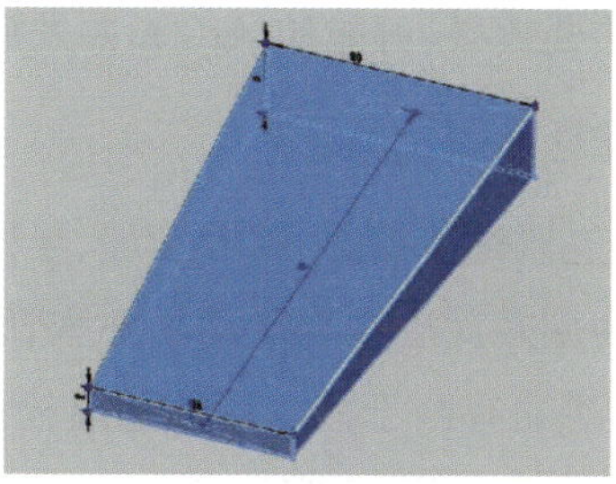

（b）x=0.6 cm

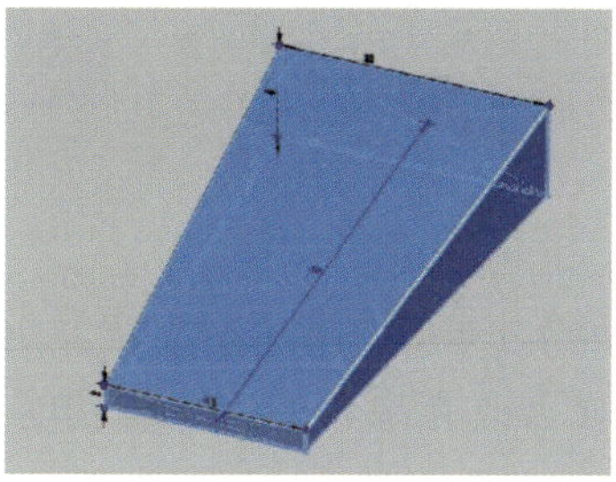

（c）x=0.8 cm

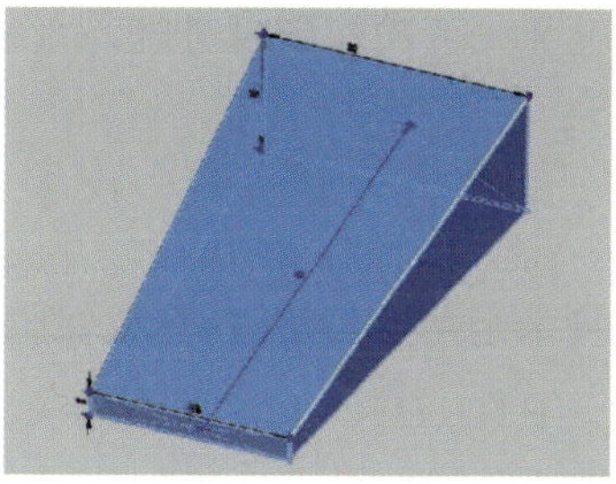

（d）x=1.0 cm

图5.5 术前定制垫块

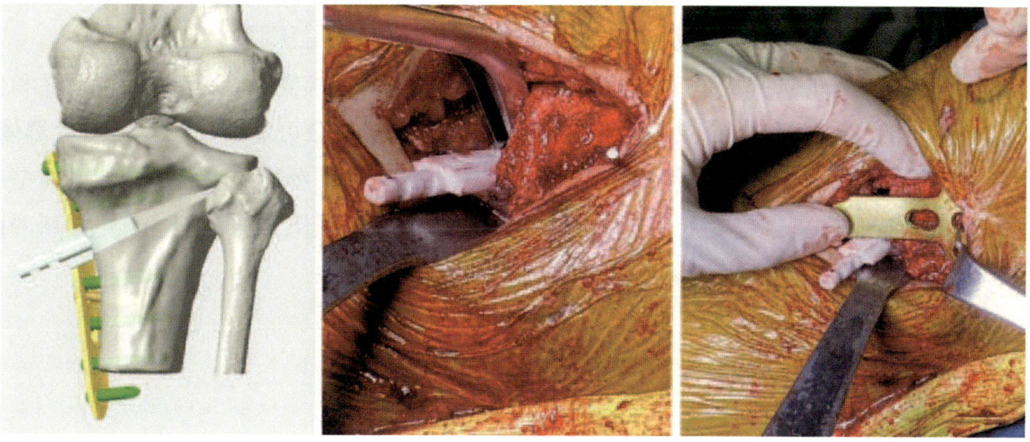

图5.6 术中完美适配

5.1.4 膝关节截骨术的围术期管理

膝关节截骨术是一种复杂的手术，需要精确的术前规划、精细的手术操作和全面的术后管理。通过这些综合措施，可以使手术效果最佳，加速患者康复，并提高生活质量。

1. 术前准备

术前准备是确保手术成功的关键步骤。首先，需要对患者进行全面的临床评估，包括详细的病史收集、体格检查和影像学检查。影像学检查通常包括X线、CT扫描和MRI，以评估关节的病变程度和确定手术方案。此外，需要评估患者的一般健康状况，包括心血管、肺功能和肾功能，以及是否存在出血倾向或其他手术风险因素。术前还需与患者充分沟通，解释手术的目的、预期效果、可能的风险和并发症，以获取患者的知情同意。

2. 术后管理

术后管理包括疼痛控制、肿胀管理、早期活动和康复训练。患者术后需接受适当的镇痛治疗，以减轻疼痛并促进早期活动。肿胀管理通常通过冷敷、抬高患肢和使用压迫绷带来实现。术后早期活动有助于减少深静脉血栓的风险，并促进血液循环。康复训练包括肌力训练、关节活动度训练和平衡训练，以恢复膝关节的功能和稳定性。此外，患者需定期随访，监测截骨愈合情况和关节功能恢复进度。

5.1.5 膝关节截骨术的临床效果

膝关节截骨术是治疗KOA的有效保膝手术方法，通过改变下肢力线分布来减轻疼痛和延缓关节退化。HTO、DFO、PFO均能在短期内显著改善患者的疼痛和功能。HTO术后患者VAS评分显著降低，表明疼痛缓解明显，且10年生存率较高，显示出手术效果的稳定性。DFO术后患者同样能早期活动，生物力学影响较小，长期效果与HTO类似，但长期数据较少。PFO作为一种较新技术，短期效果良好，但长期效果尚需进一步研究。系统评价显示，PFO术后临床结果和放射学测量均有改善，但最常见的并发症是深腓神经损伤麻痹。

膝关节截骨术的选择应基于患者的具体情况，包括年龄、体重、骨关节炎严重程度和生活习惯等因素。HTO和DFO更适合年轻、活跃的患者，而PFO可能适用于特定患者群体。尽管每种手术方法都有其局限性，但膝关节截骨术在短期内缓解疼痛和改善功能方面是有效的，长期效果也在一定程度上得到证实。随着医疗技术的进步，未来可能会有更多新的截骨术方法出现，为患者提供更多样化的治疗选择。

5.1.6 膝关节截骨术的并发症及其管理

1. 常见并发症

膝关节截骨术虽然是一种有效的治疗手段，但与其他手术一样，也存在一定的风险和并发症。手术切口感染是常见的问题，可能由细菌污染或术后护理不当引起，表现为红肿、疼痛和渗出等症状。深静脉血栓（DVT）是另一种潜在风险，由于术后长时间卧床和活动受限，血液流动减缓，容易形成血栓，严重时可能导致肺栓塞。关节僵硬可能由于术后疼痛、肿胀或不当的康复训练导致关节活动受限。骨折愈合问题，如骨折不愈合或延迟愈合，可能与手术技术、患者骨质或术后负重活动有关。神经或血管损伤是手术过程中可能发生的并发症，可能导致感觉异常或运动功能障碍。内固定失败，如钢板、螺钉松动、断裂或失效，可能是多种原因引起的。力线矫正不足或过度可能导致患者症状未得到充分缓解或出现新的不平衡和疼痛问题。异位骨化是术后可能出现的异常骨生长，影响关节活动。疼痛持续或加重可能是手术技术或患者个体差异引起的。感染性关节炎是罕见而严重的并发症，感染可能扩散至关节，需要积极治疗以避免关节破坏。

2. 并发症的预防与处理

对于膝关节截骨术的并发症，应该采取以下措施预防和处理膝关节截骨术的并发症。首先，预防切口感染需严格遵守无菌手术原则，使用适当抗生素，并细心进行术后切口护理。深静脉血栓的预防则包括术前教育、术中和术后使用抗凝药物，以及鼓励患者术后早期活动。关节僵硬可通过早期康复训练、控制疼痛和肿胀，以及正确进行家庭康复锻炼来预防。骨折愈合的促进则依赖于精确手术操作、适当限制负重，以及保证营养支持。

此外，神经或血管损伤的预防需要术前详细评估和术中小心操作。内固定失败的预防则涉及选择适合的内固定器材、确保正确安装和稳固，以及遵循医嘱避免过早负重。力线矫正的准确性可通过术前规划和术中监测来保证。异位骨化可通过药物预防和定期随访来预防。疼痛问题的处理需要多模式镇痛方案和针对性解决问题。感染性关节炎的预防和处理则包括使用抗生素、进行关节穿刺和细菌培养，以及在必要时进行手术清创(图5.7)。

其次，处理并发症时，早期识别和及时干预至关重要。与患者保持良好沟通，确保他们了解术后可能出现的问题和应对策略。多学科团队合作，包括外科医生、康复专家和护理团队，对于并发症的成功管理和患者良好预后至关重要。通过这些综合措施，可以最大限度地减少并发症的发生，提高手术成功率和患者满意度。

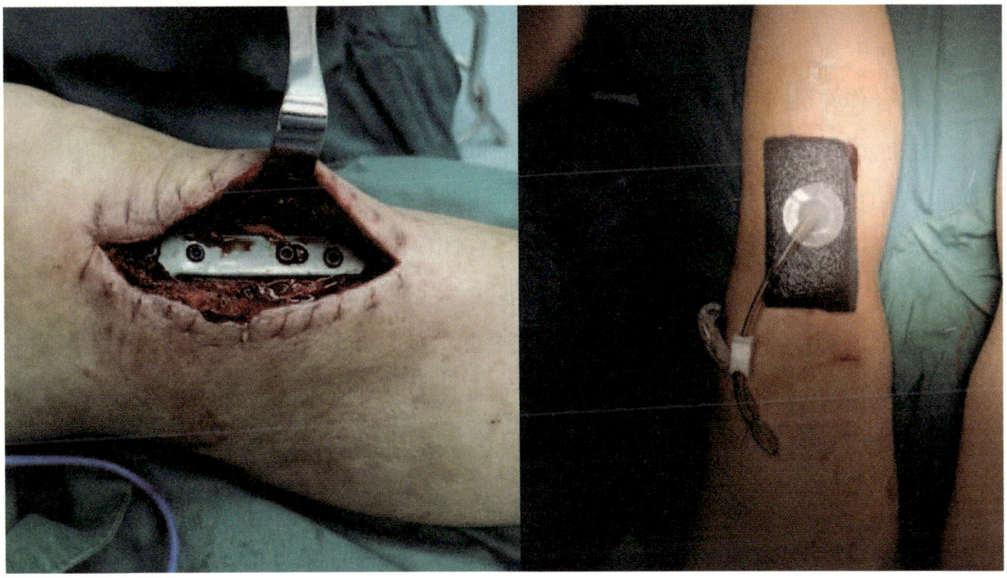

图5.7 HTO术后感染——VSD

5.1.7 膝关节截骨术的未来发展方向

1. 新技术和新材料的应用

新技术和新材料的应用在膝关节截骨术的并发症管理中起到了至关重要的作用。计算机辅助设计和导航系统(CAD/CAN)通过提供精确的手术规划和实时反馈，不仅提升了手术的精确性，还减少了力线矫正不足或过度的风险。此外，这些系统在术后评估中也发挥着重要作用，有助于监测骨折愈合和关节功能的恢复，从而及时调整康复计划。尽管存在设备成本和技术学习曲线等挑战，但随着技术的进步和专业培训的普及，这些问题有望得到解决。

生物可降解材料的开发为膝关节截骨术提供了新的内固定解决方案。与传统金属内固定物相比，这些材料具有更好的生物相容性，能够减少过敏反应和应力遮挡效应。它们在体内逐渐降解，释放的降解产物有助于促进骨组织生长和愈合，提高骨折愈合质量。此外，生物可降解材料还可以作为局部抗生素载体，预防和治疗切口感染。然而，这些材料在强度和降解速率方面仍面临挑战，需要进一步的研究来优化性能，确保它们在提供足够力学支持的同时，降解速率与骨折愈合过程相匹配。

2. 个性化治疗方案的探索与跨学科合作

个性化治疗方案在膝关节截骨术中至关重要。个性化治疗的起点是全面的术前评估，这不仅包括病史、体格检查和影像学评估，还需了解患者的生活习惯和预期目标。基于此，我们可以利用先进的成像技术和计算机辅助设计软件，为每位患者量身定制手术方案。术中，计算机导航技术提供实时反馈，帮助医生进行精确的截骨和矫正。术后，个性化的康复计划和并发症管理方案同样重要，需要根据患者的具体情况进行调整。此外，持续的跟踪和评估对于及时发现并处理潜在问题至关重要。

跨学科合作在膝关节截骨术中同样不可或缺。一个高效的团队通常包括骨科医生、康复医生、疼痛管理专家、营养师等，他们在治疗和康复的每个阶段都发挥着关键作用。术前，团队成员共同评估患者状况，制订治疗计划，以确保患者对手术过程有充分了解。术中，团队成员需要密切协调，确保手术顺利进行。术后，团队继续合作，共同管理患者的恢复过程，包括疼痛控制、早期活动和饮食建议。在处理并发症时，跨学科团队的合作尤为重要，能够为患者提供全面的治疗方案。通过团队成员之间的持续沟通和协作，我们可以不断提高治疗方案的质量，提升患者满意度。

3. 总结

膝关节截骨术在治疗KOA方面具有不可替代的优势，特别是对于年轻和活跃的患者群体。随着医疗技术的不断进步，个性化治疗和跨学科合作的推广实施，以及对新技术的持续培训和应用，膝关节截骨术的精确性和安全性得到了显著提升。此外，患者教育和质量控制的加强，有助于确保患者对手术有充分的了解，并接受高质量的医疗服务。展望未来，研究工作应聚焦于评估新技术的长期效果、探索并发症的预防与治疗策略、创新康复技术以及重视患者报告的结果，这些研究方向将为膝关节截骨术提供更深入的理解和更全面的治疗方案。同时，经济学评估也将帮助我们理解截骨术在医疗资源分配中的合理性，确保患者能够获得性价比高的治疗选择。通过这些综合措施，我们可以不断提高膝关节截骨术的临床效果，改善患者的生活质量，并推动该手术技术在更广的范围内应用。

5.2 Charcot关节病

Charcot关节病是一种以神经营养和感觉障碍为特征的慢性、进行性、非感染性破坏性骨关节病，是一种相对罕见的疾病。Charcot关节病的关节病变以骨吸收和增殖并存的无痛性骨破坏为特征，临床症状主要为无疼痛或轻度疼痛，与影像学显示的严重关节损伤不符，起病隐匿，容易误诊。影像学检查常表现为：膝关节可见明显增生硬化，骨质内合并多发囊变、骨髓水肿，大部分关节软骨缺失，胫骨平台部分骨质塌陷并明显向前移位，膝关节间隙及周围可见多发不规则碎块影，髌上囊及关节腔内大量积液合并滑膜增厚（图5.8）。

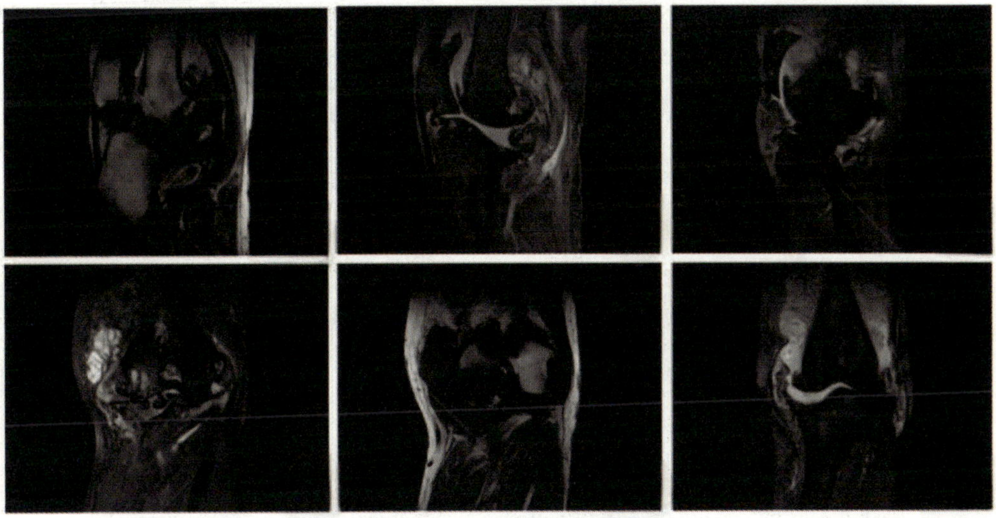

图5.8 Charcot关节病影像学表现

Charcot关节病的治疗应优先控制原发病，这能有效延缓病情进展和关节破坏，减轻疼痛和肿胀，提高肌力和肌肉反射。保守治疗后如仍不能控制病情，关节持续破坏、不稳定者，Ⅱ、Ⅲ期关节可考虑手术治疗。手术治疗主要方法是清创、骨移植和钢板内/外固定、全膝关节置换术（TKA）、关节融合术和截肢。近年来，随着关节假体的不断优化和TKA技术的逐步完善，越来越多的研究报道了全膝关节置换术（TKA）在Charcot关节病治疗中的成功应用。当前观点认为，当疾病处于非进展期时，可考虑进行关节置换，但鉴于术后并发症发生率较高，故应慎重决策。

手术基本原则包括：① 恢复肢体力线；② 通过骨移植、骨水泥技术、金属垫块或特制假体来修复骨缺损；③ 注意调整好韧带的平衡，保护软组织；④ 选择合适的限制型假体；⑤ 做好进行翻修手术的准备；⑥ 与患者及家属有良好的沟通，衡量膝关节置换术的利弊。

Charcot关节病行膝关节置换术的常见问题包括：骨缺损较多、骨质疏松、关节不稳定的存在、软组织异常、韧带功能不全，感觉障碍。Charcot关节病膝关节置换术的难点是对骨缺损的处理，可以参照膝关节置换术后翻修的处理原则，包括单纯骨水泥填充，骨水泥及螺钉加强，骨移植，垫块，金属骨小梁锥柱等。为了加强关节的稳定性，应用带延长柄的髁限制性假体或者旋转铰链膝(图5.9、图5.10)。

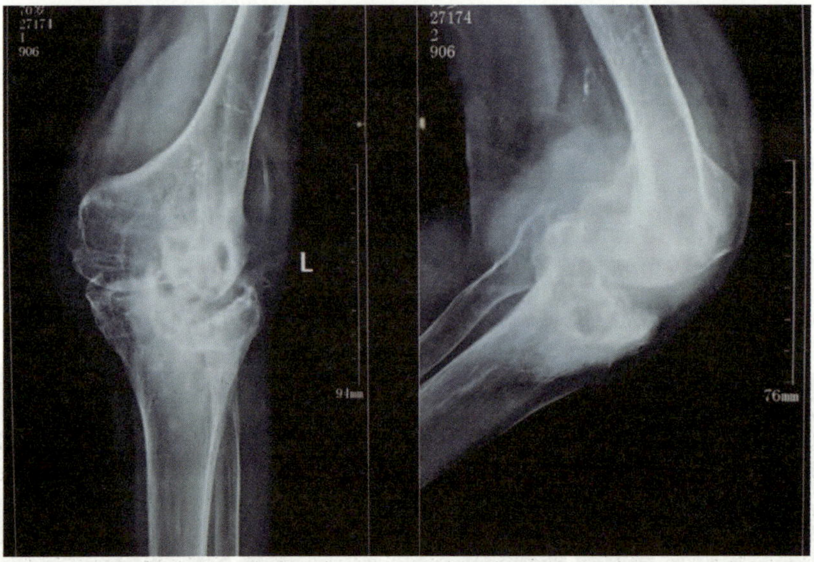

图5.9 Charcot关节病术前X线

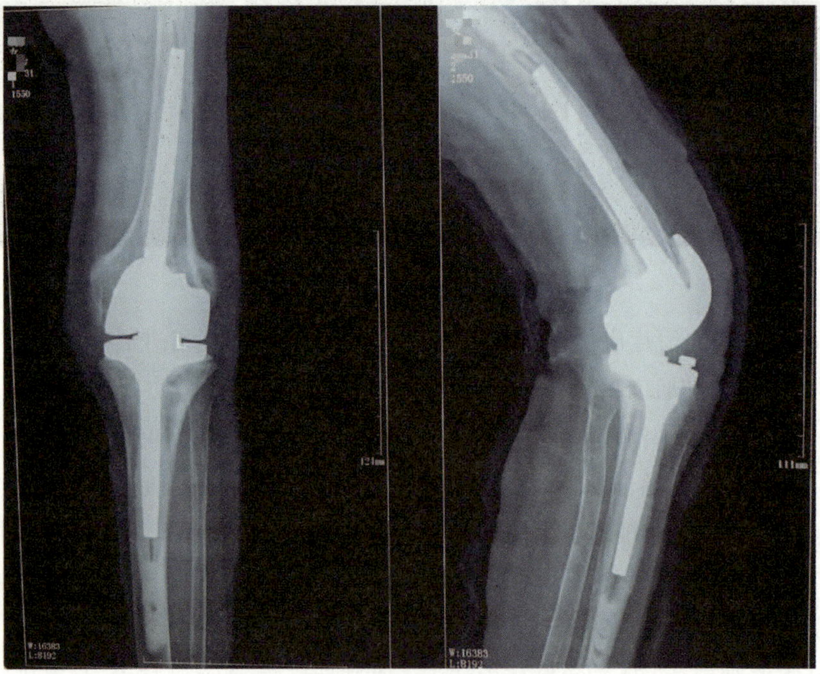

图5.10 Charcot关节病术后X线

5.3 类风湿性关节炎

类风湿性关节炎是一种慢性炎症性关节疾病，其特征是手、足小关节的多关节、对称性、侵袭性关节炎症，经常伴有关节外器官受累及血清类风湿因子阳性，可以导致关节畸形及功能丧失（图5.11）。

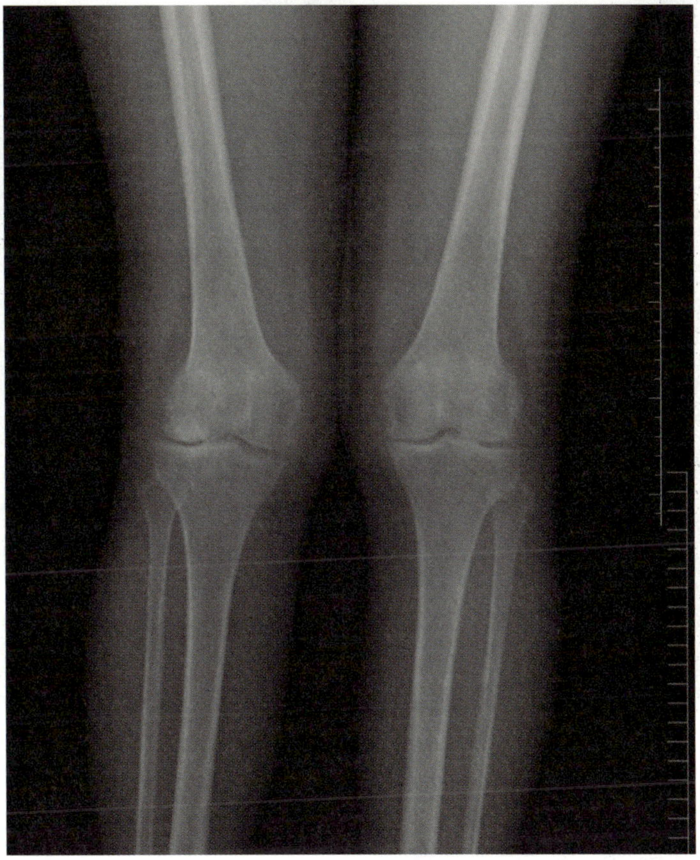

图5.11　类风湿性膝关节术前X线

目前，对类风湿性关节炎患者采取保守治疗的疗效欠佳，临床对类风湿性关节炎尚无有效的预防措施和特效治疗药物。对于晚期累及膝关节的类风湿性关节炎，人工全膝关节置换术是临床上较为常用的术式之一，可显著缓解患者关节疼痛，提高关节活动度，改善患者生活质量。

注意要点包括：① 完善围手术期的准备工作：术前红细胞沉降率及C-反应蛋白测量值不超过正常值上限的3倍；对术前长期应用激素治疗类风湿性关节炎的患者于围手术期补充激素，以预防肾上腺皮质功能危象的发生。② 对于严重屈曲挛缩内外翻畸形的患者，以及术前查体或MRI检查发现存在内外侧韧带损伤时需选择髁限制性假体，如LCCK假体。

③ 全膝关节置换术中准确截骨及软组织平稳是手术成功的关键,建议先行标准截骨再行后方关节囊、侧副韧带等软组织松解。优先考虑膝关节的稳定性问题,术中不可过多截骨来实现屈曲畸形的完全矫正,否则可能导致膝关节屈曲时出现不稳定。④ 若术中发现内外侧副韧带以及关节滑膜广泛侵蚀,侵蚀的滑膜可进行广泛切除,但是对于内外侧副韧带则需要尽可能保持其完整性(图5.12)。

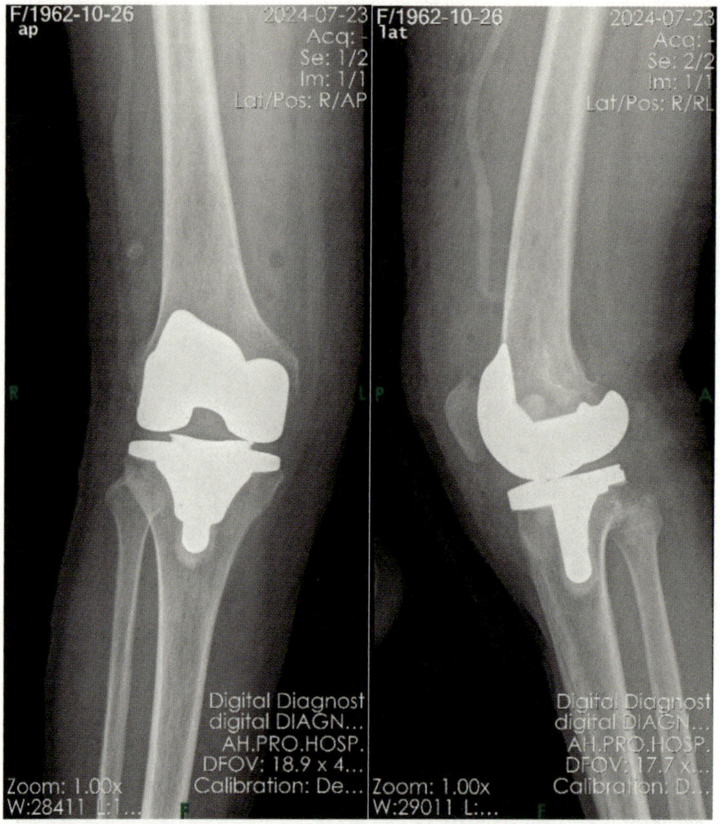

图5.12 类风湿性膝关节术后X线

5.4 血友病性膝关节炎

5.4.1 概述

血友病是由遗传性凝血因子缺乏引起的出血性疾病,包括甲型和乙型,分别为凝血因子Ⅷ和Ⅸ缺乏所引起。甲型和乙型血友病均为X染色体连锁隐性遗传性疾病,女性为携带者,男性发病。血友病性关节炎(hemophilic arthropathy, HA)是血友病患者非常常见的并发症之一,主要累及承重关节如膝关节、踝关节、髋关节和肘关节。其发病机制复杂,主要包括以下几个方面:

1. 反复关节内出血

血友病患者由于凝血因子缺乏，极易发生关节内出血。关节内反复出血导致滑膜炎症，滑膜增生肥厚，并且形成大量的新生血管。这些新生血管脆弱，进一步增加了出血的风险，形成恶性循环。

2. 滑膜炎的病理变化

滑膜的反复出血和炎症反应会导致滑膜组织的纤维化、增厚和新生血管形成。滑膜炎症会释放多种炎性介质，如细胞因子和基质金属蛋白酶，加剧关节软骨的破坏。

3. 关节软骨和软骨下骨的破坏

炎性滑膜的长期作用下，关节软骨逐渐被破坏，软骨下骨也会受到侵蚀，形成骨囊肿和骨质疏松。这些病变最终导致关节畸形、关节间隙消失、骨硬化和关节功能丧失。

4. 关节畸形和功能障碍

随着病情的进展，关节内的病理变化会导致关节屈曲挛缩畸形，严重影响关节的活动度和功能。患者常常会出现关节僵硬、疼痛和活动受限，严重影响日常生活和工作。

本节将详细探讨血友病性关节炎的发病机制、手术治疗的适应证及禁忌证、手术方式、术后管理和并发症预防等内容，旨在为临床医师提供全面的治疗参考，并为患者带来更好的治疗效果。

5.4.2 诊断与分期

1. 影像学检查

影像学检查是血友病性关节炎诊断与分期的主要标准。通过影像学检查，可以评估关节内的具体病变情况，为临床治疗提供重要依据。主要的影像学检查手段包括X线、CT和MRI。

X线检查：X线检查是血友病性关节炎的常规检查手段。它能够显示关节的骨质变化，如关节间隙狭窄、骨侵蚀、骨囊肿和骨硬化等。然而，X线检查对早期滑膜炎的敏感性较低，通常只能在病变较为严重时才显示出典型的X线征象。

CT检查：CT（计算机断层扫描）相对于X线检查具有更高的分辨率，能够更早地发现骨侵蚀和关节囊积血等病变。CT检查在评估关节内骨质的细微变化和软骨下骨的情况方面具有重要价值，是X线检查的有效补充。

MRI检查：MRI（磁共振成像）被推荐为血友病性关节炎早期诊断的首选方法。MRI能够清晰显示滑膜增生、软骨面侵蚀以及软骨下囊变，具有更高的敏感性和特异性。通过MRI检查，可以早期发现并评估滑膜炎症和关节软骨的损伤情况，有助于早期干预和治疗。

2. 改良的Arnold-Hilgartner分级

血友病性关节炎病变分级采用改良的Arnold-Hilgartner分级系统，根据关节病变的严重程度将其分为四个级别。具体分级标准如下：

（1）Ⅰ级。描述：软组织肿胀，提示关节积液和滑膜增厚，近关节常见骨量减少。特点：此级别通常为早期病变，主要表现为滑膜炎症和轻度骨质变化。

（2）Ⅱ级。描述：骨骺端增宽（过度生长），表面不平整，有小侵蚀，关节软骨间隙正常。特点：此级别滑膜炎症加重，出现初步的骨质破坏，但关节软骨间隙尚未受到显著影响。

（3）Ⅲ级。描述：关节表面广泛侵蚀，关节软骨间隙变窄，近关节部位可见骨囊肿。特点：此级别关节软骨和软骨下骨的损伤显著，出现明显的骨囊肿和关节间隙狭窄。

（4）Ⅳ级。描述：可见Ⅲ级的改变，关节软骨间隙完全消失，关节表面显著不平整，有反应性骨硬化，股骨髁的边缘变方，常见半脱位。特点：此级别为晚期病变，关节结构严重破坏，出现关节畸形和功能丧失。

通过影像学检查和改良的Arnold-Hilgartner分级系统，可以全面评估血友病性关节炎的病变程度，为制订个体化治疗方案提供依据。早期诊断和分期能够帮助医生及时干预，延缓病程进展，提高患者的生活质量。

5.4.3 非手术治疗

非手术治疗是血友病性关节炎的基础治疗方式，对于早期病变和轻度症状的患者，非手术治疗可以有效缓解症状，延缓病程进展。主要包括药物治疗、物理治疗和康复训练。

1. 药物治疗

药物治疗在血友病性关节炎的管理中起着重要作用，主要包括凝血因子替代治疗和抗炎药物治疗。

（1）凝血因子替代治疗

目的：补充患者缺乏的凝血因子，控制关节内出血，预防和减少出血次数，延缓关节病变的进展。

方法：根据患者的具体情况，制定个性化的凝血因子替代治疗方案。通常在出血事件发生时或手术前后进行补充治疗。也可以进行预防性治疗，即定期输注凝血因子以维持体内一定的凝血因子水平，防止自发性出血。

常用药物：主要包括第八因子（对于血友病A患者）和第九因子（对于血友病B患者）。此外，还可以使用长效凝血因子制剂和基因重组凝血因子产品。

（2）抗炎药物治疗

非甾体抗炎药物（NSAIDs）：用于减轻关节疼痛和炎症反应。NSAIDs通过抑制环氧化酶（COX）酶，减少前列腺素的合成，从而缓解疼痛和炎症。然而，长期使用NSAIDs可能引起胃肠道副作用，如胃溃疡和胃出血，需要谨慎使用。

糖皮质激素：对于急性炎症反应较重的患者，可以考虑短期使用糖皮质激素。糖皮质激素通过抑制炎症细胞和介质的释放，迅速减轻炎症反应。然而，长期使用糖皮质激素可能引起多种副作用，如骨质疏松、感染风险增加等，需在医生指导下使用。

2. 物理治疗

物理治疗是血友病性关节炎患者的重要治疗手段，通过各种物理方法，可以缓解疼痛、改善关节功能、增强肌肉力量。

(1) 关节冷敷

目的：减轻关节肿胀和疼痛，特别适用于急性关节炎发作期。

方法：使用冰袋或冷敷垫，局部应用于受影响的关节，每次15～20 min，每天数次。

(2) 超声波治疗

目的：促进血液循环和组织修复，减轻炎症反应。

方法：通过超声波设备，将高频声波传递到关节深部组织，产生微小的机械振动和热效应，促进局部血液循环和新陈代谢，加速炎症吸收和组织修复。

(3) 电刺激治疗

目的：缓解疼痛和肌肉痉挛，促进肌肉力量恢复。

方法：通过电刺激设备，使用低频或中频电流刺激神经和肌肉，改善局部血液循环，缓解疼痛和痉挛，增强肌肉收缩能力。

3. 康复训练

康复训练是血友病性关节炎患者长期管理的重要组成部分，通过科学的康复训练，可以提高关节活动度和功能，预防关节僵硬和肌肉萎缩。有些家长出于对患病孩子的疼爱，在关节出血后不忍心进行康复训练，孩子的关节蜷缩在不正确的位置，结果导致后期关节无法伸直，造成不可逆转的残疾。14岁之前是青少年骨骼和关节发育的最佳年龄，每次出血后都必须进行规范治疗和康复训练。

(1) 关节活动训练

目的：保持和增加关节的活动度，预防关节僵硬和挛缩。

方法：进行被动和主动关节活动训练，包括屈曲、伸展、旋转等动作。开始时可以在物理治疗师的指导下进行，然后逐步过渡到患者自行锻炼。每天进行数次，每次10～15 min。

(2) 肌肉力量训练

目的：增强关节周围的肌肉力量，稳定关节，减少关节负担。

方法：进行抗阻训练和等长训练，使用弹力带、哑铃等器械或进行徒手训练。训练时应注意避免过度负重和关节损伤，每次训练20～30 min，每周进行3～4次。

(3) 功能性训练

目的：提高日常生活和工作相关的功能，增强自理能力和生活质量。

方法：根据患者的具体需求，进行如步态训练、上下楼梯训练、手部精细动作训练等功能性训练。训练时应结合实际生活和工作场景，逐步提高难度和强度。

通过综合应用药物治疗、物理治疗和康复训练，可以有效管理血友病性关节炎患者的症状，延缓病程进展，提高生活质量。在非手术治疗的基础上，根据患者的具体情况和病变程度，选择合适的手术治疗，可以进一步改善治疗效果。

5.4.4 手术治疗

手术治疗是终末期血友病性关节炎的主要治疗手段，主要包括滑膜切除术、截骨术、关节置换术和关节融合术。不同的手术方式适用于不同阶段和病变程度的血友病性关节炎患者，选择合适的手术方式对于提高治疗效果和改善患者生活质量至关重要。

1. 滑膜切除术

滑膜切除术是通过切除病变滑膜以改善早期血友病性关节炎症状和降低出血频率，延缓病程发展的手术方式。适用于出现关节内出血、关节肿胀、疼痛等症状，影像学表现为滑膜增生和软骨侵蚀，但未出现畸形、功能受限的早期HA患者。滑膜切除术分为放射性滑膜切除术、化学性滑膜切除术、关节镜下滑膜切除术和开放式滑膜切除术。

放射性滑膜切除术（RS）：放射性滑膜切除术是通过向关节腔内注入放射性核素，利用其释放的射线作用于滑膜，导致滑膜凝固坏死。适应证包括：经过系统、持久的凝血因子替代治疗无效的患者；年龄大于3周岁；Arnold-Hilgartner关节病变分级为Ⅰ、Ⅱ级。放射性滑膜切除术疗效显著，操作简易，创伤小，性价比高。然而，核素稀缺、治疗失败的可能性及潜在的致癌风险限制了其广泛应用。

化学性滑膜切除术（CS）：化学性滑膜切除术是通过向关节腔内注射化学物质，使滑膜硬化坏死，去除增生滑膜，抑制关节腔出血和炎症。常用药物为利福平。适应证包括：经系统的凝血因子替代治疗无效的患者；儿童患者；Arnold-Hilgartner关节病变分级为Ⅰ、Ⅱ级。化学性滑膜切除术操作简单，创伤小，成本低。然而，注射后疼痛和需要多次注射是其主要缺点。

关节镜下滑膜切除术（AS）：关节镜下滑膜切除术是在关节镜下直接清除炎症滑膜，以控制反复关节腔内出血，保持甚至提高关节活动度，延缓病程发展。适应证包括：经系统、持久的凝血因子替代治疗无效的患者；3次RS注射后治疗失败的，或核素原料短缺的患者；Arnold-Hilgartner关节病变分级为Ⅰ、Ⅱ、Ⅲ级。关节镜下滑膜切除术具有微创、疗效明确的优势，但需要较高的凝血因子辅助治疗，术后感染风险较高。

开放式滑膜切除术：开放式滑膜切除术是在直视条件下对滑膜进行切除。适应证包括：无凝血因子抵抗物存在；Arnold-Hilgartner关节病变分级为Ⅱ、Ⅲ、Ⅳ级。开放式滑膜切除术创伤大，术后关节活动度差，需要大量凝血因子辅助治疗，术后高感染风险，现已被关节镜下滑膜切除术取代。

2. 截骨术

截骨术是一种通过截骨来矫正关节的解剖力线，保留关节本身的手术方法，适用于年龄相对较轻、关节软骨和关节间隙相对正常但合并关节畸形的血友病性关节病患者。截骨术的主要目的是减轻疼痛、矫正轴向偏移（如膝内外翻畸形）及严重屈曲挛缩畸形，从而避免或延长接受关节置换术的时间。

适应证：年龄较轻、关节软骨和关节间隙相对正常的血友病性关节病患者；合并关节畸形,如膝内翻、膝外翻和严重屈曲挛缩畸形。

主要类型:胫骨平台高位截骨术(high tibial osteotomy, HTO),适用于膝内翻畸形患者,通过在胫骨平台高位进行截骨,矫正膝内翻畸形,减轻疼痛,改善关节功能;股骨髁上截骨术(supracondylar osteotomy, SOT),适用于膝外翻畸形患者,通过在股骨髁上进行截骨,矫正膝外翻畸形,改善关节稳定性和功能;股骨髁上V形伸直截骨术或股骨髁上梯形伸直截骨术,适用于屈曲挛缩角度大于30°的膝关节严重屈曲挛缩畸形患者,通过截骨矫正严重屈曲挛缩畸形,恢复膝关节的正常功能。

效果评估:截骨术在血友病性膝关节病变中的效果比非血友病患者略差,但仍是处理血友病性关节病的一种有效选择,特别是在年轻患者中,Wallny等对52例血友病性关节炎膝关节周围截骨术进行了平均长达11.6年的随访,提出膝关节周围截骨术后再行全膝关节表面置换术对技术的要求更高,但术后效果不受影响。

截骨术通过矫正关节畸形,改善关节功能,可以延缓关节置换术的时间,为血友病性关节病患者提供了一种有效的手术治疗选择。

3. 全膝关节置换术

全膝关节置换术(total knee arthroplasty, TKA)是治疗晚期血友病性关节病的重要手术方式,适用于关节严重破坏、活动障碍和疼痛难以控制的患者。以下是全膝关节置换术的具体内容和手术要点。

适应证:关节间隙完全消失,关节活动障碍,疼痛及出血难以控制的Ⅳ级患者;有较高活动度要求的关节病变,如膝关节。

术前准备:查韧带功能,术前需要详细评估患者的韧带功能,了解韧带的完整性和稳定性,以便术中选择合适的假体类型;备限制型假体,对于韧带功能不全或软组织松弛的患者,准备限制型假体,以确保术后关节的稳定性;Ⅷ因子输注,无论术前Ⅷ因子活性是多少,均在术前一天开始输因子。术前一天输7支(500单位/支),术后每3天减量一支。

手术要点:① 术中适当松解软组织挛缩。在手术过程中,适当松解软组织挛缩部分,以矫正关节畸形,恢复关节的正常活动范围。② 不建议髌骨置换。术中不建议进行髌骨置换,除非有明显的髌骨病变或功能障碍,因为髌骨置换可能增加术后并发症的风险。③ 改善膝关节屈曲困难。术中改善膝关节屈曲较为困难,需要特别注意手术技巧和方法。

术后管理:① 康复训练,术后即时及住院期间的锻炼非常重要,通过科学的康复训练,提高手术效果,改善关节功能。② 围手术期管理,术后需要严格的围手术期管理和长期随访,以防止假体周围感染、假体松动和深静脉血栓栓塞等并发症。③ 定期随访,通过定期随访,评估手术效果和关节功能,及时发现和处理并发症。

全膝关节置换术通过替换受损的关节结构,恢复关节功能,减轻疼痛和改善活动度,为晚期血友病性关节病患者提供了一种有效的手术治疗选择(图5.13、图5.14)。通过术前、术中和术后的全面管理,可以显著提高手术成功率和患者的长期预后。

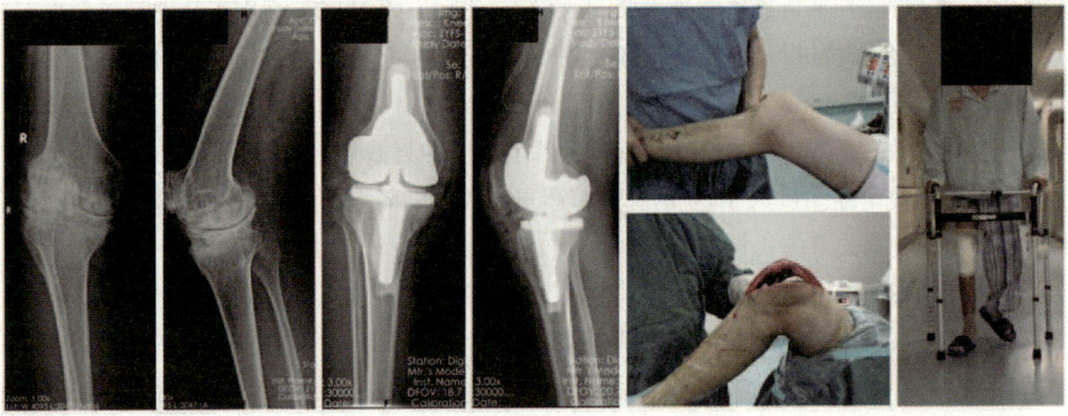

图5.13 患者江××，男性，45岁，诊断血友病A，行右侧全膝关节置换术

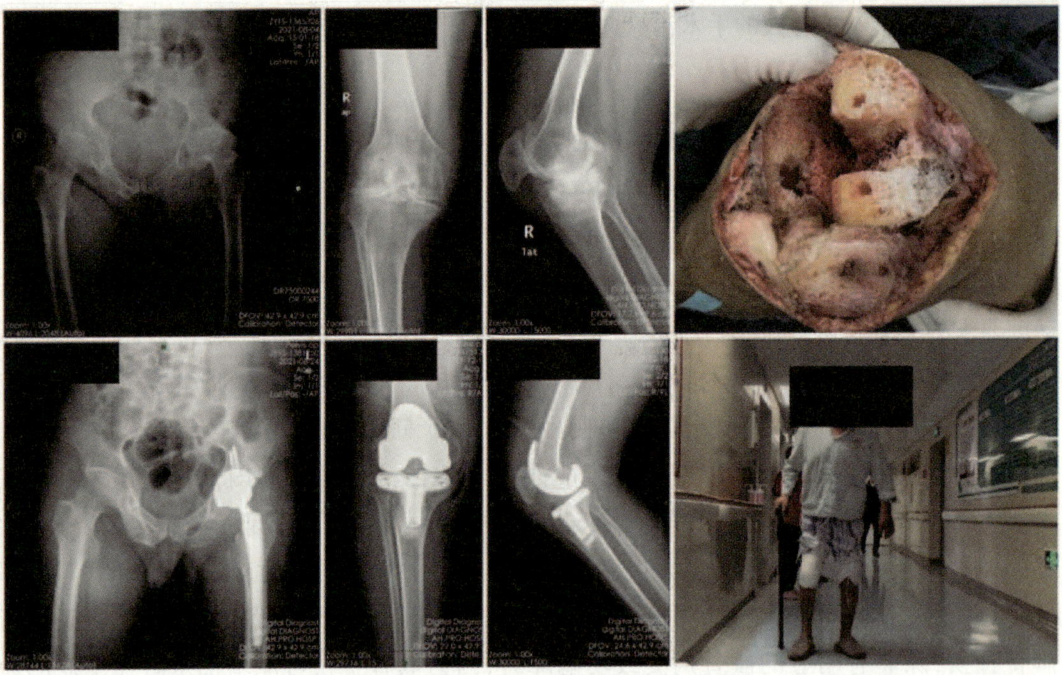

图5.14 患者孙××，男性，45岁，诊断血友病A，先后行左侧全髋关节置换术和右侧全膝关节置换术

4. 关节融合术

关节融合术适用于低活动度要求的关节病变，通过融合关节以稳定关节并减轻疼痛。常用于踝关节等活动度要求较低的关节。

关节融合术能有效缓解疼痛和改善畸形，但术后关节活动度丧失，影响功能。因此，关节融合术主要用于无法进行关节置换术的患者或作为关节置换术失败后的备选术式(图5.15)。

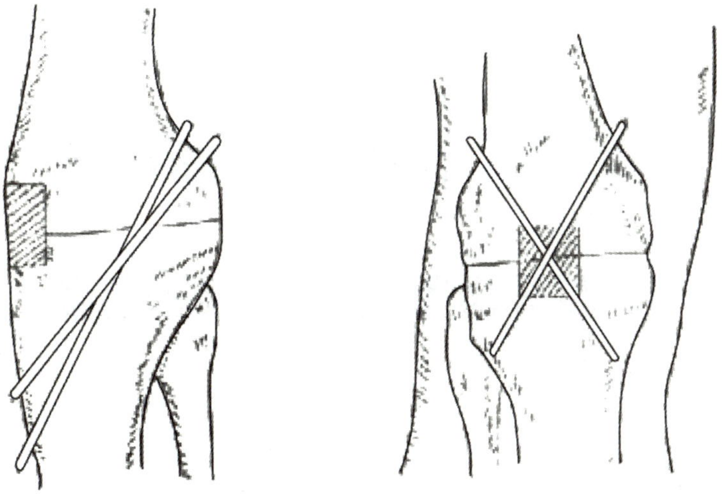

图5.15 膝关节融合

5.5 僵直膝

5.5.1 定义

僵直膝是指由于各种病因导致的膝关节活动度小于等于50°。这种活动受限由关节内和关节外的多种因素造成。关节内：组织重塑导致关节内粘连、纤维瘢痕组织过度增生、关节周围软组织回缩、关节内畸形愈合导致骨撞击；关节外：股四头肌与股骨痂、股腱膜和肌间隔粘连，瘢痕组织和更深层次的皮肤粘连导致肌肉回缩。

5.5.2 常见病因

① 重度的骨关节炎；② 类风湿性关节炎、银屑病性关节炎等自身免疫病；③ 运动损伤或者创伤；④ 感染尤其是结核感染；⑤ 膝关节手术或者骨折固定后。

5.5.3 分型

对于活动受限的患者，根据患者活动受限程度及病因可分为如表5.1中的几种。

表5.1 僵直膝的分型

1型	伸直型僵直膝
1a	30°～60°
1b	60°～90°
2型	屈曲型僵直膝
2a	0°～15°
2b	15°～30°
3型	骨性强直膝
3a	屈曲型>30°
3b	伸直型<30°

其中1型和2型患者症状较轻，多由于软组织病变造成，一般行保守治疗、关节镜手术、膝关节松解术即可得到比较好的疗效。但是对于3型晚期症状较重，因异位骨化或骨赘增生导致机械性骨性强直的患者，则需要借助关节置换术来重建患者膝关节运动功能。

5.5.4 治疗方式

1. 非手术治疗

对于早期病变及症状较轻的患者，非手术治疗可以有效缓解症状，延缓患者的病程发展。主要有以下几种方法：

物理治疗：① 局部冷敷。减轻关节肿胀和疼痛，对于急性期十分有效。② 超声波、红外照射等。主要通过促进血液循环和组织修复，减轻炎症反应。③ 针灸或电刺激治疗：缓解疼痛，促进患者肌肉力量的恢复。

药物治疗：① 非甾体类消炎药。用于减轻关节疼痛和炎症反应。② 糖皮质激素。对于炎症较为严重的患者可以考虑使用一定剂量的糖皮质激素。③ 对因治疗。类风湿性关节炎、银屑病性关节炎等明确因其他基础疾病导致的患者注意积极控制其原发病。

康复训练：规范、科学的康复训练能够保持和增加患者膝关节活动度，预防关节进一步僵硬和挛缩。同时能够增强膝关节周围尤其是伸肌肌肉力量，稳定关节，减少关节负担。

关节内注射治疗：通过关节内注射玻璃酸钠、糖皮质激素等，能控制关节局部炎症，保护关节软骨，促进关节软骨的愈合与再生，缓解疼痛，增加关节活动度。

2. 手术治疗

对于病程较为晚期的患者、骨性关节僵硬的患者或者保守治疗无效的患者可以通过手术治疗。目前较为常见的手术方式有麻醉下松解术（麻醉下手法松解）、关节镜下松解术、粘连松解术（彻底切除瘢痕组织，松解股四头肌）、全膝关节置换术。

(1) 麻醉下松解术（manipulation under anesthesia，MUA）

MUA包括对膝关节进行麻醉和操作，屈髋和对胫骨近端施加手动力，以打破早期的纤维粘连。适合病变早期的患者，MUA的最佳时机仍有争议，但通常建议在3个月之前进行，多项研究报告早期(＜3个月)与晚期(3～6个月)干预相比,获益更大。有研究报道单独使用MUA可使ROM改善30°～47°。早期进行MUA增加关节活动度的成功率较高,与早期形成的瘢痕组织不够成熟有关。

(2) 关节镜下松解术(arthroscopic lysis of adhesions)

对于一个物理治疗疗程失败,并且接受MUA且膝关节活动度无临床显著改善的患者,可考虑行关节镜下粘连松解术。目前报道的手术方法包括关节镜下清除内外侧沟、髌上囊和髁间窝。时机通常是在MUA常用的3个月阈值之后。由于关节镜能够观察到关节内的瘢痕粘连情况,因此对病程超过3个月瘢痕比较成熟的患者也很有效。

(3) 粘连松解术(open lysis of adhesions)

对于MUA和可能的关节镜LOA失败的,且没有明显骨性僵直的患者,可考虑接受开放LOA。类似关节镜下粘连松解术,可以在术中根据需要增加侧方松解或后囊膜松解,以在手术室实现至少100°的屈曲和完全伸展。粘连松解术建议早期加强疼痛管理,尽早地让患者进行功能锻炼,否则可能会导致手术失败。

(4) 全膝关节置换术

对于僵硬或者强直的膝关节TKA手术难度较高。由于存在持续的髌股关节强直,关节力线及标记点难以识别,髌骨与关节的水平关系较难矫正,且术中常规的髌骨外翻和足够的膝关节的暴露很难实现。这些会导致比较严重的并发症,如假体位置错位、假体脱位、髌腱撕裂、胫骨结节撕脱、侧副韧带受损等。此外,患者基础疾病如类风湿性关节炎等也会影响TKA手术疗效。对于膝关节僵直的患者,手术主要目的是解除疼痛,而不是改善患者膝关节活动度。为更多的活动度而进行更广泛的松解,会导致患者手术相关并发症发生率更高。为此,术前要充分与患者沟通,避免不必要的麻烦。

暴露阶段,尤其是对于伸直型强直,外翻髌骨较为困难,则需要进一步通过广泛的松解、骨赘切除、股四头肌离断、V-Y股四头肌成形术、髌骨下翻术等,保证暴露充分。要根据患者的具体情况,选择合适的暴露方法。避免因术中过度的暴露导致患者术后出现切口愈合不良、伸肌受损、严重感染等手术风险增加。而对于屈曲型强直的患者,一般暴露比较方便,且去除骨赘或者简单的松解即可暴露充分。

假体的选择上要个体化,根据患者病因及实际情况来综合考虑。主要考虑患者内侧副韧带的功能。对于继发于感染、炎症性关节炎或者创伤后的自发性关节强直的患者,由于这类患者内侧副韧带较为完整,因此使用后稳定型假体可作为首选。而对于内侧副韧带严重受损或者术中需要广泛侧副韧带松解的患者,建议选用限制性假体。

图5.16～图5.18展示了不同膝骨关节炎患者选择合适的假体与手术方式。

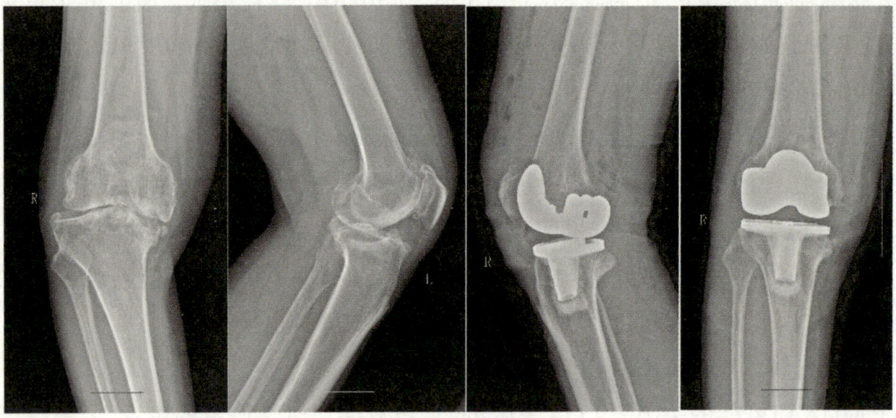

图5.16 患者男性，70岁，膝骨关节炎，行机器人辅助下右侧全膝关节置换术

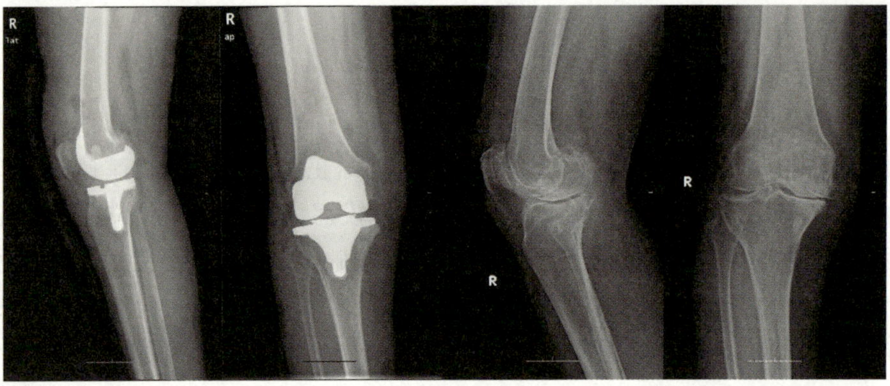

图5.17 患者女性，70岁，膝骨关节炎终末期，僵直膝行右侧全膝关节置换术

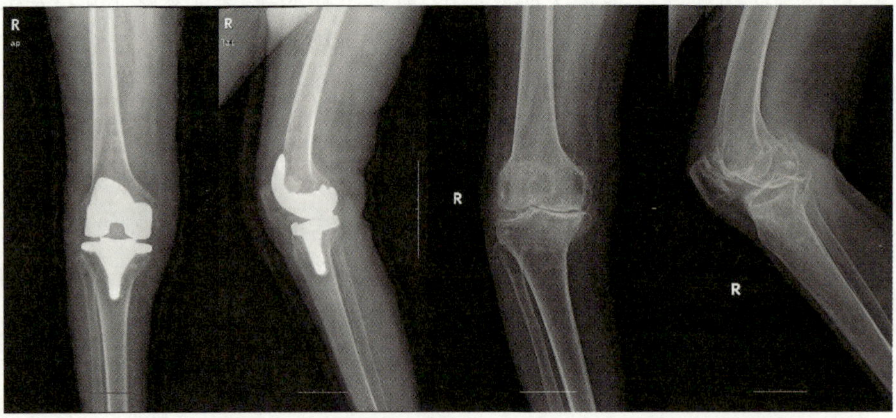

图5.18 患者女性，69岁，膝骨关节炎终末期，行右侧全膝关节置换术

术前要根据每个患者具体情况，来选择合适的手术。但是不论何种手术，都要做好患者的疼痛管理及早期的健康教育、康复训练，尽量尽快让患者进行合理科学的康复训练。

5.6 膝关节翻修

导致膝关节置换失败的原因有很多：假体松动、聚乙烯磨损合并骨溶解、韧带松弛、假体周围骨折等。有报告指出，感染和膝关节不稳定是全膝关节置换更常见的原因。膝关节翻修术是处理膝关节假体失败的重要方法。在翻修手术过程中，由于去除假体后不可避免地出现骨缺损，再次截骨时徒手截骨可以保留更多的骨量，但需要一定的经验及手术技巧。

膝关节翻修手术的适应证：术后感染无法控制、假体无菌性松动、聚乙烯磨损、膝关节不稳定。

注意事项如下：

(1) 为避免因假体周围感染导致的膝关节置换失败，初次全膝关节置换术前必须充分评估患者身体状况，如患者患有风湿性疾病、糖尿病、其他部位的感染性疾病，须请相关科室进行会诊决定是否进行手术；术中保持术区无菌，手术室人员必须严格遵循无菌原则；术后保持切口清洁，针对常见的引起假体周围感染的细菌应用抗生素预防感染。

(2) 若原先的手术切口不可用或存在多条手术切口瘢痕，由于膝前皮肤具有内侧优势，应当选择最外侧的切口，避免外侧较大的皮瓣导致术后切口愈合不良。

(3) 伸膝装置对于术后膝关节功能的恢复十分重要，因此手术中外翻髌骨时，应当充分关注并保护髌腱止点，避免韧带过度紧张导致的髌腱止点自胫骨结节撕脱。可采用髌腱固定、股四头肌广泛松解、股直肌斜切、胫骨结节截骨等方法避免髌腱撕脱及充分暴露。

(4) 尽量多地保留骨量。去除失败假体时，应当先分离假体与骨水泥交界面；拔出股骨假体时，滑锤施力必须纵向传递避免股骨髁骨折；在一定的经验积累后，可以采用徒手截骨从而减少截骨量。

(5) 进行翻修手术时，尽量恢复膝关节的稳定性，若周围软组织支持不充分，应当及时换用限制型假体。

(6) 正确处理骨缺损，根据骨缺损的类型选择适当的方法进行重建从而恢复正常的关节线，临床上常用的骨缺损分型方案为AORI（Anderson orthopaedic research institute）分型。

(7) 膝关节翻修术感染率大大高于初次置换，术中一定要彻底清创及反复冲洗以降低感染率；术中多部位送检培养可提高病原体检出率；非感染原因翻修术后常规预防性使用抗生素24小时。

图5.19～图5.25展示了行全膝关节置换术后一期翻修和二期翻修的病例。

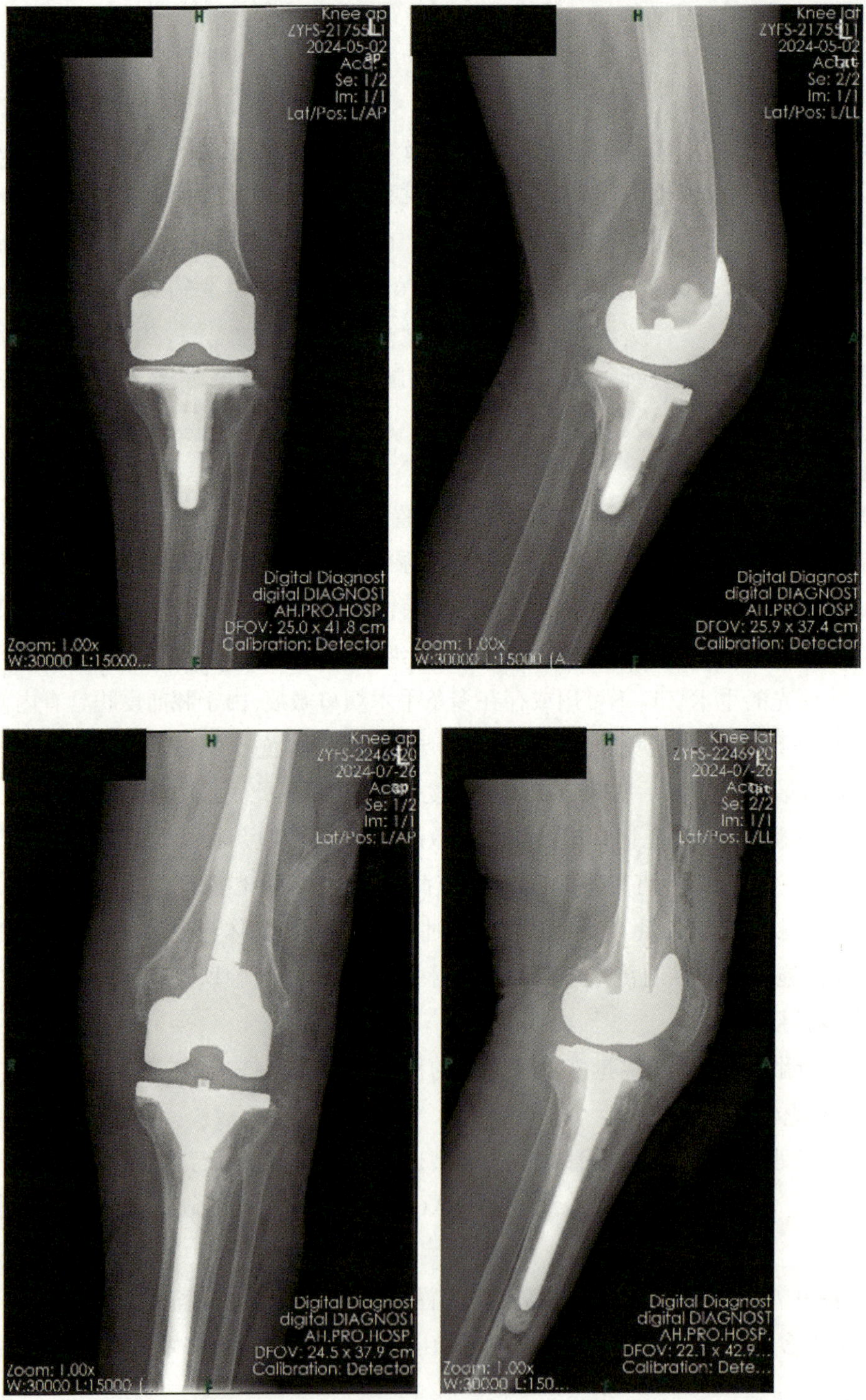

图 5.19　全膝置换术后疼痛翻修

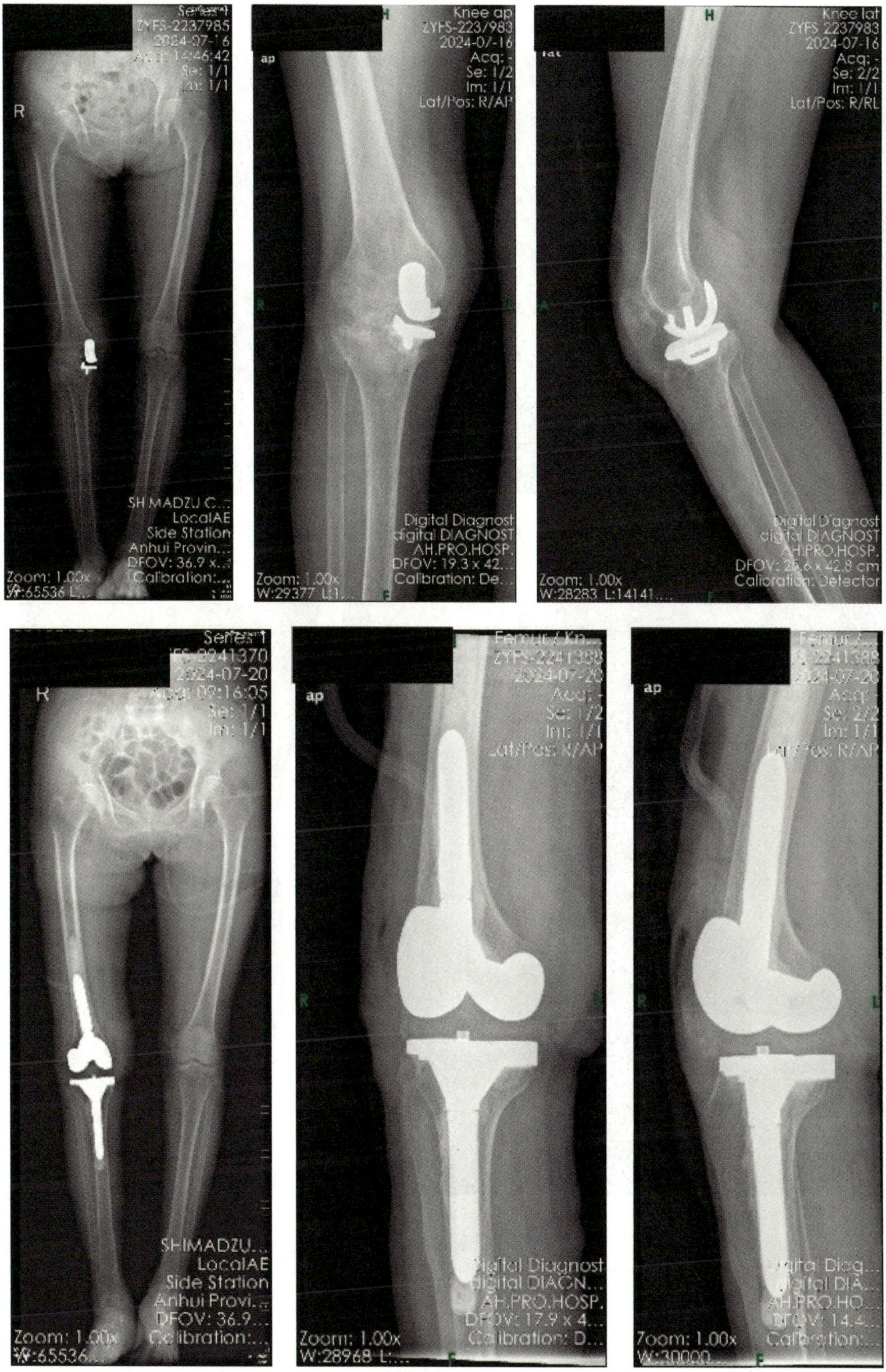

图 5.20　单髁置换术后感染一期髁限制性假体翻修

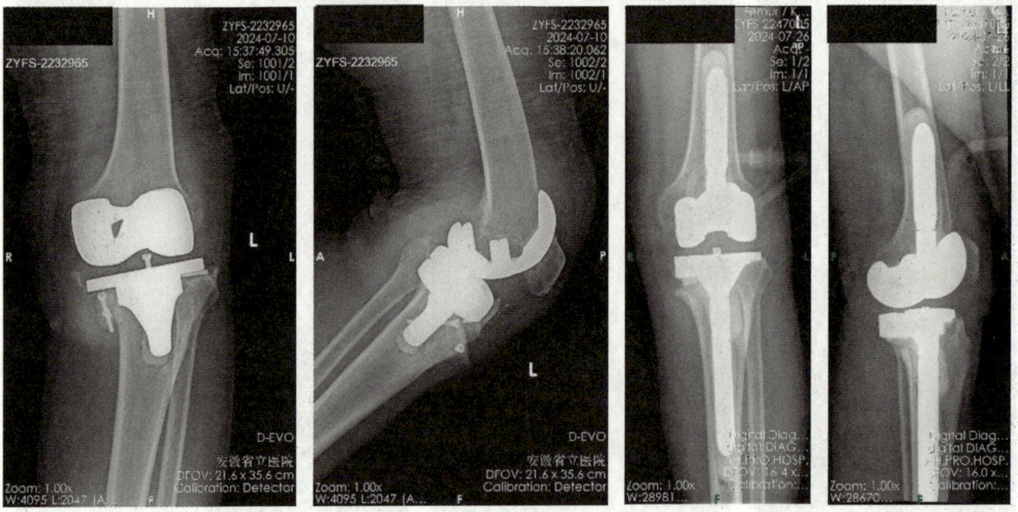

图 5.21 胫骨假体无菌性松动不稳及一期翻修

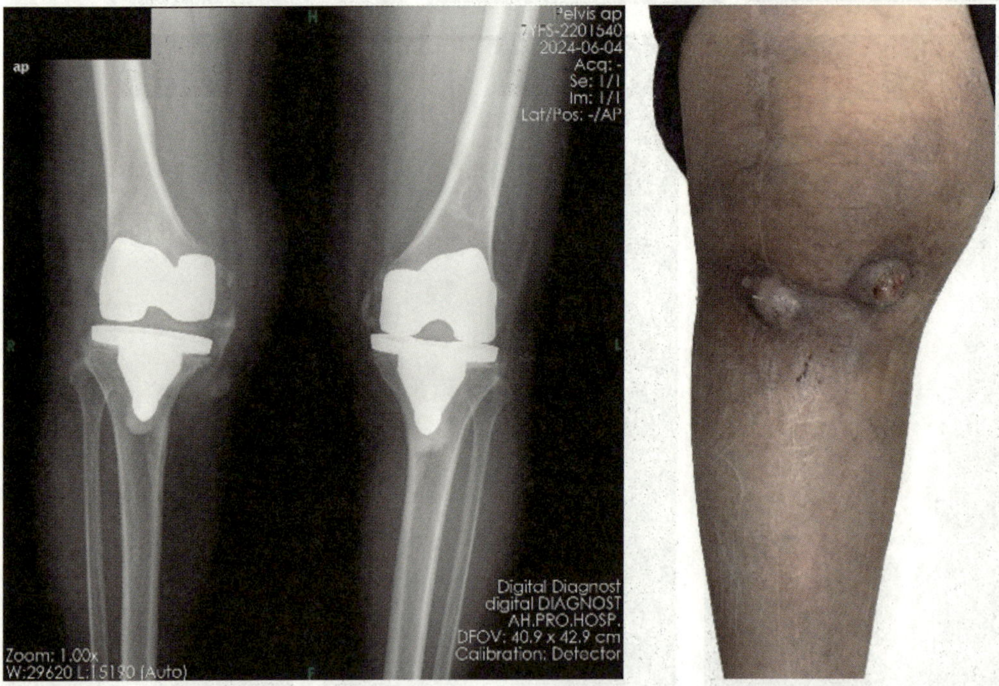

图 5.22 膝关节置换术后假体周围感染，培养金黄色葡萄球菌

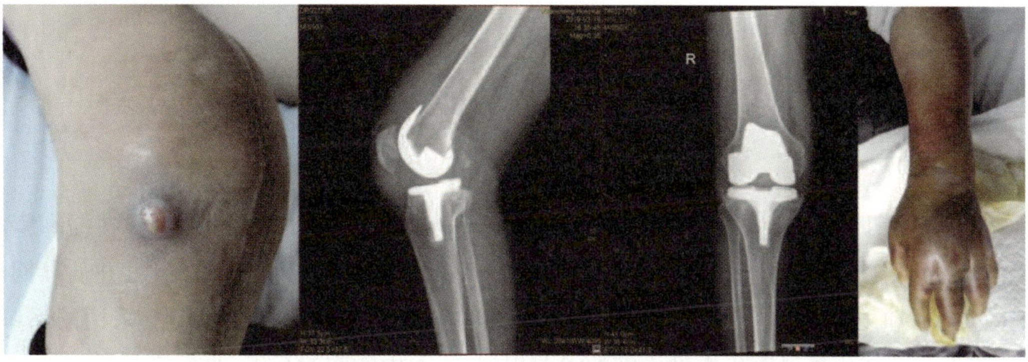

图5.23 膝关节置换术后假体周围感染

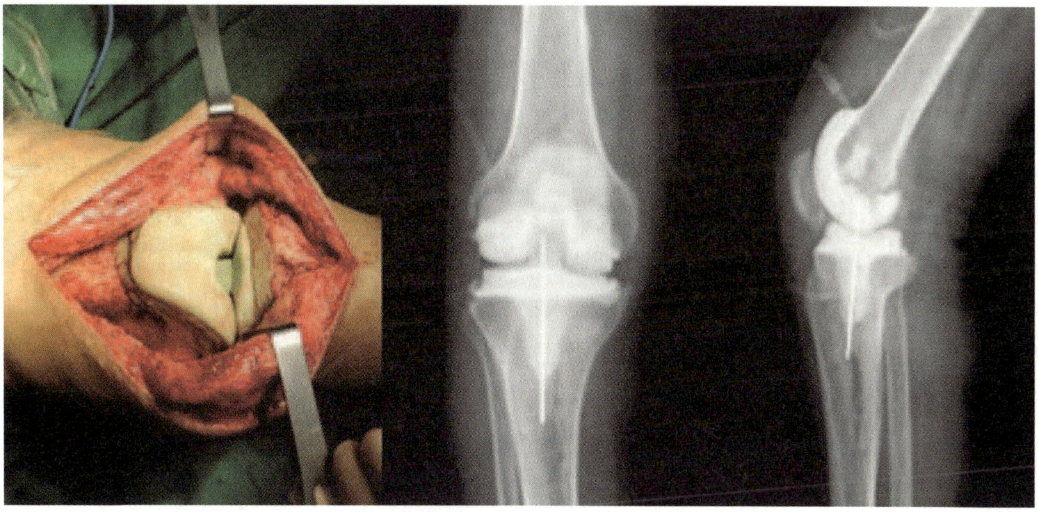

图5.24 术中放入关节型Spacer照片、术后X线片

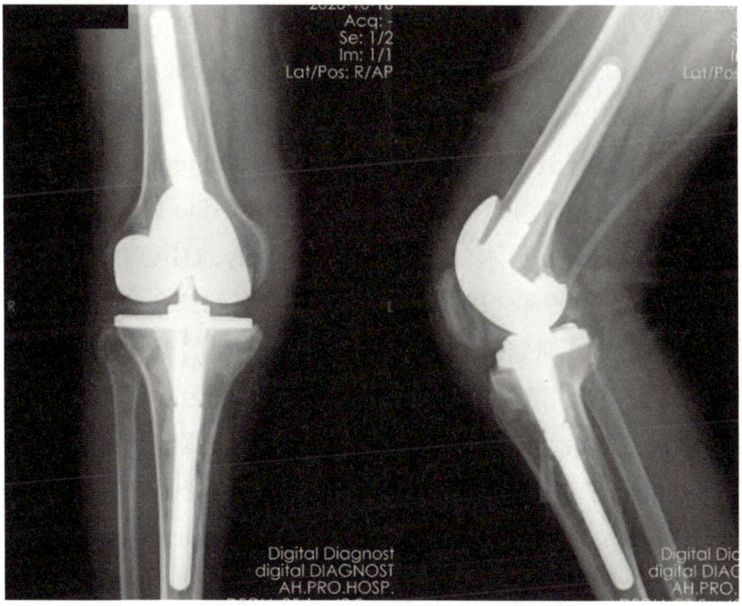

图5.25 捷迈髁限制性膝关节假体二期翻修后X线片

5.7 机器人辅助膝关节置换概述

机器人辅助膝关节置换术(robot-assisted knee replacement,RAKR)是骨科在提高膝关节置换术的精确度和治疗效果上的一大进步。该领域起源于20世纪80年代,并从早期的ACROBOT和CASPAR等系统发展到Mako和VELYS等更为复杂和广泛采用的系统。这些机器人系统为外科医生提供详细的术前规划、手术中的实时反馈、高精度的骨切割和植入物放置,从而提高膝关节假体的对齐度和贴合度。RAKR手术尤其突出的特点是能够根据患者独特的解剖结构定制手术方案。其可以使用先进的成像技术(包括CT扫描和核磁共振成像)创建膝关节的三维模型,帮助外科医生规划植入物的最佳尺寸、排列和方向。这种高精确度不仅能提高植入物的寿命和功能,还能降低并发症风险,加快患者康复时间。早期研究表明,RAKR在改善种植体排列和患者预后方面取得了可喜的成果,但其长期数据仍在收集之中。尽管RAKR具有诸多优点,但受初始成本高、术前需要额外的影像学检查以及外科医生学习曲线等因素的影响,RAKR的应用仍需要逐步推进。随着技术的进步,RAKR也在不断发展,例如集成了智能植入物和可穿戴传感器,可提供持续的术后监测,促进患者更好地恢复等。这些创新技术以及正在进行的临床试验和研究有望在未来进一步提高机器人辅助膝关节置换手术的能力和采用率。随着该领域的不断发展,外科医生必须随时掌握最新信息,并以可靠的临床证据为基础,确保为患者提供最佳治疗效果。

5.7.1 机器人辅助膝关节置换术的历史及发展

自20世纪80年代机器人系统诞生以来,其在膝关节置换术中的应用取得了长足的进步。第一台机器人全膝关节置换术(TKA)是在1988年使用主动约束机器人(active constraint robot,ACROBOT)系统进行的,该系统由英国伦敦帝国理工学院开发。尽管该公司发挥了先驱作用,但最终还是退出了机器人领域,MAKO Surgical于2013年收购了该公司的业务。另一种早期系统是德国的CASPAR系统(URS Ortho Rastatt),是一种图像引导的主动机器人,用于全髋关节成形术(total hip arthroplasty,THA)和全膝关节置换术(total knee arthroplasty,TKA)。2000年3月,德国卡塞尔矫形外科诊所首次使用CASPAR进行了全髋关节置换术,这是继早期锯骨和尸体模型试验之后的又一项前瞻性试验。不过,CASPAR机器人系统已不再用于临床。在TKA中采用图像引导的目的是改善植入体的对位,这会带来更好的患者术后结果和植入体存活率。早期数据显示,CASPAR术式的假体对位得到改善,临床效果良好,但最近的中期生存分析表明,与传统的TKA相比,该技术的优势较小。机器人辅助全膝关节置换术(robot-assisted total knee arthroplasty,RATKA)代表了这一发展的另一个阶段,它提供了更全面的规划、更多的反馈和传递工具。RATKA的早期结果显示出与计算机辅助TKA(computer-assisted TKA,CAS TKA)相似的趋势,但长期数据仍有待获得。1997 年,首次无图像引导系统辅助的TKA在格勒诺布尔开展,该系统利用运动学模型来确定肢体的机械对位,随后的系统加入了膝关节和踝关节的解剖标志,以提高精确度。

21世纪初,第一代机器人系统问世,包括 ROBODOC(Curexo Technology Corporation,美国)和CASPAR(Ortho-Maquet/URS,德国)。这些系统依靠术前 CT 成像进行手术规划。研究表明,与传统 TKA 相比,这些系统提高了对位的准确性和植入物的贴合度。但是,这些改进并没有转化为更好的临床效果。此外,由于手术时间延长、技术故障和术中并发症增加了感染风险,导致这些系统停产。

尽管机器人膝关节置换术具有诸多优势,但受临床类型、手术量和经济等因素的影响,其应用一直进展缓慢。最初的高额资金投入、额外的术前成像费用、缺乏长期疗效研究以及对学习曲线的担忧都是导致机器人膝关节置换术应用缓慢的原因。然而,研究表明,RAKR的学习曲线相对较短,只需要几个病例,外科医生就能融入术前和手术工作流程,不会影响植入物的定位或显著地延长手术时间。机器人技术的最新进展和持续的临床研究有望进一步提高膝关节置换手术的效果。随着新系统和新技术的出现,外科医生必须及时了解情况,积累必要的经验,并根据可靠的证据采用新技术。

5.7.2 机器人辅助膝关节置换术的类型

机器人辅助膝关节置换手术采用各种类型的机器人系统,以提高手术的精确度和效果。这些系统可根据其功能和自动化程度进行分类。

1. 半主动系统

半主动系统(semi-active systems)是目前最常用的类型,需要外科医生在整个手术过程中不断输入信息。这些系统将术前成像与实时反馈相结合,协助外科医生进行骨切割和植入物定位。机器人提供引导并提高精确度,但不能独立操作。半主动系统包括利用术前CT/MRI扫描的触觉系统和依靠导航跟踪器和术中登记的无图像系统。这些系统以其多功能性而著称,可与多种假体植入物和品牌兼容(图5.26)。

2. 手持式机器人锯

作为半主动系统的一个子类型,手持式机器人锯(handheld robotic burrs)由外科医生手动控制,并使用导航跟踪器确保精确控制设备的速度和暴露(图5.27)。这种方法有助于防止韧带损伤,尤其有利于保护软组织。

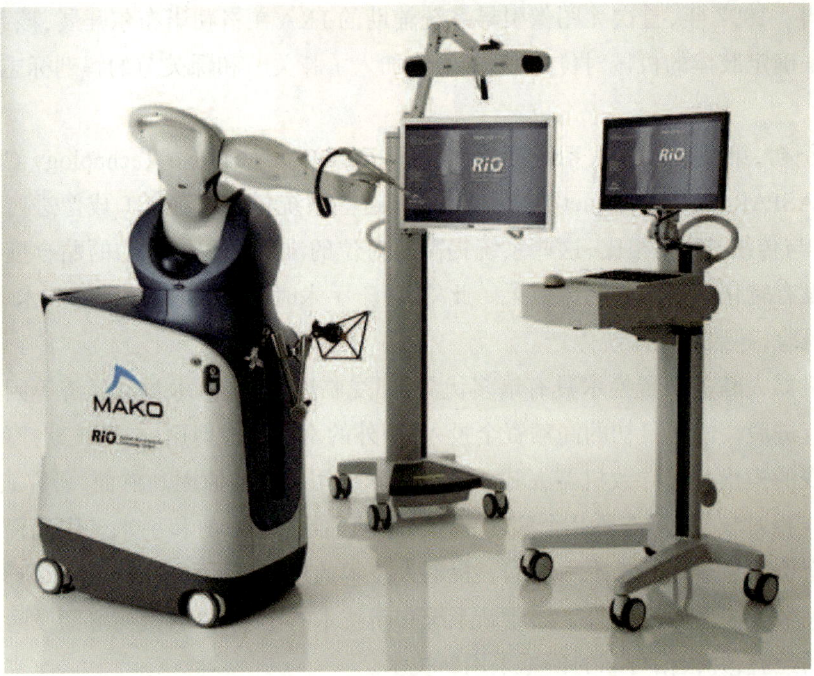

图5.26 MAKO智能关节手术设备

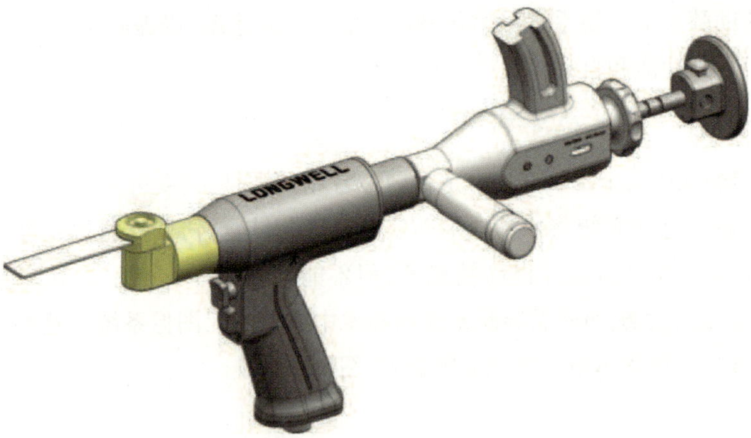

图5.27 手持式机器人锯

3. 主动系统

主动系统(active systems)在手术监督下自主运行,在外科医生完成初始手术入路和牵引器定位后,独立执行股骨和胫骨切除等任务。这些系统的设计目的是执行利用术前 CT 成像配置的手术计划,通常不太需要外科医生的实时输入,但在紧急情况下可以手动控制。尽管主动系统具有潜力,但由于机器人技术的快速发展,主动系统的应用一直受到限制,许多研究都集中在较早的主动系统上,如ROBODOC,与传统的全膝关节置换术(TKA)相比,其结果好坏参半。

4. 被动系统

被动系统(passive systems)又称为导航辅助系统,相应手术也称为计算机辅助手术(computer-assisted surgery,CAS)。其可向外科医生提供有关植入物对位和膝关节整体对位的反馈,但不能自主执行任务。这些系统提高了外科医生计划和执行手术的能力,使手术更加准确,从而使对位更好,并可能改善术后的功能结果。

5. 特定机器人系统

在膝关节部分置换和全膝关节置换手术中都采用了几种最先进的机器人系统(specific robotic system)。其中最著名的是MAKO和VELYS系统,它们是最先进的工具,可协助外科医生根据患者的具体需求制定和执行最佳手术方案。这些系统利用先进的成像和导航技术确保膝关节植入物的精确放置,从而增强关节功能并降低并发症风险(图5.28)。

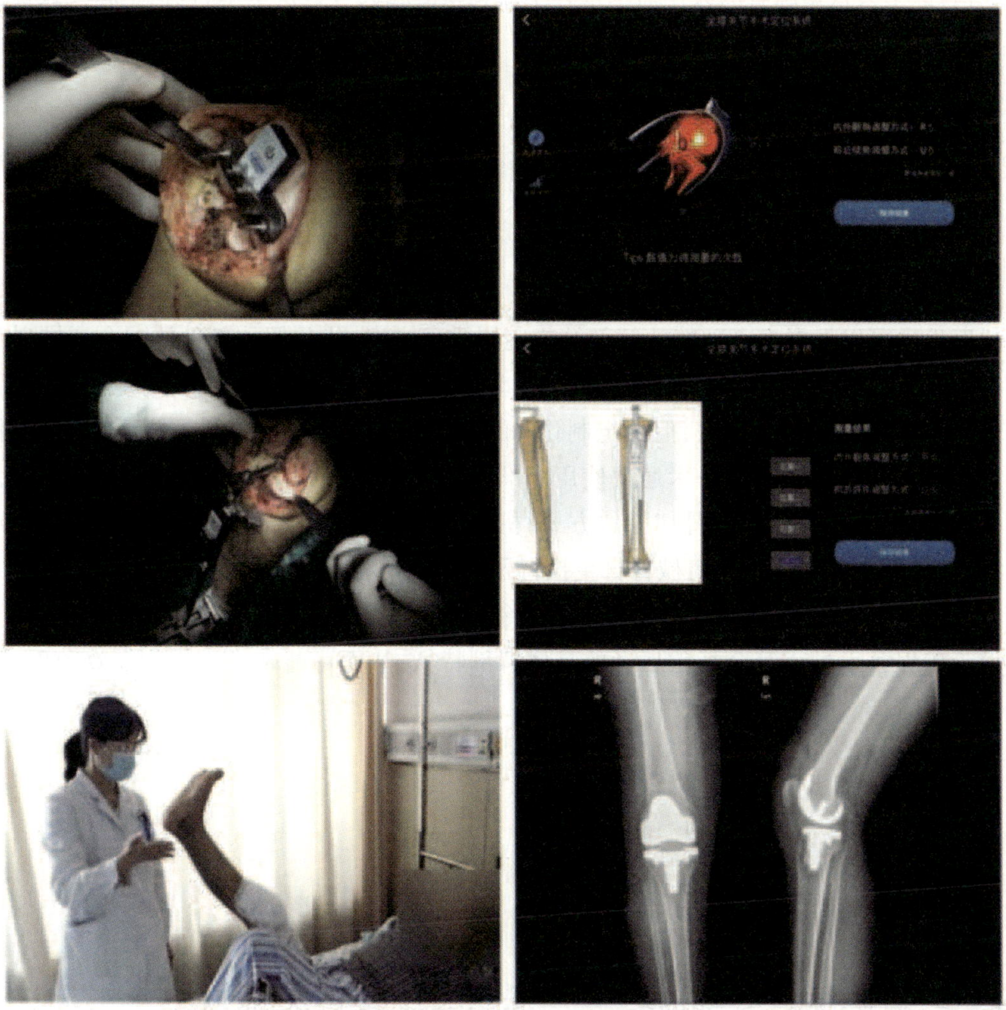

图5.28 膝关节便携式导航手术的应用

5.7.3 机器人辅助膝关节置换的适应证

机器人辅助膝关节置换手术通常被推荐给患有严重膝关节炎并严重影响日常活动的患者。导致这种手术最常见的关节炎类型是骨关节炎(osteoarthritis,OA),这是一种与年龄有关的疾病,其特征是膝关节和骨关节之间的缓冲即软骨的破坏。90%以上接受过膝关节置换手术的人都表示疼痛得到了很大缓解,这使膝关节置换手术成为晚期OA患者的最佳选择。其他可能需要进行膝关节置换的关节炎包括类风湿性关节炎,这是一种免疫系统攻击关节内膜,导致炎症和软骨损失的疾病。此外,创伤后关节炎(可能在骨折或韧带撕裂等重大损伤后发生)和骨坏死(骨的血液供应受到限制)也是手术的常见适应证。弓形腿或膝关节内翻等畸形会影响膝关节的力线,通常需要进行膝关节置换术来恢复正常的关节位置。导致慢性疼痛和活动受限的膝关节损伤也是考虑进行膝关节置换手术的原因。鉴于这些情况,骨科医生会根据患者的具体需求推荐不同类型的膝关节置换手术,包括全膝关节置换、部分膝关节置换和双侧膝关节置换。

5.7.4 机器人辅助膝关节置换的术前规划

机器人辅助膝关节置换手术与传统方法的主要区别之一在于术前规划和定制。在机器人手术中,CT扫描和磁共振成像等先进的成像技术可用于创建患者膝关节的三维模型。通过该模型,外科医生可以进行精确的规划,包括选择植入物的大小、排列和方向。外科医生也可以根据患者独特的解剖结构定制手术方案,优化假体部件的配合和排列,从而改善术后效果。相比之下,传统的膝关节置换手术主要依靠X射线和物理测量进行术前规划。这些方法虽然有效,但在定制化和精确度方面可能无法与机器人手术中使用的三维模型相提并论。传统手术通常使用标准化的植入物尺寸,这可能导致患者的个性化配合程度较低。此外,根据骨切除的方式,机器人辅助手术平台可分为"全主动"和"半主动"两种。全主动系统包括机械臂自主执行预先编程的骨切除,而半主动系统允许外科医生在术前计划设定的预定区域内执行骨切除,并接受术中反馈。这种详细程度和定制化有助于确保手术过程符合每位患者的具体解剖特征,从而可能带来更好的疗效和更快的恢复时间(图5.29)。

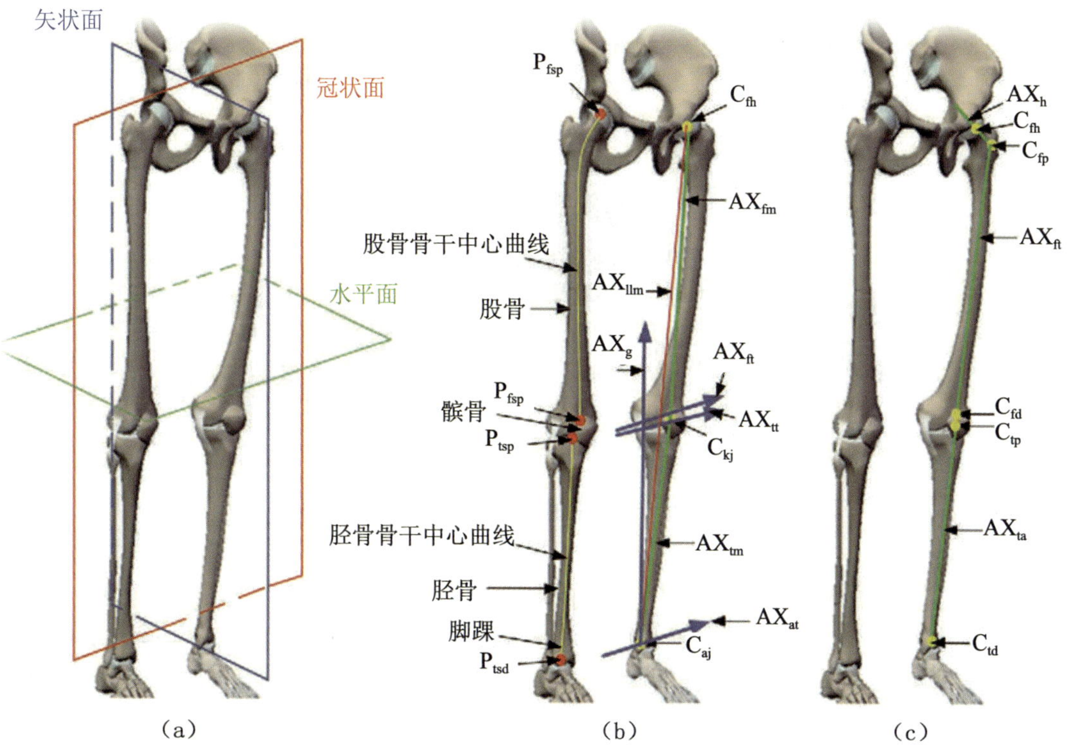

图5.29 机器人辅助膝关节置换手术中通过CT三维重建技术进行精确的术前规划

5.7.5 机器人辅助膝关节置换的手术技术

机器人辅助膝关节置换手术是一种精确度更高的膝关节置换方法。手术由骨科医生和专业医疗团队使用机器人设备辅助进行。

1. 麻醉和切口

手术前，患者要接受麻醉。麻醉方式可以是全身麻醉、脊髓麻醉，也可以是局部麻醉结合镇静剂，以确保手术过程中的舒适和安静。一旦患者被适当麻醉，外科医生就会在膝关节中部切开一个小切口，切开皮肤和下层组织。与传统膝关节置换手术所需的8～12英寸(1英寸=2.54厘米)相比，机器人膝关节手术的切口一般较小，为3～4英寸。这种较小的切口可最大限度地减少组织损伤、减轻疼痛并加快恢复。

2. 机器人辅助切除术

使用机器人系统协助精确切除受损的骨骼和组织。外科医生引导机械臂，机械臂会非常精确地切除受损软骨和骨骼(图5.30)。这种精确的切除对于正确对位和确保膝关节植入物的使用寿命至关重要。

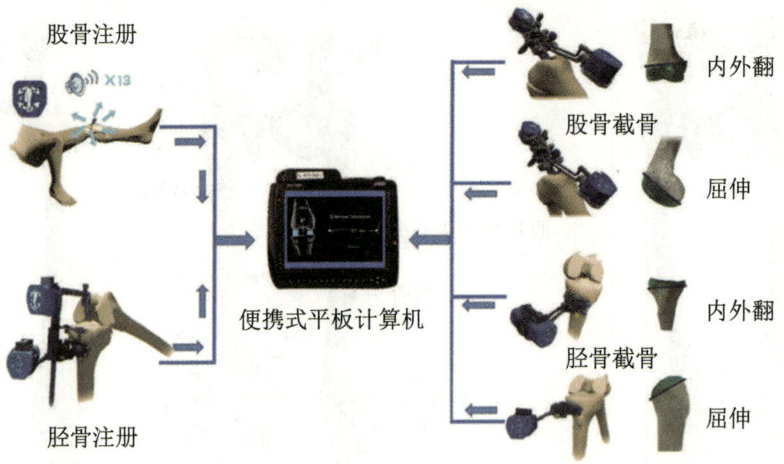

图5.30　机器人协同进行精确的软骨和骨骼切除

3. 人工关节假体植入

切除后,外科医生会将人工关节假体植入大腿骨、胫骨或者膝盖骨。人工膝关节通常由金属和塑料制成。金属部件替代大腿骨和胫骨的受损部分,而塑料部件则替代胫骨和膝盖骨部分的软骨(图5.31)。

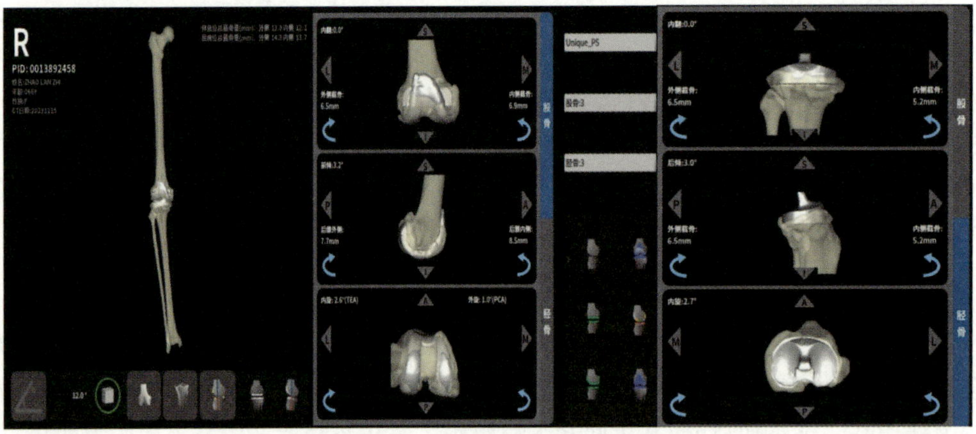

图5.31　和华关节机器人进行手术规划

4. 术后

手术期间,医疗团队会监测患者的生命体征,包括心率和血压,以确保病情稳定。此外,也可能会使用抗生素来预防感染。术后,定制的假体会促进自然骨生长到假体体中,这对病情复杂或以前植入失败的患者尤其有利。可穿戴技术和智能植入物也被越来越多地用于促进术后恢复和持续监测膝关节功能。

5. 临床结果

研究表明,机器人手术的疗效与传统手术相似,但具有更精确的骨骼切割和对位等优势(图5.32)。研究显示,虽然总体满意度相当,但在早期疼痛减轻和一年后的某些临床结果方面，机器人系统与传统手术方式的差异并不显著。美国国立卫生研究院正在资助一项试验，对机器人辅助膝关节置换术与传统方法进行比较，以确定哪种技术能提供最佳的长期疗效和医疗系统价值。

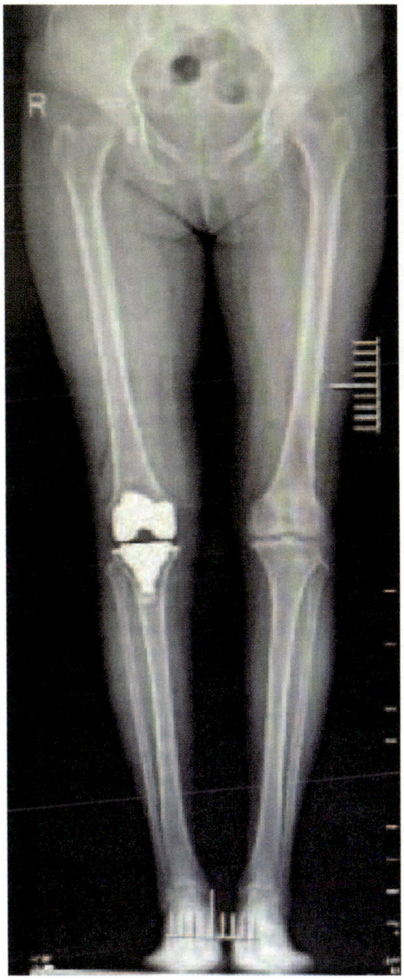

图5.32 和华关节机器人手术效果

5.7.6 机器人辅助膝关节置换术相对于传统手术的优势

机器人辅助膝关节置换术彻底改变了膝关节置换术的传统方法，为提高患者疗效发挥了重要作用。

1. 精度

机器人膝关节手术的突出优势之一是其前所未有的精确度。机器人系统使外科医生能够极其精确地计划和执行手术，确保膝关节植入物的最佳位置和排列（图5.33）。这种精确性最大程度地降低了人为失误的风险，提高了手术的整体质量。

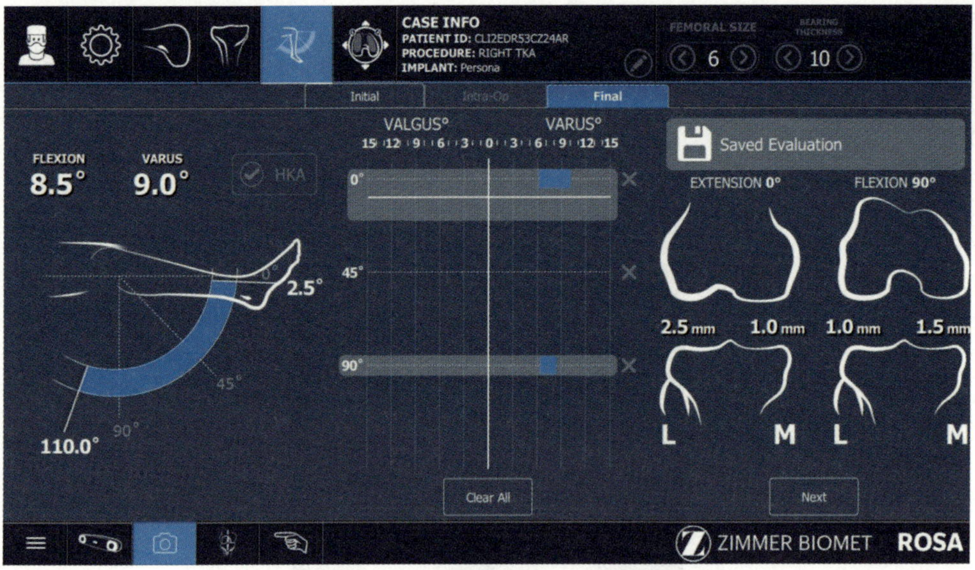

图5.33 捷迈邦美ROSA关节机器人进行手术规划

2. 成本效益

虽然机器人系统的初始投资可能会很高，但研究表明，从长远来看，这项技术是具有成本效益的。准确性和精确度的提高可能会提高植入物的存活率，减少并发症，从而降低长期医疗成本。一项分析表明，使用机器人辅助膝关节置换术在经济上是合理的，尤其是在手术量大的情况下。

3. 患者康复结果

与传统方法相比，接受机器人辅助膝关节置换术的患者通常能获得更好的治疗效果。这包括更快的恢复时间、更好的关节功能和更高的满意度。患者能够更早地下床活动，并在家中进行康复治疗，将并发症降至最低，从而提升了患者的整体体验。远程物理治疗技术可进一步支持居家康复，确保患者在几乎无需自费的情况下获得持续改善。

4. 安全性和减少并发症

Navio手术系统和ROSA等机器人系统旨在提高术中安全性。这些系统利用实时数据为外科医生提供指导，降低偏离手术计划的风险。这最大限度地降低了手术失误的概率，减少了术中并发症，从而提高了患者的安全性和治疗效果。

5. 适应性和技术进步

机器人系统的灵活性和适应性使其能够不断改进和更新。例如，Navio手术系统利用探针绘制骨骼解剖图，为每位患者量身定制手术方案。这种适应性确保了该技术能够随着手术技术的进步而发展，为患者和外科医生带来持续的益处。

5.7.7 机器人辅助膝关节置换手术的风险

与任何外科手术一样，机器人辅助膝关节置换手术也存在潜在的风险和并发症。其中有些风险和并发症是传统手术和机器人手术所共有的，而有些风险和并发症则是机器人技术所独有的。

1. 一般手术风险

接受机器人辅助膝关节置换术的患者可能会出现任何外科手术的典型并发症。其中包括感染，伤口部位可能会发红、发热、疼痛，并可能流出脓液或液体。这种情况通常可以用抗生素治疗，但在某些情况下，可能需要进行手术来清洗关节，甚至进行翻修手术来更换植入物。在极少数情况下，感染会导致败血症，需要使用强效抗生素进行治疗。其他潜在并发症包括肺栓塞，即血凝块脱落并堵塞在肺部，可能导致严重或致命的呼吸问题。此外，还可能形成瘢痕疙瘩等不良瘢痕，进而造成长期影响。

2. 机器人辅助手术特有风险

机器人辅助手术具有独特的风险。与传统方法相比，机器人手臂的细致精确和使用往往使这些手术更加耗时。如果手术过程中出现并发症，可能需要转为传统的开放式手术，可能会延长手术时间并增加感染风险。技术故障是另一个令人担忧的问题：这些手术中使用的机械臂和计算机设备可能会出现故障，导致手术延迟，甚至中途放弃机器人技术。此外，神经压迫和神经损伤与机器人手术有关，可能造成长期影响。

3. 经济风险

从经济角度来看，机器人膝关节置换手术的费用要高得多。早期的机器人系统曾出现过技术故障，导致成本增加和手术时间延长，从而降低了这些手术的成本效益。例如，ROBODOC 系统的并发症发生率高达19%，包括表皮感染、髌骨肌腱断裂和其他问题。这些并发症导致了较高的成本和较长的手术时间。同时，实施机器人系统的成本很高，早期系统的初始成本和运行成本未能证明具有成本效益。不过，较新的系统已显示出更高的可靠性和更少的并发症，表明随着时间的推移，成本效益会有所提高。

4. 感染和技术故障

机器人系统特有的感染可能发生在用于稳定机器人的固定器周围，导致与固定器相关的感染。这些手术还存在对软组织和骨骼造成先天性损伤以及过度出血的风险。

5.7.8 机器人辅助膝关节置换术与传统手术的比较

传统的膝关节置换手术是由外科医生手动切掉因关节炎而受损的骨头和软骨，并用金属和塑料部件取而代之。外科医生通常依靠自己的经验、专业知识和解剖标志来决定切除多少骨头以及将植入物放置在何处。相比之下，机器人辅助膝关节置换利用先进的手术机器人,依靠成像扫描或解剖标记来指导手术过程(图5.34)。这种机器人辅助理论上可以提高手术的精确性和安全性,但研究表明,这些改进可能微乎其微,甚至根本不存在。传统膝关节置换术和机器人辅助膝关节置换术都旨在减轻严重膝关节炎患者的疼痛并提高其生活质量,尤其是在非手术治疗无效的情况下。无论采用哪种方法,手术主要在全身麻醉、周围神经阻滞和脊髓麻醉的综合作用下进行,并使用抗生素以降低感染风险。这两种方法的术后恢复过程一般包括0~3天的住院时间,然后是一段时间的康复治疗。不过,恢复的效率可能因手术的精确度而略有不同。分析围手术期和术后数据的机器学习模型在预测手术结果和恢复时间方面表现出极高的准确性,这表明机器人辅助手术在简化患者恢复方面具有潜在优势。最后,虽然机器人辅助手术有可能提高准确性,但传统膝关节置换术的总体成功率仍然很高,90%以上的病例在术后十多年仍能正常工作。在传统膝关节置换术和机器人辅助膝关节置换术之间做出选择通常取决于多种因素,包括外科医生的专业知识、患者的具体情况以及技术的可用性。

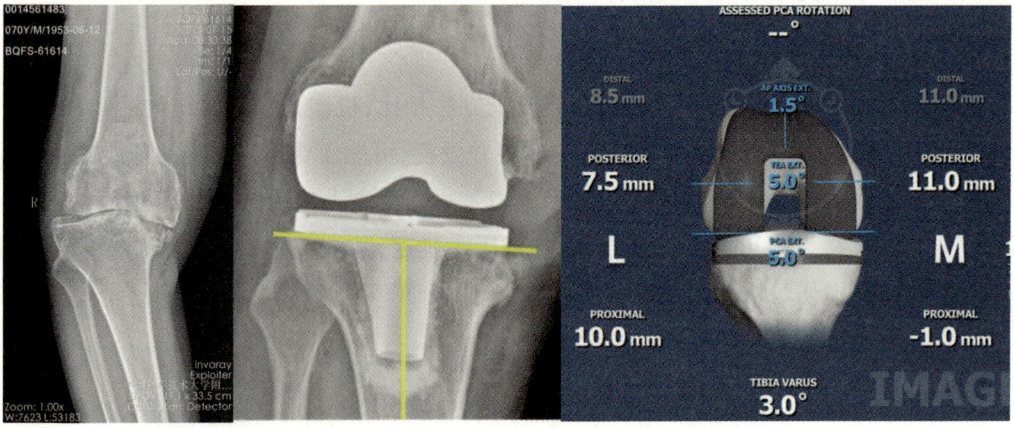

图5.34　ROSA机器人术前术后影像学及手术规划比较

5.7.9　当前研究和未来发展方向

在膝关节置换术中引入机器人系统是骨科的一大进步,其旨在改善对位和功能效果。这些系统有助于提高植入物放置的准确性,保护软组织,实现更好的平衡,同时也更有利于保护骨骼。这些手术中使用的机器人分为被动式或触觉半主动式外科医生引导系统,它们利用膝关节的虚拟模型来引导骨切割并促进植入物的精确放置。动态参照允许在整个手术过程中对运动范围、稳定性和间隙平衡进行实时客观测量。机器人辅助全膝关节置换术利用计算机软件生成患者特定骨骼解剖结构的虚拟三维模型。该模型可帮助外科医生预先规划骨骼切口、组件尺寸和定位,然后在术中使用导航软件将其映射到患者的解剖结构上。依赖成像的系统从术前CT或MRI扫描中获取这些虚拟模型,而无成像系统则通过记录关节切除术后的关节运动学数据在术中创建手术计划。

从全主动机器人系统到以半主动机器人系统为主的演变过程十分迅速。然而,现有的大多数研究都是基于过时的主动式系统，导致目前的数据存在局限性。短期数据表明，半主动系统可在早期实现功能改善和更好的放射学对位，但由于缺乏随机对照试验和标准化数据收集，长期功能结果和存活率仍不明确。

展望未来，通过三维打印技术开发定制植入物会是关节置换领域的另一项重大进展。这些植入物根据患者的膝关节轮廓量身定制，具有更自然的感觉和潜在的更高耐用性。但是，它们可能无法完全考虑膝关节的运动学特性，这一点需要继续创新。随着机器人骨科手术的不断普及，其在关节置换和骨排列等各种肌肉骨骼手术中的应用有望扩大。机器人系统的不断发展及其与临床实践的结合有望提高患者的治疗效果，并进一步革新膝关节置换术。

5.7.10 机器人技术的最新进展

长期以来，人们一直在追求改善膝关节置换术的对位和功能效果，技术进步将机器人系统引入了骨科手术的主流。这些系统有助于提高植入物放置的准确性，保护软组织，实现更好的平衡，并有可能更加保护骨质。目前使用的机器人系统可分为被动式或触觉半主动式外科医生引导系统。这些系统利用膝关节的虚拟模型，引导骨切割，促进植入物的精确放置，允许为矫正畸形和平衡而对骨切除进行微小改动。通过动态参照，骨科医生可在整个手术过程中对活动范围、稳定性和间隙平衡进行实时客观测量。

机器人辅助全膝关节置换术的发展始于21世纪初，此后发展迅速。最初，机器人的设计目的是最大限度地减少人为误差，同时最大限度地提高手术准确性。目前的机器人技术使用动态参考来评估术中膝关节的稳定性、对位和活动范围，同时调整骨切除、韧带平衡和假体位置。事实证明，这种方法改变了关节置换手术对位策略。传统的膝关节置换手术依赖人工技术和视觉估计，而机器人辅助手术则不同，它采用机器人系统协助规划和实施手术，精确度极高。其核心技术包括配备专用软件和传感器的机械臂，使外科医生能够以亚毫米级的精度进行精确切口、移除受损组织并定位膝关节植入物。许多研究表明，与传统的膝关节置换手术相比，机器人辅助手术能为患者带来更好的治疗效果。该系统的精确性和准确性可使植入物更符合个人需要，降低并发症风险，并缩短恢复时间。采用机器人膝关节置换术后，患者疼痛减轻，恢复正常活动也更快。

此外，使用3D打印技术制作定制植入物也大大推动了这一领域的发展(图5.35)。这些植入物与患者的膝关节轮廓相匹配，具有更自然的感觉和耐用性。定制还能增强天然骨骼长入植入物的能力，这对于病情复杂或之前植入物失败的患者尤为重要。智能植入体和可穿戴技术的发展正在改变手术恢复。2021年10月，外科医生进行了首次膝关节置换手术，将带有智能传感器的假体植入，这种传感器可以测量患者的步数、行走速度、活动范围以及术后膝关节功能的其他指标。植入后，智能膝关节会记录数据并通过无线方式将数据传输到云平台，以便医疗团队监控进展情况，并对患者的物理治疗方案进行必要的调整。可穿戴传感器还能让医生和理疗师跟踪患者的活动，确保高质量的康复过程。

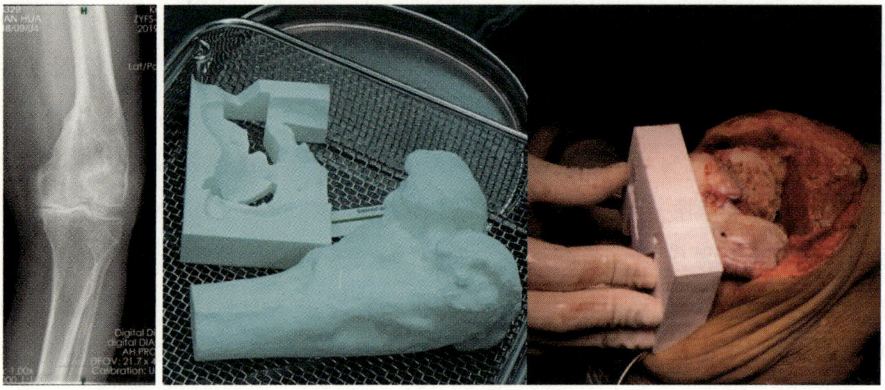

图5.35 3D打印截骨导板

参考文献

[1] 黄威，马锐祥，张林林，等. 经股内侧肌下入路与内侧髌旁入路行初次膝关节置换术的早期临床结果对比[J]. 实用医学杂志，2019，35(16)：2551-2554.

[2] 王英明，孔荣，禹德万，等. 腓骨近端截骨联合关节镜下膝关节清理治疗膝关节内侧间室骨关节炎的临床疗效[J]. 中华老年骨科与康复电子杂志，2016，2(1)：21-25.

[3] 马锐祥，孔荣，朱晨，等. 关节镜配合玻璃酸钠注射液关节腔内注射治疗半月板损伤的临床观察[J]. 中华骨与关节外科杂志，2016，9(3)：209-212.

[4] 刘应生，朱晨，马锐祥，等. 限制性假体治疗 Charcot 膝关节病的疗效分析[J]. 安徽医学，2020，41(1)：39-41.

[5] 李乾明，马锐祥，阮亮，等. Oxford单髁置换术治疗膝关节内侧单间室病变学习曲线早期病例的短期疗效[J]. 中华骨与关节外科杂志，2022，15(1)：19-23.

[6] 梅家威，朱晨，李乾明，等. 化脓性膝关节炎后遗症继发严重膝外翻行全膝关节置换术 1 例[J]. 生物骨科材料与临床研究，2019，16(6)：77，80.

[7] 刘洋，李文伟，杨志超，等. 双髁置换术与全膝置换术治疗内外双间室膝骨关节炎的早期疗效对比[J]. 生物骨科材料与临床研究，2024，21(2)：43-47，52.

[8] 中华医学会血液学分会血栓与止血学组，中国血友病协作组. 血友病诊断与治疗中国专家共识(2017年版)[J]. 中华血液学杂志，2017，38(5)：364-370.

[9] 冯宾，翁习生，林进，等. 血友病性骨关节病变的外科治疗策略[J]. 中华骨科杂志，2016，36(7)：413-421.

[10] 王学锋，冯建民，孙竞，等. 中国血友病骨科手术围术期处理专家共识[J]. 中华骨与关节外科杂志，2016，9(5)：361-370.

[11] 沈绍宁，吴东晓，童培建. 血友病性关节炎手术治疗的研究进展[J]. 中国骨伤，2021，44(2)：417-419.

[12] 梁浩东，潘建科，谢辉，等. 全膝关节置换过程中骨缺损的处理策略[J]. 中国组织工程研究，2018，22(15)：2414.

[13] 马乐，范猛，姜文学. 血友病性膝关节炎治疗方法进展[J]. 中国矫形外科杂志，2018，26(21)：1974-1979.

[14] Du W，Dai R，Chen R，et al. Rotation-hinged knee prosthesis for the treatment of Charcot arthropa-

thy: a case report and literature review[J]. Journal of International Medical Research, 2021, 49(11): 03000605211058871.

[15] Bae D K, Song S J, Yoon K H, et al. Long-term outcome of total knee arthroplasty in Charcot joint: a 10-to 22-year follow-up[J]. The Journal of Arthroplasty, 2009, 24(8): 1152-1156.

[16] Hanson L F, Hanson C G, Barner K L. Idiopathic Charcot arthropathy of the knee presenting as a bicondylar tibial plateau fracture[J]. JAAOS Global Research & Reviews, 2018, 2(7): e032.

[17] Yoshikawa R, Kitagawa A, Inokuchi T, et al. Staged bilateral total knee arthroplasty in a patient with Charcot knees: a case report[J]. Journal of Orthopaedic Case Reports, 2020, 10(2): 9.

[18] Smolen J S, Aletaha D, Mcinnes I B. Rheumatoid arthritis[J]. The Lancet, 2016, 388(10055): 2023-2038.

[19] Trieb K, Hofstaetter S G.Treatment strategies in surgery for rheumatoid arthritis - ScienceDirect[J]. European Journal of Radiology, 2009, 71(2): 204-210.

[20] Plut D, Kotnik B F, Zupan I P, et al. Diagnostic accuracy of haemophilia early arthropathy detection with ultrasound (HEAD-US): a comparative magnetic resonance imaging (MRI) study[J]. Radiology and Oncology, 2019, 53(2): 178-186.

[21] Ali T, Abou Fakher F H, Schved J F. Chemical vs. radioactive synoviorthesis for treatment of chronic haemophilic synovitis: Syrian experience[J]. Haemophilia, 2016, 22(6): e573-e575.

[22] Trieb K, Panotopoulos J, Hartl H, et al. Outcome of osteotomies for the treatment of haemophilic arthropathy of the knee[J]. Langenbecks Archives of Surgery, 2004, 389(3): 209-212.

[23] Wallny T, Saker A, Hofmann P, et al. Long-term follow-up after osteotomy for haemophilic arthropathy of the knee[J]. Haemophilia, 2010, 9(1): 69-75.

[24] Sharma M, Sharma S, Upadhyaya A R. Classification-based management of stiff/ankylosed knees[J]. Indian Journal of Orthopaedics, 2021, 55: 1158-1174.

[25] Fosco M, Hernigou P, Tigani D. Challenges in total knee arthroplasty (TKA)[M]//Surgical Techniques in Total Knee Arthroplasty and Alternative Procedures. Woodhead Publishing, 2015: 69-93.

[26] Pujol N, Boisrenoult P, Beaufils P. Post-traumatic knee stiffness: Surgical techniques[J]. Orthopaedics & Traumatology Surgery & Research, 2015, 101(1): S179-S186.

[27] Vince K G. The stiff total knee arthroplasty: causes and cures[J]. The Journal of Bone & Joint Surgery British Volume, 2012, 94(11_Supple_A): 103-111.

[28] Hsu C H, Lin P C, Chen W S, et al. Total Knee Arthroplasty in Patients With Stiff Knees[J]. Journal of Arthroplasty, 2012, 27(2): 286-292.

[29] Vaish A, Vaishya R, Bhasin V B. Etiopathology and Management of Stiff Knees: A Current Concept Review[J]. Indian Journal of Orthopaedics, 2021, 55(2): 276-284.

[30] Pujol N, Boisrenoult P, Beaufils P. Post-traumatic knee stiffness: Surgical techniques[J]. Orthopaedics & Traumatology Surgery & Research, 2015, 101(1): S179-S186.

[31] Sharkey P F, Lichstein P M, Shen C, et al. Why Are Total Knee Arthroplasties Failing Today-Has Anything Changed After 10 Years[J]. The Journal of Arthroplasty, 2014, 29(9): 1774-1778.

[32] Jacofsky D J, Valle C J D, Meneghini R M, et al. Revision total knee arthroplasty: what the practicing orthopaedic surgeon needs to know[J]. Journal of Bone & Joint Surgery-american Volume, 2010, 92(5): 1282-1292.

[33] Daines B K, Dennis D A. Management of bone defects in revision total knee arthroplasty[J]. The

Journal of Bone and Joint Surgery. American Volume, 2012, 94/A(12): 1131-1139.

[34] Bellos T, Manolitsis I, Katsimperis S, et al. Artificial intelligence in urologic robotic oncologic surgery: A narrative review[J]. Cancers, 2024, 16(9): 1775.

[35] Villa J M, Pannu T S, Higuera-Rueda C A. What's new in adult reconstructive knee surgery[J]. 2022,104/A(2): 97-106.

[36] Griffin J, Davis E T, Parsons H, et al. UK robotic arthroplasty clinical and cost effectiveness randomised controlled trial for hips (RACER-Hip): a study protocol[J]. BMJ open, 2023, 13(10): e079328.

[37] Kolessar D J, Hayes D S, Harding J L, et al. Robotic-arm assisted technology's impact on knee arthroplasty and associated healthcare costs[J]. Journal of Health Economics and Outcomes Research, 2022, 9(2): 57.

[38] Nathwani D, Shenoy R. Latest advances in robot-assisted knee arthroplasty[J]. Surgical Technology International, 2021, 39: 331-337.

[39] Mart J P B S, Goh E L. The current state of robotics in total knee arthroplasty[J]. EFORT Open Reviews, 2021, 6(4): 270-279.

[40] Shatrov J, Parker D. Computer and robotic-assisted total knee arthroplasty: a review of outcomes[J]. Journal of Experimental Orthopaedics, 2020, 7(1): 70.

[41] Zhang P, Bai J, Wang J, et al. How to perform better on Oxford UKA? A technical note from over 500 surgical experiences[J]. Orthopaedic Surgery, 2023, 15(9): 2445-2453.

[42] Yang Y, Wang Y, Chen Y, et al. Tracing the evolution of robotic-assisted total knee arthroplasty: a bibliometric analysis of the top 100 highly cited articles[J]. Journal of Robotic Surgery, 2023, 17(6): 2973-2985.

[43] Huang W, Shen X, Xu Z, et al. Unicompartmental knee arthroplasty for lateral compartment knee osteoarthritis: a credible surgical approach and short-term clinical outcomes[J]. International Orthopaedics, 2024, 48(10): 2653-2660.

6 膝关节置换术后并发症

6.1 血栓

血栓形成(thrombosis)是膝关节置换术后一个常见的严重并发症。主要见于:① 深静脉血栓(deep vein thrombosis, DVT);② 表浅静脉血栓(superficial vein thrombosis, SVT)。静脉血栓形成可严重延缓术后康复,降低患者生存质量,增加死亡率。形成血栓的高危因素包括年龄超过40岁、使用雌激素、卒中、肾病综合征、癌症、长期制动、血栓栓塞史、充血性心衰、股静脉内置管、炎症性肠病、肥胖、静脉曲张、吸烟、高血压、糖尿病及心肌梗死。DVT形成不仅影响患者的术后康复,甚至可引发致命的肺栓塞(pulmonary thromboembolism, PTE)。

下肢DVT的临床表现包括大腿和小腿处疼痛和压痛、Homans征阳性、单侧下肢肿胀或者红斑形成、低热和脉速。值得注意的是,下肢DVT若未完全阻塞,可不出现或仅出现轻微的腿部症状,但会以致命性PTE 为首发或主要表现。PTE的临床诊断基于不明原因胸痛,可以进行心电图和胸片检查、动脉血气及凝血分析(D-二聚体)来评估。诊断深静脉血栓和肺栓塞时,需进行影像学辅助检查。下肢静脉造影仍然是检测DVT形成的"金标准",静脉造影对盆腔静脉血栓形成显示不佳,容易引发人体对造影剂的过敏反应,有时具有诱发 DVT形成的危险。B超是一项非创伤性的易重复检查,可以作为良好的筛选检测手段,因为其具有很低的致残率,花费低,但是准确性主要依赖于操作者的经验,目前广泛应用于临床。

1. 预防方式

预防DVT主要通过物理预防和抗凝药物预防两种方式:

(1) 物理预防措施:包括足底静脉泵、间歇充气加压装置及梯度压力弹力袜等。VTE中、高危患者推荐物理预防与药物预防措施联合应用。单独使用物理预防措施仅适用于合并凝血异常疾病、有高危出血风险的患者;待出血风险降低后,仍建议与药物预防措施联合应用。对患侧肢体无法或不宜采用物理预防措施的患者,可在对侧肢体实施。应用前应常规筛查禁忌证。需注意的是，有研究表明止血带的应用可增加术后DVT的发生率，并在短期内加重术后疼痛和肿胀。

下列情况禁用或慎用物理预防措施：① 充血性心力衰竭、肺水肿或下肢严重水肿。② 下肢DVT形成、PE发生或血栓性静脉炎。③ 间歇充气加压装置及梯度压力弹力袜不适用的下肢局部异常（如皮炎、坏疽、近期接受皮肤移植手术）。④ 下肢血管严重动脉硬化或狭窄、其他缺血性血管病（糖尿病性等）及下肢严重畸形等。物理预防VTE启动时间应尽早，入院排除禁忌后即可启动。

（2）药物预防：① 肝素类，主要是低分子肝素，可显著降低术后患者DVT与PE的发生率，且不增加出血风险。② Ⅹa因子抑制剂类，主要包括磺达肝癸钠、利伐沙班等。③ 维生素K拮抗剂（华法林），可降低VTE风险，但有增加出血风险的趋势。其价格低廉，可用于长期下肢DVT预防。④ 抗血小板药物（阿司匹林），一般不作为预防VTE的一线用药，但可作为抗凝血药物治疗后预防再发VTE的药物。

骨科手术患者，药物预防时间至少10～14天。

2. 治疗方案

对于已经形成的静脉血栓的治疗，需请血管外科医师共同评估和制定相应的治疗方案。

（1）SVT患者：① 对于术前形成的单纯肌间静脉血栓患者可不进行特殊处理，术后常规DVT预防方案。② 术前仅存在于单一静脉（胫前、胫后或腓静脉）的血栓，血栓位于胫骨结节以远10 cm以外，且位于侧支，无明显下肢肿胀者，可进行手术，术后进行规范化抗凝治疗10～14天。③ 其他复杂的术前小腿静脉血栓需等到血栓稳定后再行手术治疗。④ 对于术后发现的小腿静脉血栓患者治疗原则上与术前方案一致。

（2）DVT患者：① 术前非手术侧下肢DVT患者，若血栓处于漂浮状态，暂不能手术治疗，待血栓稳定后行手术治疗；若血栓处于稳定状态或经过规范化抗凝治疗后建立局部侧支循环，可行手术治疗。② 术后诊断DVT患者的早期治疗：抗凝是DVT的基本治疗，可以有效抑制血栓蔓延、利于血栓自溶和管腔再通，降低PE发生率和病死率。但单纯抗凝不能有效消除血栓、降低血栓后综合征（postthrombotic syndrome, PTS）发生率。对于急性近端静脉（髂、股、腘静脉）DVT患者，如全身情况好、预期生命＞1年和出血并发症风险低，首选溶栓治疗。手术取栓是清除血栓的有效治疗方法，可迅速解除静脉梗阻。对于抗凝治疗有禁忌或有并发症者，或在充分抗凝治疗的情况下仍然发生PE者，可以植入下腔静脉滤器。③ 术后诊断DVT患者慢性期治疗：对于手术或一过性非手术因素导致的下肢近端或下肢孤立性远端的DVT或PE患者，推荐抗凝治疗3个月；3个月后可采用D-二聚体值作为重要参考，判断是否需要继续抗凝治疗。

（3）PE的治疗：① 术前合并PE的骨科患者，应由心脏内科、呼吸内科及血管外科共同制定方案，抗凝治疗3个月以上，经肺动脉CT增强扫描证实血栓消失、血气分析结果正常时方可考虑手术。② 术后预防PE的重点在于DVT的预防，对于出血风险较高、对药物或物理预防措施具有禁忌证的患者，不建议放置下腔静脉滤器作为常规预防PE的措施。

6.2 感染

随着老龄化社会的到来,人工膝关节置换的患者也逐年增加。人工关节置换术后假体周围感染是人工膝关节置换术的灾难性并发症。感染患者的翻修手术及感染本身的治疗耗资不菲,给社会和患者家庭带来巨大的负担。本节就人工膝关节置换术后假体周围感染的流行病学、病因学及易感因素、致病菌与生物膜、定义与诊断、分类、治疗方法等进行介绍。

6.2.1 流行病学

在人工膝关节置换术的发展过程中,假体周围感染的发生率经历了由高向低变迁的过程。20世纪70年代曾有报道全膝关节置换术后假体周围感染发生率高达23%。我们回顾了20世纪70年代的文献,发现当时全膝关节置换术后的总体感染发生率在5%左右。随着人工关节置换手术技术和围手术期感染预防手段的完善及进步,感染的发生率逐渐降低。目前,初次全膝关节置换术后2年内的感染发生率小于2%。到现在为止,初次全膝关节置换术后感染的发生率平均为1%(0.4%~2%)。我们得到的最低感染发生率是由英国医学研究委员会报道的0.3%。人工膝关节翻修感染的发生率通常较初次人工关节置换术为高,据报道可达5.6%。感染的发生还与所用的假体有关。在人工膝关节置换术中,高限制性假体较易发生感染现象。即使在现代围手术期感染预防措施已很完善的情况下,限制性膝关节假体术后感染发生仍有高达16%的报道。抗生素骨水泥的应用近来日益引起人们的注意。在瑞典人工关节登记处的资料中,人工关节感染(PJI)的二期翻修治疗中应用抗生素骨水泥的能将感染的控制率从86%提高至93%。美国的Hanssen和Rand报道在二期假体植入时,不用抗生素骨水泥的治愈率为82%,而用抗生素骨水泥的治愈率为90%。翻修术中骨缺损的处理也可能对感染发生有一定的影响。在一项研究中,感染翻修中异体骨植骨的感染复发率为7.5%。由于耐药性菌株的出现,感染的治愈率也受到很大影响。在Kilgus报道的膝关节感染的病例中,药物敏感细菌的治疗成功率为89%,而耐药菌的治疗成功率低至18%。

目前我们常规用来反映感染情况的感染发生率可能并不准确。由于患者在人工关节置换术后终身存在血源性传播的可能,而且有一部分患者围手术期感染的潜伏期可能超过2年,因此,更科学的感染统计方法应是单位时间内单位数量的关节假体中发生感染的数量。在Stackelberg的一项结合髋、膝关节置换术的研究中,术后2年内感染的发生率为5.9/(1000假体·年)。在其后的8年中,感染的发生率为2.3/(1000假体·年)。由于感染的控制手段已达一定水平,感染的发生率在一定时间段内将难以再有明显降低;相反,微生物诊断的方法特别是对生物膜的检测技术却在不断提高;同时,随着年轻患者数量的增加,患者面临感染的风险期也较以往延长。在今后的一段时间内,我们可以推测感染的发生率将比现在有一定程度的提高。

6.2.2 病因学及易感因素

人工膝关节感染可以是手术本身引起的，也可能是血源性的播散导致的。针对具体病例，我们可根据感染距离手术的时间及临床表现来具体判断。通常术后早期的感染是手术污染或伤口愈合问题引起的，而晚期感染则较多是由血源性播散引起的。但近期的研究表明，有相当一部分患者的细菌污染可有很长的潜伏期，或呈现低度感染的征象，而在术后晚期表现出明确的感染症状。

从解剖的角度来看，人工膝关节置换过程中，存在着固有的易致感染的因素。相对人体其他关节而言，膝关节的位置表浅，关节表面没有血运丰富的肌肉覆盖，膝关节前方皮肤的血运薄弱，这些因素都易导致伤口愈合不良和细菌易于侵入关节。对人工膝关节感染的危险因素进行具体分析时，我们可将其分为三类：第一类为患者自身的因素，包括类风湿性关节炎（激素类药物、免疫抑制剂和生物制剂的使用）、高龄患者（血清蛋白总量或血清白蛋白偏低、免疫力低下等）、营养不良、糖尿病、低钾血症、皮肤局部溃疡、肥胖等。第二类则与手术技术和患者管理有关，如手术时间（>2.5 h）、先前手术史、术后预防性抗生素使用、引流等。第三类与手术室环境有关，包括空气层流系统、手术室人员流动、手术服及巾单等。由于创面的暴露，缩短手术时间对于预防感染十分重要。手术室空气层流系统通过单向、正压的气流将空气中的悬浮微粒吹离手术野，以此来减少空气中的微生物数量。目前市面上的空气层流系统主要分为垂直空气层流系统和水平空气层流系统。前者原理为通过天花板垂直向下输送超净空气，再从地面附近的出口排出。持续正压形成的“气帘”可以使得术野免受悬浮颗粒的影响，其缺点为垂直的气流会受到术野上方的无影灯、手术人员的头部和肢体等障碍物阻挡。水平空气层流系统会受到包括手术人员在内的障碍物的影响，使得气流无法通过手术台。空气层流系统中的高效颗粒空气过滤装置可以阻挡住空气中99.97%的直径在0.3 μm以上的颗粒，但需对过滤装置进行定期维护。手术室的人员流动会增加污染的风险，除了设备、人员和患者需要通过以外保持手术室门的关闭，应严格限制进入的基本人数。考虑到细菌主要脱落于皮肤表面，手术室内的人员可能就是污染的主要来源，手术室内细菌数量和手术室内的人员直接相关。此外，人员流动的增加意味着要更加频繁地开关手术室的门。空气流通中的障碍物，例如手术人员、无影灯及手术床等，以及手术室门的开关等因素使得已过滤的空气和未经净化的空气混合共同形成了涡流。Rothman研究所曾报道，每次初次关节置换手术时手术室门平均开关60次（0.65次/分），而每次关节翻修手术时手术室门平均开关135次（0.84次/分）；其中35%发生在切皮之前；最常进出的人员为巡回护士和器械商代表；而在进入手术室的原因中47%是毫无目的的。该研究说明，手术室中大多数人员的流动是可以减少的。其他一些研究也认为，频繁的人员流动会因分散术者的注意力而导致污染或失误。关于手术服及巾单，如前所述，手术室人员身上脱落的细菌是造成污染的重要来源。虽然还有没有研究证明这些脱落的细菌和手术部位感染的发生直接相关，但仍须尽量减少任何造成感染的可能性。因此，合适的手术服对于保护患者和手术人员的安全必不可少。为了减少污染的可能,在20世纪60年代,John Charnley首次将手术头盔和带有通风设备的手术服(即太空手术服)应用于手术中。他认为,同时使用空气层流系统和太空手术服可以使感染率由9%降至1%。Lidwell等进行的一项多中心研究发现,使用传统的织物手术服的术后感染率比这种太空手术服要高2.6倍。Blom等对细菌穿透不同类型手术单的情况进行了研究,结果发现,只有不可渗透的无纺布手术单可以起到充分的保护作用。手术人员在刷手之后通常会佩戴无菌手套,从而发挥了隔绝细菌和体液的屏障作用。多中心研究的结果强烈推荐佩戴双层手套,并在术中常规更换手套以减少来自手术人员皮肤和黏膜造成的污染。

关于预防性抗生素使用,术前预防性使用抗生素是预防感染最重要的措施之一,目前已经成为现代人工关节置换手术不可或缺的一部分,其目的就是要在血清、组织及伤口中获得足够的抗生素浓度,以减少形成切口后带来的污染风险。经静脉途径全身使用抗生素是目前预防性使用抗生素的最佳方式,通过这种方式可以快速、有效地发挥抗生素的预防作用。头孢菌素因能有效地覆盖葡萄球菌和肠道菌群而使用得最为普遍,其中头孢唑林和头孢呋辛多用于下肢的人工关节手术。这些药物均属于杀菌药,不仅具有良好的组织穿透力和生物利用度,而且起效迅速。当患者体重小于80 kg时头孢唑林可经静脉给予1 g,而超过80 kg时(20~30 mg/kg)则经静脉给予2 g。头孢呋辛给予的剂量通常为经静脉途径50 mg/kg,最大剂量不超过1.5 g。不同研究关于给药时机的看法有所不同,一些研究认为,应在切皮之前30~60分钟给药,但也有研究认为在切皮30分钟以内给药即可。无论如何,给药的时间还是应该取决于抗生素的种类和药动学。如果肢体近端使用了止血带,则需要在止血带充气前给予全部剂量的抗生素。如果手术时间超过抗生素半衰期的2倍(或4个小时),或者失血量超过全部循环血量的70%,则应在术中重复给予一次抗生素。使用两种抗生素的预防效果和一种抗生素相比并无明显优势。只有患者存在革兰氏阴性菌尿路感染病史或症状时,我们才会在使用头孢菌素的同时给予氨基糖苷类抗生素。对于大部分择期全关节置换的患者,应用一代头孢菌素即已足够,但在某些情况下仍可能需要使用万古霉素。我们认为,在出现下列情况时,应在使用一代头孢菌素时加用万古霉素:① 明确携带耐甲氧西林金黄色葡萄球菌的患者。② 来自养老院、透析室及其他耐甲氧西林金黄色葡萄球菌好发地区的患者。③ 医疗从业人员。④ 青霉素过敏的患者。

6.2.3 致病菌与生物膜

人工膝关节置换感染致病菌主要为金黄色葡萄球菌(30%~40%)、凝固酶阴性葡萄球菌(15%~30%)、链球菌(6%~11%)、革兰氏阴性菌(4%~13%)。此外厌氧菌及肠球菌等也有检出。混合感染占9%~12%。其中耐甲氧西林金黄色葡萄球菌的比例近期呈增加趋势。不同地区、不同医疗单位之间的细菌感染谱通常有所不同。在大型医疗中心,耐甲氧西林金黄色葡萄球菌和表皮葡萄球菌的发病率较偏远或小型医疗单位为高。随着万古霉素被用来治疗这些耐药菌的感染,目前已发现耐万古霉素肠球菌。由于尚未发现能有效治疗耐万古霉素肠球菌感染的药物,对万古霉素的使用应严加控制。人工关节术后真菌感染少见,以念珠菌为主。

宿主与生物材料相互作用在其表面形成一层膜(所谓的生物膜),并对异物材料产生免疫反应。一种持续存在并扩大的免疫缺陷纤维炎症带在假体周围产生,并不断造成组织损害,对感染的敏感性增加。如果微生物到达生物材料的表面,有很多会在其表面发生黏附。细菌的黏附受各种细菌和生物材料物理化学表面特性的调节。这些表面特性,如极性和粗糙度,导致不同的细菌附着机制。

在体外实验当中,骨水泥较其他生物材料更容易被凝固酶阴性葡萄球菌定植,细菌定植的增加具有时间依赖性,是不锈钢和铝的16倍,是高分子聚乙烯的5倍。在另一项实验中,将生物惰性不锈钢、钛合金、生物活性烧结羟基磷灰石(HA)以及HA涂层钛植入物暴露于凝固酶阴性葡萄球菌。分析显示细菌在生物活性烧结HA上的黏附要比其他三种材料都多。但不清楚其原因是表面粗糙度还是表面物理化学特性。

生物材料的表面粗糙度影响到细菌黏附的比率。喷砂表面的细菌定植要比光滑表面更明显。资料显示,假体植入物与细菌和宿主组织间的相互作用,受结合于细胞表面的受体和生物材料的化学特性以及表面电荷的影响。

金属假体,特别是PMMA骨水泥,容易诱发感染,其原因是缺血的界面,白细胞、抗体、补体无法达到,细菌可以持续存在,同时有局部的免疫抑制。机体防御系统将假体、骨水泥与骨界面视为真空地带,其间的生物材料以及可能存在的细菌可免受攻击。如果假体释放毒性物质,该部位就可能长期发生巨噬细胞介导的慢性炎症反应,并引起假体松动。如果炎症反应终止时纤维炎症反应区没有扩大,薄层界膜仍将存在而不影响假体的生物力学性能。界膜由成纤维细胞合成的纤维组织构成。细菌与成纤维细胞的定居都通过糖被膜介导。假体植入后,在假体的表面会形成一层糖蛋白,增强细菌在植入物表面的黏附。葡萄球菌由于具有这层蛋白的受体可能是主要的致病菌。一旦完成黏附,许多细菌会形成一层纤维性的(菌)表多糖,即形成复杂的生物膜。在生物膜内,细菌可以存活和繁殖,处于不同的生长阶段(浮游细菌和静止期细菌),形成有机的复杂结构和功能异质(不均一性)的群落,类似于多细胞的有机体,能抵抗抗生素和白细胞。培养多种生物材料表面的不同细菌菌株显示,浮游细菌要比在生物膜中同样的细菌(固着细菌)对抗生素更加敏感。固着细菌对抗生素有高度的抵抗性,并通过多种途径获得这种抗药性。可能的机制包括:延缓抗生素在生物膜细胞外基质中的渗透,固着细菌的生长率减慢,以及细菌与表面的相互作用导致生理改变等。这些抗药性的基质不同于对浮游细菌的质粒、转座子、突变带来的内在抗药性。但也有些生物膜的产生是源于宿主而非细菌。

如果细菌成功定居在假体表面,常常需要经过很长时间才表现出假体周围感染。可能的解释为生物膜上粘连的细菌沿假体表面缓慢持续生长,并通过界面微动而播散。生物膜与界面细菌避免受到宿主防御系统攻击。当细菌离开生物膜成为浮游细菌引起局灶感染时,才表现假体周围感染。结果是低毒性细菌可以潜伏几个月甚至几年而没有症状。

6.2.4 定义与诊断

目前为止，对于感染的标准尚无明确的定义。总的来说，感染的微生物诊断建立在从临床标本发现病原体这个基础之上。如果患者出现与假体相通的窦道，术前穿刺或术中发现脓液，或多处假体周围组织、液体培养出相同的病原体，感染的诊断不难确立。但是很多情况下，感染患者仅表现出关节部位疼痛、假体松动等，而这些临床表现还可以由其他的病因引起，因此这些患者感染的诊断是一个难题。

即使在组织培养中发现细菌生长，我们也不能肯定感染存在。由于常见的感染病原菌也存在于人体皮肤上，如凝固酶阴性葡萄球菌，因此一些情况下，我们不能完全排除术中或实验室污染的可能。另一方面，随着对生物膜研究的深入，很多学者发现常规的培养技术很难发现存在于生物膜之中的细菌，因此对临床表现不典型的患者，仅凭培养结果很难完全排除感染的可能。感染的定义本质上就是感染诊断的标准。由于上述困难，目前临床医师常根据病史、体检、放射学检查、病理检查、微生物检查等方面的结果来综合判断感染的诊断。这些检查中没有一项可以单独被用来作为感染诊断的金标准。

人工关节感染(PJI)定义的建立需要考虑以下3个方面的内容：① 关节假体失功能。② 在假体表面或假体周围组织找到病原菌。③ 假体失功能是由假体表面发现的病原菌引起的。

当下PJI有五种流行的诊断标准：美国肌肉骨骼感染学会(MSIS)、美国传染病学会(IDSA)、国际共识会议(ICM)、ProImpot和欧洲骨与关节感染学会(EBJIS)。它们之间的主要区别是纳入的诊断性检验的选择和分级导致敏感度和特异度的差异。这里笔者将最常使用的美国肌肉骨骼感染学会(MSIS)标准进行详尽说明。

根据美国肌肉骨骼感染学会(MSIS)于2018年提出的最新PJI诊断标准，符合以下条件之一就可以判定为感染：

(1) 存在与假体相通的窦道或假体直接可见。

(2) 受累人工关节的2处假体周围组织或关节液标本中分离出同一致病微生物。术前指标符合下述条件中的若干条，同时其累计评分大于等于6的，也可以确诊感染：① 血浆C反应蛋白(C-reactive protein, CRP)或者D-二聚体(D-Dimer, D-D)升高，2分；② 血沉(erythrocyte sedimentation rate, ESR)增加，1分；③ 关节液白细胞(white blood cell, WBC)升高或白细胞酯酶(leukocyte esterase, LE)阳性，3分；④ 关节液α防御素(α-defensins)阳性；⑤ 关节液多核细胞百分比(polymorphonuclear %，PMN%)上升；⑥ 关节液CRP(C-reactive protein, CRP)升高。

累计评分小于等于1的，排除感染。累计评分在2～5范围的，则参考术中指标：① 术中冰冻病理符合炎症细胞浸润的，3分；②术中肉眼可见脓液的，3分；③术中单次培养阳性的，2分。此时累计评分大于等于6的，可以确诊感染；累计评分小于等于3的，排除感染；累计评分处于4～5的，尚不可得出结论，需要进一步通过分子诊断(如下一代测序)来帮助做出判断。

6.2.5 分类

人工关节感染通常根据推测的感染传播途径和发病时间来进行分类(表6.1)。Coventry在1975年介绍了一个后来被广泛使用的关于人工关节感染的分类方法。他将人工关节感染分为三类:① 术后急性感染。② 术后延迟感染(发生于术后6个月到2年)。③ 晚期血源性感染。这个分类主要根据发病的时间来推测感染传播途径。

表6.1 感染的分类

分类	描述
根据感染传播途径	
围手术期污染	术中污染或术后早期局部污染
血源性传播	远处感染通过血液、淋巴系统传播
邻近感染	邻近感染传播(贯穿伤、皮肤软组织损伤、骨髓炎等)
根据症状出现时间	
术后早期感染	多为术中污染或术后早期局部污染,并由高毒力细菌引起
术后延迟感染	多为术中污染,并由低毒力细菌引起
晚期感染	多由血源播散引起

目前被广泛认可和采用的感染分类方法是Tsukayama分类法(表6.2)及Leone分类法(表6.3)。

表6.2 Tsukayama分类法

分型	依据	处理
Ⅰ型	行关节翻修时,仅术中标本培养阳性,而缺乏其他直接证据	静脉应用抗生素6周
Ⅱ型	术后早期感染(发生于手术以后1个月以内)	清创治疗
Ⅲ型	急性血源性感染	清创治疗
Ⅳ型	术后晚期感染(手术1个月以后发病,并且呈隐匿发病)	二期翻修置换

表6.3 Leone分类法

分型	依据	处理
Ⅰ型	术中培养阳性 术中5个样本中2个以上样本检出细菌	无须取出假体,抗生素治疗
Ⅱ型	术后早期感染 术后1个月内的感染	保留假体,更换聚乙烯垫片,清创同时抗生素治疗
Ⅲ型	急性血源性感染 日常功能良好的关节发生血源性感染	保留假体,更换聚乙烯垫片,抗生素治疗;但如果假体松动则予以取出
Ⅳ型	迟发性慢性感染 慢性发病,感染持续1个月以上	治疗的金标准为取出假体,行二期翻修手术

6.2.6 治疗方法

一旦确诊关节深部感染,几个因素对如何选择正确的治疗方案至关重要,包括关节置换术的时间、判断致病菌及其抗生素敏感性、患者的情况。患者本身的因素对治疗成功尤其重要，包括软组织和伸膝装置、假体的稳定性、是否松动以及对患者和预期功能需求的评估。

1. 抗生素使用

单独使用抗生素不能消除全膝关节置换术后深部感染的发生，因此使用抗生素来治疗膝关节置换后的深部感染也是不可取的。除非，是在知道确定致病菌的情况下，使用抗生素压制细菌发展而不是彻底地去除感染。根据以往的经验，使用抗生素治疗可疑关节置换后的深部感染，结果让人非常沮丧，而且只会使最终确定性治疗复杂化。

2. 清创术

临床症状出现的时间可以作为采取假体取出术或是清创而保留假体的指导依据。尽管良好的预后与许多因素相关，但是及时地采取清创术是成功的关键。清创术要在出现症状后4周内进行，有些证据表明也许2周内进行清创术更好。另外，清创术成功的关键与致病菌本身毒力也有关系。一项关于金黄色葡萄球菌关节感染的研究表明，使用清创术治疗感染同时保留假体，当症状出现2天内进行清创术才有可能取得良好效果。当固定牢靠同时关节功能良好的关节出现血源性感染时，在症状出现2～4周内，进行清创术成功率在50%左右。

保留假体的清创术治疗可疑感染的相对禁忌证为患者证实曾经关节成形手术史，或有其他假体的植入病史，如患者有心内瓣膜支架的置入病史。文献表明不支持采用清创术清理感染关节并保留假体的方法来治疗晚期、慢性感染。另外，多次进行保留假体的清创术来挽救假体往往事与愿违，导致关节周围大量的瘢痕形成，大大增加下次关节翻修的难度。

采用关节切口清创术治疗全膝关节置换术后早期深部感染已经被证实是最成功的治疗方法。采用关节镜下清理相比切开清创有效性明显下降，因为有(68%)的患者关节镜清创失败。关节镜清理术不能清理聚乙烯衬垫和关节假体界面之间的部分，但是可以清理膝关节的后关节囊。关节镜灌洗和清理术只能针对身体情况不稳定、出血倾向或有明确感染病因并在72 h内的患者，如72 h内有拔牙病史的患者。

3. 关节切除成形术

针对关节活动功能要求不高的患者，采用关节切除术来彻底地治疗全膝关节置换术后深部感染的效果已经得到广泛的肯定。但是，因为术后关节功能欠佳，这种治疗方式使用得并不多。这种治疗方法理想的治疗人群是那些累及多关节的类风湿关节炎、对关节功能期望不高、完全清除感染困难和(或)能接受多次手术的患者。关节切除成形术相比关节融合术，患者在功能上更佳，如患者更容易坐下。关节切除成形术的缺点是术后在行走或负重下膝关节频发的不稳和疼痛。

4. 关节融合术

关节融合术一直以来是治疗的金标准，然而这种方法严重影响膝关节的功能，使患者坐下以及相关的活动变得困难。膝关节融合的最常见指征是膝关节感染伴随伸膝装置破坏的患者。其他关节融合的指征已经阐述过，包括年轻、单关节疾病、高功能需求、关节不稳定、不可修复的软组织问题、免疫状态低下、难治病菌感染的患者。相对禁忌证包括严重的同侧髋或踝关节骨性关节炎,对侧膝关节骨性关节炎,对侧上肢截肢术后以及严重的节段性骨缺损的患者。

关节融合术有多种术式供选择,包括外固定架、钢板固定、髓内钉固定。良好的融合取决于内固定的类型、骨缺损的程度、感染的控制情况以及融合内固定器械的类型。采用髓内固定器械可以获得较高的融合率,但是若细菌持续存在的情况下再感染率较高。外固定架融合不容易引起感染所导致的融合失败,但是技术要求高,不融合率高。尽管半皮质钉会和环形外固定架相结合,但是单纯使用这种钉配合环形外固定架是非常不稳定的,应当尽量避免。融合成功的最为重要的影响因素是融合两端恰当对合。大多数医师仍然会在融合端使用植骨块来提高融合率,但是目前还没有证实这对融合率提高有统计学意义,尽管所有这些研究的样本量都不大。当融合区域软组织情况不佳时,建议采用皮瓣覆盖,这样可以为融合减少并发症、减小再感染的风险以及为融合区域提供健康和良好血管化的组织。

5. 截肢术

截肢术在如下的情况偶有使用:关节感染导致严重的脓血症危及生命、已经行关节融合术并失败、大面积软组织缺损、放弃关节融合而选择截肢、预期关节手术极为复杂的患者。截肢选择的平面应该兼顾给予患者最佳功能同时严格消除感染。全膝关节置换术失败后截肢患者功能康复欠佳,因为大部分患者很难找到完全匹配的假肢,所以,患者很难获得功能上的独立。

6. 翻修术

多数膝关节置换患者感染后都需要将假体取出来彻底清除感染。医师必须决定是采取一期翻修术还是二期翻修术(图6.1、图6.2)。尽管患者也被建议一期取出感染假体同时进行新假体置换,但是大多数学者建议采用二期手术,二期手术看起来更可靠、成功率高,特别是可以避免一期处理棘手的膝关节周围皮瓣的问题。并不建议采取一期置换的原因是它的高失败率,但是在特定条件下可以采用,如适用于那些不能耐受二期手术,或是那些敏感细菌感染同时可以在翻修术后接受长期使用抗生素压制的患者。影响一期置换成功率的因素包括革兰氏阳性细菌感染,无窦道形成,使用抗生素骨水泥,连续12周的抗生素治疗。二期翻修手术应该在取出假体后,清除所有残留骨水泥同时彻底对骨和软组织彻底清创。多数学者建议使用4～6周非胃肠道抗生素,在证实感染已经被彻底清除后重新进行假体置换。

在假体取出和新假体置入的间期内,占位器可以帮助增强骨量,防止局部抗生素丢失,允许患者获得一定的活动度,提高舒适性,改善软组织愈合,维持韧带张力,特别对于双侧膝关节置换术后感染需要翻修的患者切实可行。

在一期和二期手术之间,活动型或关节型的占位器可以让患者获得较好的功能康复,维持良好的力线和膝关节的稳定性,在新假体置入前为患者提供适当的活动度。占位器置入后关节的适当活动可以维持软组织的张力,改善软组织的血供,简化二期手术技术上的困难。尽管有些学者相信关节型占位器可以最大限度地提供关节活动度,但是另有学者认为关节型占位器和活动型以及静态占位器在关节活动上没有明显的差异。而最为重要的是抗生素型占位器在关节局部提供大剂量的抗生素治疗。

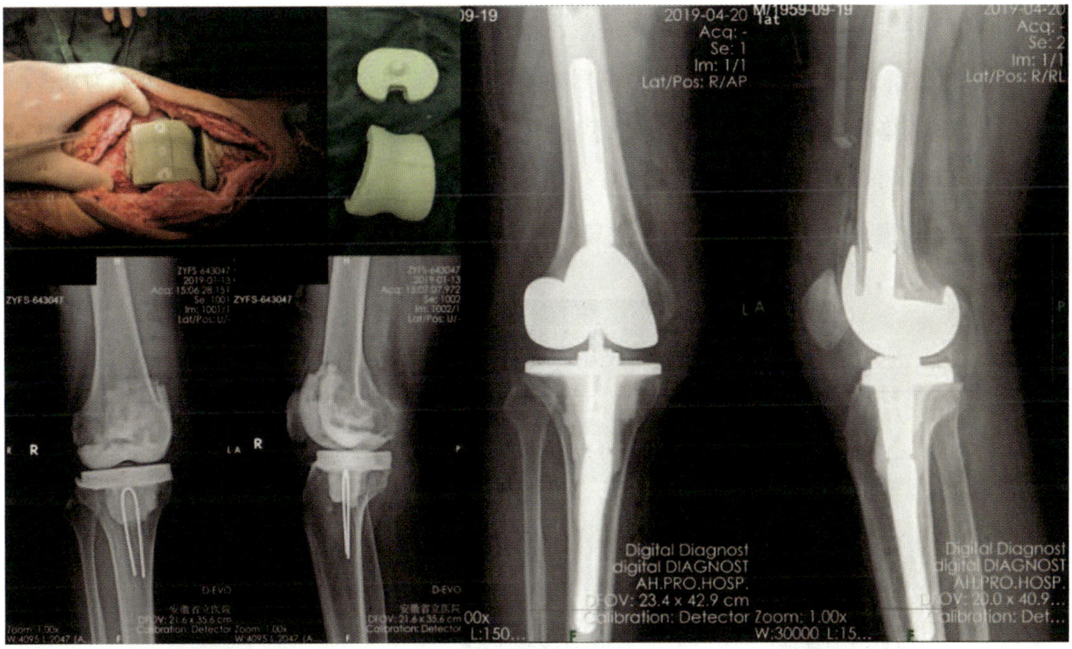

图6.1 膝关节置换术后感染二期翻修

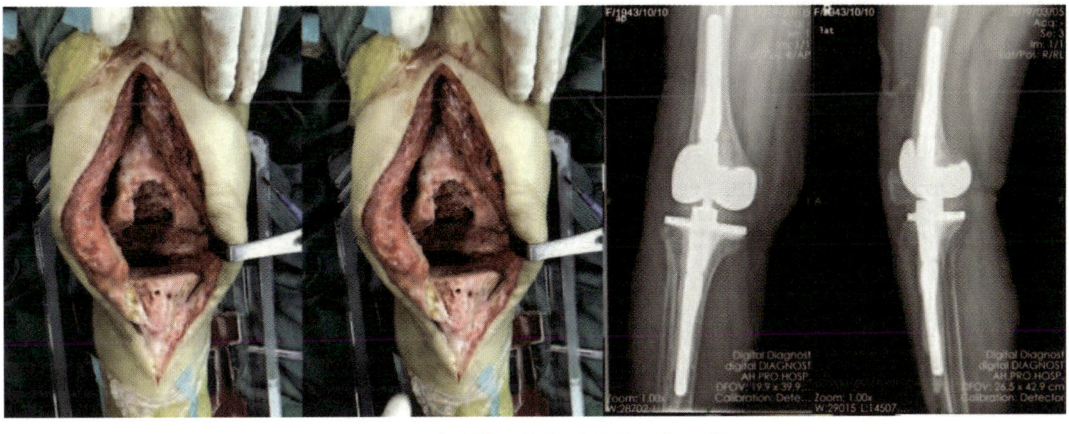

图6.2 膝关节置换术后感染一期翻修

最近，一部分学者建议在翻修术前进行连续4周的细菌培养，并连续使用抗生素。之所以给出这些建议，是因为有的学者相信这个技术可以帮助鉴别持续的感染和那些潜在的反复发作的感染。大多数医师没有发现这样处理的优越性，而且他们不建议进行这样的培养。一项最近的研究发现感染清除术后的引流处理毫无益处，同时敏感性为0。无论是采取穿刺抽吸还是切开取样，翻修手术前的培养所面临的主要问题是能否获得足够的样本。如果培养样本经由切开的方式获得，那么手术操作所增加的费用和可能带来的继发感染似乎弊大于利，但是对于血清学检查的部分结果持续升高（如C-反应蛋白水平持续升高）或者停用抗生素后临床症状反复出现的小部分人群是合理的。

6.2.7 总结

彻底清除关节内感染与多因素相关。目前比较一致的认识是通过恰当地选择适应证，彻底地清创，富含大剂量抗生素型占位器对患者进行两期关节翻修术的成功率为85%～95%。尽管感染所导致的膝关节翻修，术后功能不及无菌性松动，但是在彻底清除感染、成功翻修后两者的满意度一样高。

成功检出病原体是战胜假体周围感染的关键！病原体检测方案示例如图6.3所示。

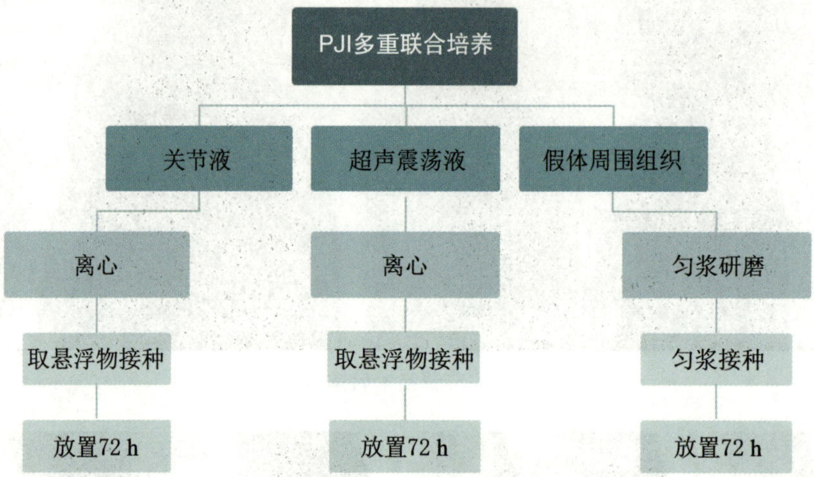

图6.3 中国科学技术大学附属第一医院病原体检测方案

6.3 假体周围骨折

全膝关节置换术(TKA)是治疗退行性膝关节疼痛和功能障碍的有效手段，随着手术量的增加，假体周围骨折这一并发症也逐渐受到关注。

6.3.1 背景

全膝关节置换术(TKA)能有效改善膝关节疼痛和功能，提高患者生活质量。然而，随着高龄患者数量的增加和骨质疏松等问题，假体周围骨折的发生率也在上升。

6.3.2 假体周围股骨骨折特点

主要影响高龄患者，常伴有基础疾病和骨质差。骨折愈合能力较差，易导致内固定失败。

6.3.3 发病率

国内外学者报道的TKA术后假体周围骨折的发病率在0.1%～2.5%范围，且有逐年增高的趋势。

6.3.4 危险因素

主要危险因素为骨质疏松。其他包括年龄、肥胖、外伤、合并基础疾病等。

6.3.5 分型

传统Neer分型主要基于骨折的移位和稳定性。Rorabeck和Taylor提出了基于假体稳定性和骨折移位的新分类方法。Kim等根据骨折片骨量、假体位置和固定情况提出了新的分型。

6.3.6 治疗

1. 非手术治疗

适应证：适用于骨折移位小、假体无松动、骨量良好且对位对线良好的稳定性骨折。

方法：包括使用石膏、支具外固定以及骨牵引等保守治疗方法。

风险与限制：长期制动可能导致膝关节僵硬、行走能力下降以及骨折畸形愈合。

2. 手术治疗

手术治疗是针对骨折移位、不稳定骨折、假体松动的患者的主要治疗手段。

(1) 钢板内固定

方法：采用切开复位钢板内固定，特别是锁定钢板，可以提供更好的固定效果。

优势：大量文献报道患者术后可获得良好的骨折愈合和关节功能。

微创手术：通过微创手术可以保护骨折端血供，减少软组织剥离，促进骨折愈合。

(2) 髓内钉内固定

方法：逆行交锁髓内钉治疗，适用于骨折线距离关节较远的情况。

优势：手术创伤小，可获得较好的轴向、成角及旋转稳定性。

限制：对于假体松动、严重粉碎性骨折以及股骨极远端的骨折，则禁忌使用。

(3) 外固定支架

适应证：适用于手术风险高的患者，特别是存在开放性骨折及感染时。

特点：操作简单、手术时间短，患者耐受性强。

(4) 关节翻修

适应证：适用于假体松动、股骨极远端骨折、难以实现坚强内固定的患者。

方法：采用股骨远端置换治疗，可以缓解膝关节疼痛并提高关节稳定性。

考虑因素：如果患者存在严重的骨质疏松、较高骨不连风险或极远端股骨骨折，为避免二次手术，可考虑首选关节翻修。

治疗选择的考虑因素：骨折的类型和位置；假体的稳定性和固定状态；患者的骨量和骨质状况；有无感染的存在；患者的整体健康状况和手术风险。

6.3.7 结论

假体周围骨折是TKA术后的一种严重并发症，其分型有助于指导临床治疗方法的选择(图6.4)。正确的治疗策略和充分的术前准备对于提高治疗效果和减少并发症至关重要。

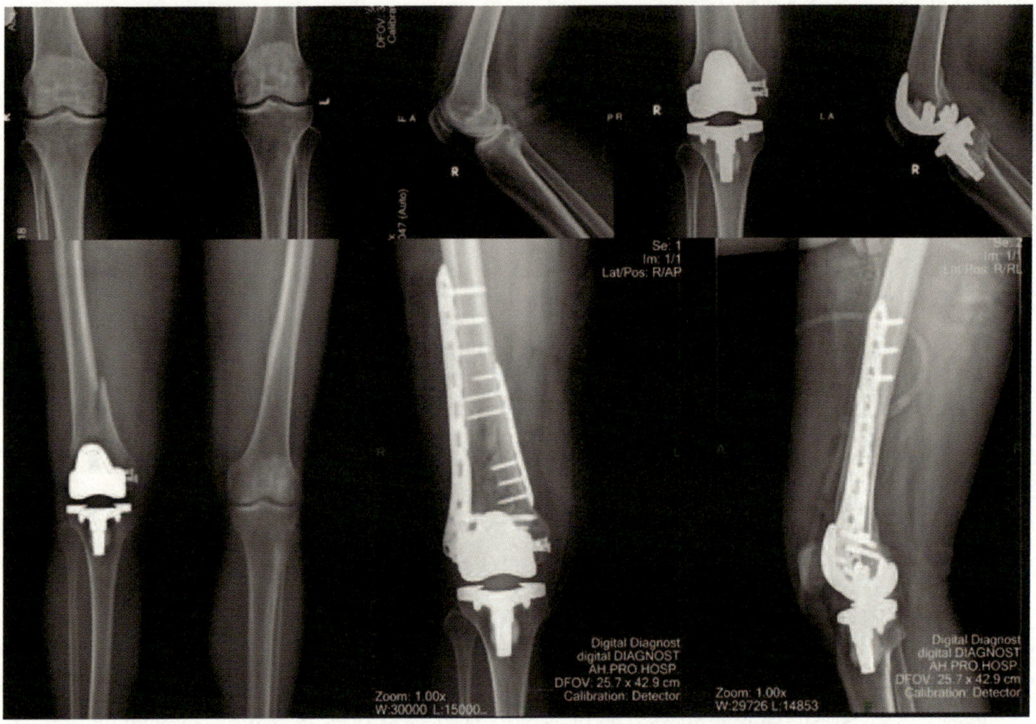

图6.4 膝关节置换术后假体周围骨折的钢板内固定

6.4 假体松动

在全膝关节置换术后2年，胫骨假体的松动率约占10%，而股骨假体很少松动。而铰链式人工膝关节，股骨及胫骨假体的松动则各占一半，松动率高，部分研究报道100%发生松动。在体重大、活动较多的男性骨关节炎的患者，膝关节假体松动率明显增加(图6.5)。

松动的原因包括：① 假体微动，微动是指膝关节假体与骨或骨水泥与骨之间的微小活动，与膝关节置换术后无菌性松动的发生有直接关系。这种微动间隙过大，骨的形成将受到抑制，界面会形成纤维膜，导致假体无法与骨整合。② 应力遮挡，根据Wolff定律，骨在没有承受负荷的位置会发生骨丢失。膝关节假体的植入会导致骨的改造，在假体周围没有承受负荷的区域发生骨丢失，进而引发无菌性松动甚至骨折。③ 磨损颗粒反应，常见的假体磨损颗粒包括骨水泥颗粒（PMMA）、聚乙烯颗粒（PE），金属颗粒包括钛合金颗粒（Ti）和钴铬合金颗粒（Co-Cr）等。研究表明，磨损颗粒导致的单核细胞活化引起的骨溶解的生物学级联反应在假体无菌性松动的发病机理中起着重要作用。

如果X线片上骨水泥型假体周围的骨-骨水泥界面有2 mm以上完整的透亮线，说明假体出现了无菌性松动。2 mm以下的不完整透亮线较常见，与骨水泥型TKA临床效果差没有相关性。非骨水泥型假体周围的透亮线提示该区域没有骨长入。如透亮线宽度不断增加，患者出现关节负重时疼痛逐步明显，也应考虑无菌性松动。

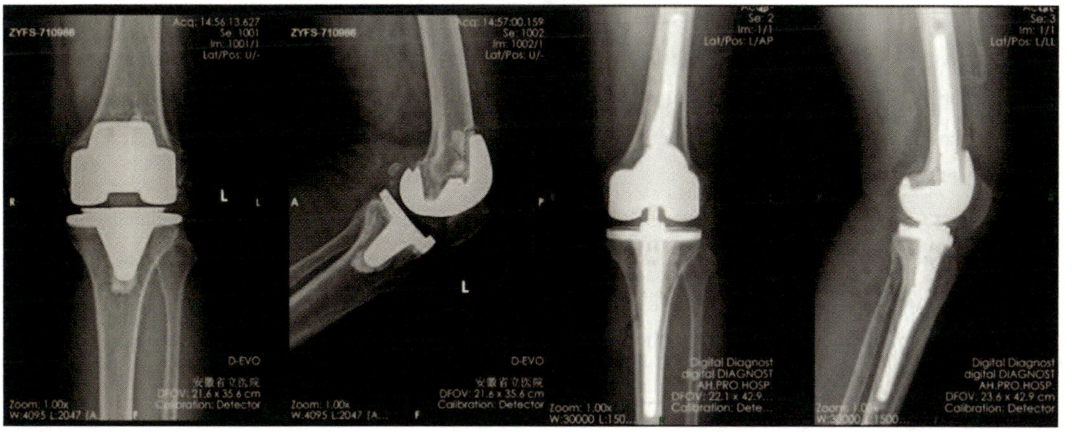

图6.5 膝关节置换术后假体松动的翻修

参考文献

[1] 国家卫生健康委加速康复外科专家委员会骨科专家组，中国研究型医院学会骨科加速康复专业委员会，中国康复技术转化及促进会骨科加速康复专业委员会，等. 骨科大手术加速康复围手术期静脉血栓栓塞症防治专家共识[J]. 中华骨与关节外科杂志，2022，15(10)：754-762.

[2] 徐泽，张贤祚，朱晨，等. 氨甲环酸在全膝关节置换术围手术期的应用[J]. 安徽科技，2023(7)：47-49.

[3] 朱晨，尚希福，孔荣，等. 人 β-防御素 3 体内抑制耐甲氧西林葡萄球菌内植物生物膜感染的机制研究[J]. 生物骨科材料与临床研究，2017，14(4)：1-5.

[4] 朱晨，孔荣，方诗元，等. 人工关节假体周围感染与无菌性松动界膜组织中人 β-防御素 3 的表达差异分析[J]. 生物骨科材料与临床研究，2016，13(2)：12-16.

[5] 徐泽，张贤祚，张林林，等. 全膝关节置换术后深静脉血栓预测模型的建立[J]. 中国矫形外科杂志，2022，30(23)：2123-2128.

[6] 梅家威，张贤祚，朱晨. 生物材料作为治疗内植物相关性感染的药物载体的研究进展[J]. 生物骨科材料与临床研究，2021，18(5)：82-85.

[7] Mei J，Xu D，Wang L，et al. Biofilm microenvironment-responsive self-assembly nanoreactors for all-stage biofilm associated infection through bacterial cuproptosis-like death and macrophage re-rousing

[J]. Advanced Materials, 2023, 35(36): 2303432.

[8] Zhu W, Mei J, Zhang X, et al. Photothermal nanozyme-based microneedle patch against refractory bacterial biofilm infection via iron-actuated janus ion therapy[J]. Advanced Materials, 2022, 34(51): 2207961.

[9] Xu D, Hu J, Mei J, et al. Nanoadjuvant-triggered STING activation evokes systemic immunotherapy for repetitive implant-related infections[J]. Bioactive Materials, 2024, 35: 82-98.

[10] Cheng J, Gan G, Zheng S, et al. Biofilm heterogeneity-adaptive photoredox catalysis enables red light-triggered nitric oxide release for combating drug-resistant infections[J]. Nature Communications, 2023, 14(1): 7510.

[11] Zhang X, Shen X, Bai J, et al. The obesity challenge in joint replacement: a multifaceted analysis of self-reported health status and exercise capacity using NHANES data: a population-based study[J]. International Journal of Surgery, 2024, 110(6): 3212-3222.

[12] Sun J, Wang W, Hu X, et al. Local delivery of gaseous signaling molecules for orthopedic disease therapy[J]. Journal of Nanobiotechnology, 2023, 21(1): 58.

[13] Zhang X, Shen X, Zhang R, et al. Radiographic evaluation of robot-assisted versus manual total hip arthroplasty: a multicenter randomized controlled trial[J]. Journal of Orthopaedics and Traumatology, 2024, 25(1): 33.

[14] Dong J, Wang W, Zhou W, et al. Immunomodulatory biomaterials for implant-associated infections: from conventional to advanced therapeutic strategies[J]. Biomaterials Research, 2022, 26(1): 72.

[15] Su Z, Xu D, Hu X, et al. Biodegradable oxygen-evolving metalloantibiotics for spatiotemporal sono-metalloimmunotherapy against orthopaedic biofilm infections[J]. Nature Communications, 2024, 15(1): 8058.

[16] Gao J Q, Xue Z Q, Huang J Y, et al. Risk of deep vein thrombosis (DVT) in lower extremity after total knee arthroplasty (TKA) in patients over 60 years old[J]. Journal of Orthopaedic Surgery and Research, 2023, 18(1): 865.

[17] Daisuke N, Haruo M, Rieko I, et al. Deep vein thrombosis risk stratification[J]. International Heart Journal, 2013, 54(3): 166-170.

[18] Alhassan S, Leap J, Popuri A, et al. Diagnostic considerations of venous thromboembolic disease[J]. Critical Care Nursing Quarterly, 2017, 40(3): 210.

[19] Barrosse-Antle M E, Patel K H, Kramer J A, et al. Point-of-care ultrasound for bedside diagnosis of lower extremity DVT[J]. Chest: The Journal of Circulation, Respiration and Related Systems, 2021(5): 160.

[20] Xie J, Yu H, Wang F, et al. A comparison of thrombosis in total knee arthroplasty with and without a tourniquet: a meta-analysis of randomized controlled trials[J]. Journal of Orthopaedic Surgery and Research, 2021, 16(1): 408.

[21] Cosmi B. Management of superficial vein thrombosis[J]. Journal of Thrombosis & Haemostasis Jth, 2015, 13(7): 1175-1183.

[22] Ribera A, Morata L, Moranas J, et al. Clinical and microbiological findings in prosthetic joint replacement due to aseptic loosening[J]. J Infect, 2014, 69(3): 235-243.

7 膝关节置换术后康复治疗

7.1 康复治疗原则

康复治疗分为术前康复宣教及术后辅助康复。术前康复宣教介绍术后合适的体位摆放，并进行心理指导，消除患者对手术的恐惧及对术后康复的畏难情绪。患者人手一本康复手册，其中涵盖了所有术前预康复内容，特别是主动膝关节功能锻炼，增强肌力、关节活动度，兼顾认知-行为能力锻炼、术后注意事项、术后基础活动和日常生活活动的参与等内容，这些术前课程可以解决患者术前存在的一些疑虑，并教会患者在入院前正确设置适合康复的居家环境和协助日常生活活动能力的辅助设备。

7.1.1 术后各阶段康复治疗要点

1. 急性期阶段(最初3天~2周)

在该阶段，康复目标是使患者在膝关节功能上达到安全出院回家或者可以进一步转入康复中心接受康复训练的水平。这个阶段的重点是对患者进行宣教、转移训练、步行训练、上下楼梯训练，以及进行膝关节活动度（ROM）训练、患侧下肢力量的恢复和适应性的功能性运动训练。术前早期的康复训练有利于提高术后，特别是术后早期患肢力量和恢复膝关节ROM。此阶段建议患者在可耐受的范围内尽可能主动活动以降低去适应作用，提高直立活动的耐受性，开始功能性的ROM训练，并重新获得一般的活动能力。急性期不建议患者长时间端坐，以避免静止体位导致患侧膝关节僵硬。患者应交替性地进行行走、坐及患肢抬高卧床休息。卧床时间随着术后时间的推移要逐渐缩短，同样也要建议患者避免过多地站立或行走，尽管直立行走训练可以促进外周血液循环，但是过度的活动会增加脉管系统压力，造成软组织肿胀，反而使愈合过程变慢。所以活动和休息之间的平衡很重要，治疗师需要监测个体化运动训练后的反应并相应地对运动训练作出调整。

除了遵循一般的运动训练指南外，患者还应根据治疗师的指导进行患肢的抬高和定期使用冷疗以预防术后发生肿胀和疼痛。同时患者可服用医师开具的抗炎药物，以及选择性地应用弹力袜，以有效控制术后肿胀。冷疗已经被证明可以有效地控制水肿，减轻肌张力，并产生镇痛作用，有利于恢复ROM及缓解疼痛。

急性期阶段康复的另一部分内容是对患者日常生活能力的指导，建议患者使用可辅助日常生活活动能力的辅具，如助行器、长柄鞋拔、长柄浴刷、穿袜器等，随着患者患肢ROM的增加、力量的恢复、耐力的增加、平衡性及独立运动能力的提升将逐渐弃用这些辅具。通过转移和步行训练，教会患者各种功能性的活动技巧。使用适应性的辅助装置上下床、座椅、汽车座位和如厕，例如可以使用升高的坐垫、高马桶座等方便患者进行从坐到站立的活动。教导患者以适当的方法在初始阶段进行非交替的上下台阶。当患肢肌肉力量和膝关节ROM达到目标范围时，就可以指导患者进行交替性的上下台阶训练。最后教导患者以恰当的步行机制来恢复正常步态。患者做这些训练的能力取决于患者膝关节ROM及肌肉力量和平衡能力的恢复程度。

2. 亚急性期阶段（术后2~8周）

这个阶段的重点是继续改进患者的膝关节ROM和协助患者恢复肌力、耐力和平衡水平，以进行更高水平的日常活动能力。随着患者膝关节疼痛、ROM、力量和平衡的进一步改善，可以逐步弃用辅助器具，同时再调整转移和步行训练，以恢复正常的动作。在TKA术后4～6周患者可以恢复驾驶活动，患者需要谨慎参加的运动包括跑步和跳跃等，这些运动会产生高冲击力。恢复期阶段（术后9～16周），此阶段目标是持续控制水肿和疼痛，AROM屈曲大于115°，伸直0°，最大限度恢复下肢力量、膝关节控制和灵活性，独立完成日常生活活动，恢复至患者年龄段的正常活动水平。建议患者参与的娱乐活动包括非负重下关节活动度训练、肌力训练、八段锦、蹬车、游泳等活动，每周定期训练2～3次，每次45 min，训练强度应循序渐进：低、中等强度训练可提高伸屈肌力，但在减轻疼痛、改善躯体功能方面以中等强度更佳。

7.1.2 其他膝关节术后康复要点

与TKA相比，UKA在术后康复上可预测性更好，术后关节功能更佳，在围手术期康复功能锻炼上没有严格要求。但是，积极功能锻炼可增加肌肉力量，改善关节活动度，减轻术后疼痛，缩短术后恢复时间，减少相关并发症，减少住院时间及费用。麻醉恢复后即可床上或下床功能锻炼，锻炼内容包括肌肉力量训练、关节活动度训练等，如股四头肌收缩练习、踝泵运动、直腿抬高运动及踝关节抗阻屈伸运动等，但需要循序渐进。鼓励患者术后早期下床活动，应因人而异，需在助行器的辅助下进行。良好的疼痛控制有利于进行积极主动的功能康复。HTO术后康复包括术后膝关节ROM、肌力训练和借助辅助器具部分负重（20 kg），持续2周。从术后第3周开始，每周负重增加20 kg，直至完全负重，术后3个月允许恢复运动，例如慢跑、骑自行车和游泳。

7.1.3 膝关节术后注意事项

养成良好的生活习惯是日后保护关节的第一步,日常生活或工作中避免蹲、跪的姿势,注意膝关节保暖,必要时佩戴护膝。选择合适的鞋子,可以减少对关节的撞击与压力。为了延长假体使用寿命,需要控制体重,尽量避免运动量大、负荷重的体育活动和工作。早期康复需注意:避免一次性长时间坐或站立,尽量不要超过半小时;避免长时间或过多行走,这样会加重肿胀和疼痛的发生,一般建议步行10 min左右,每天3~4次;避免在严重疼痛、伤口渗血的情况下进行康复训练。

7.2 围手术期康复锻炼图示

患者术后由运动医学科专业康复医生对患者进行康复锻炼宣教,图7.1~图7.11展示了膝关节置换术后帮助患者快速进行康复的康复动作。

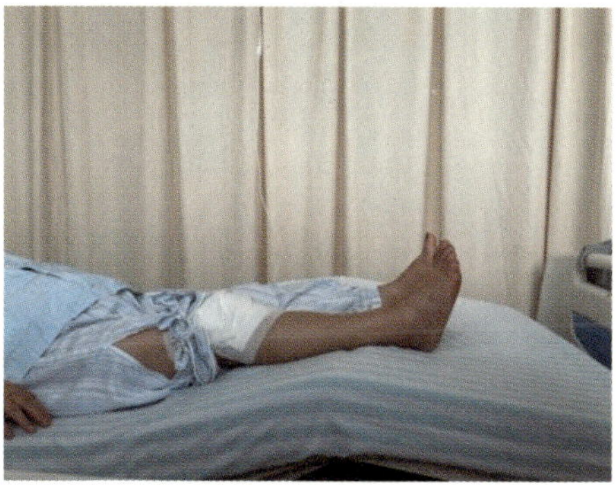

图7.1 下肢体位摆放

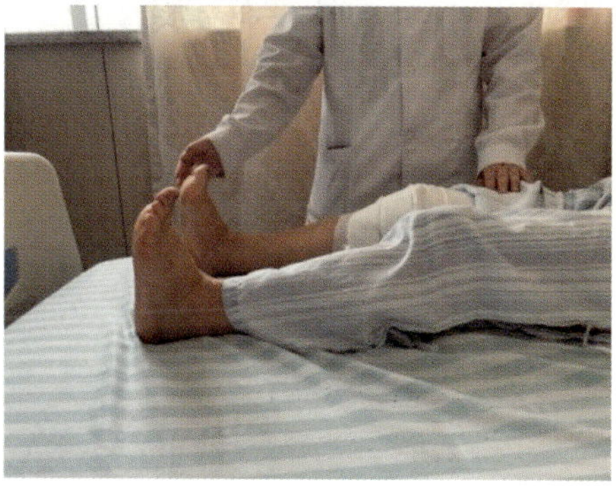

图7.2 踝泵运动

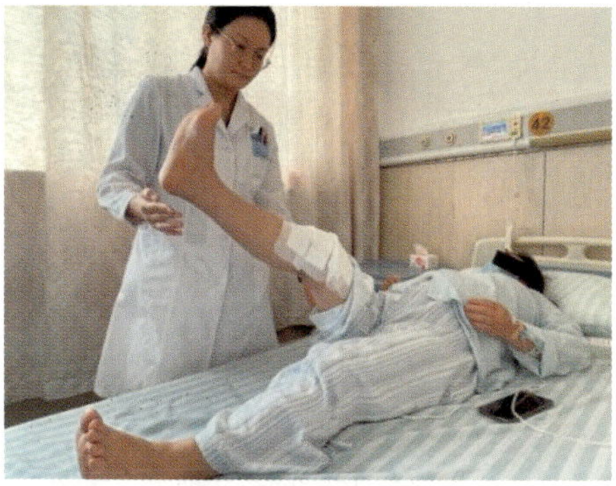

图7.3 肌力训练

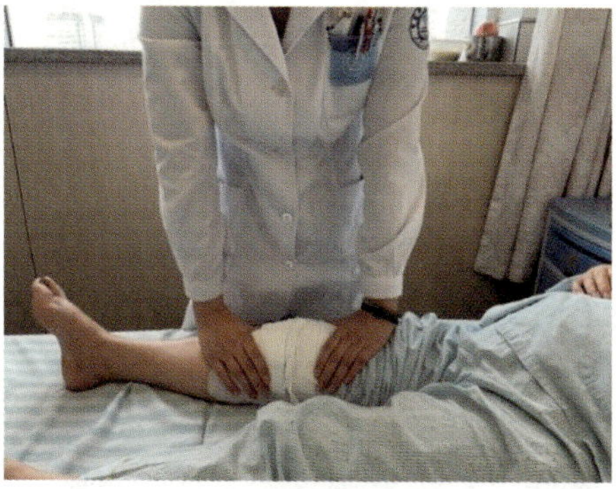

图7.4 被动伸膝

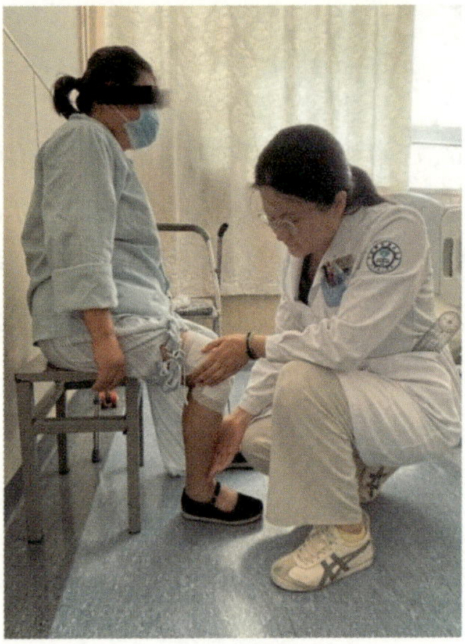

图7.5 屈膝角度训练

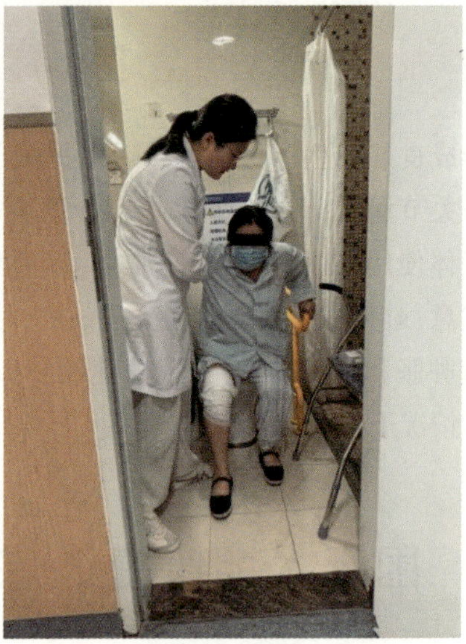

图7.6 如厕

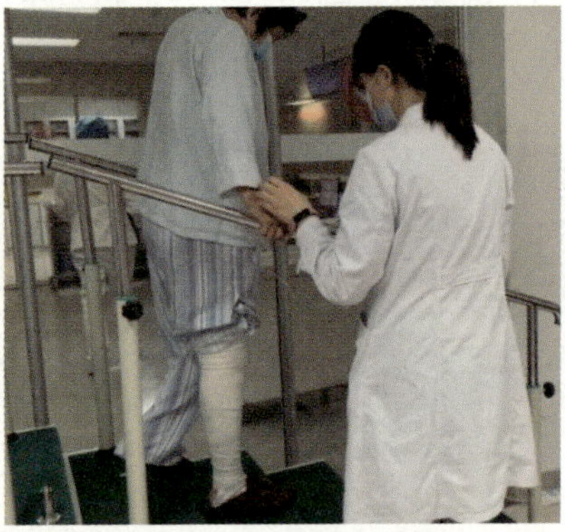

图7.7 术后上下楼梯

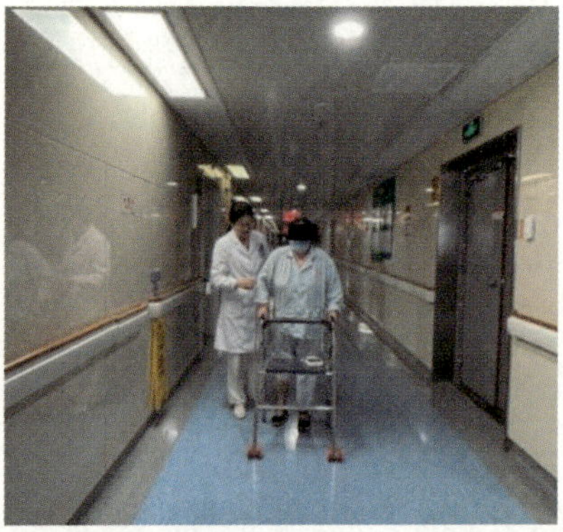

图7.8 辅助步行

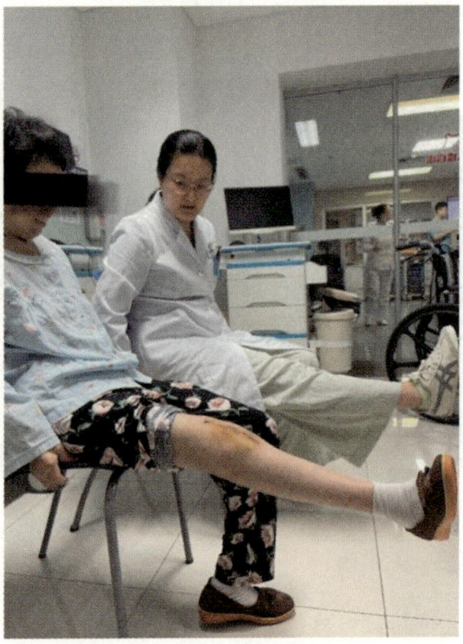

图7.9 坐位直抬腿

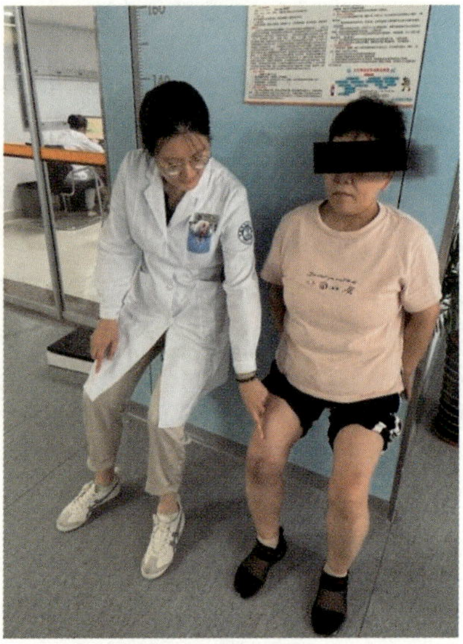

图7.10 靠墙静蹲

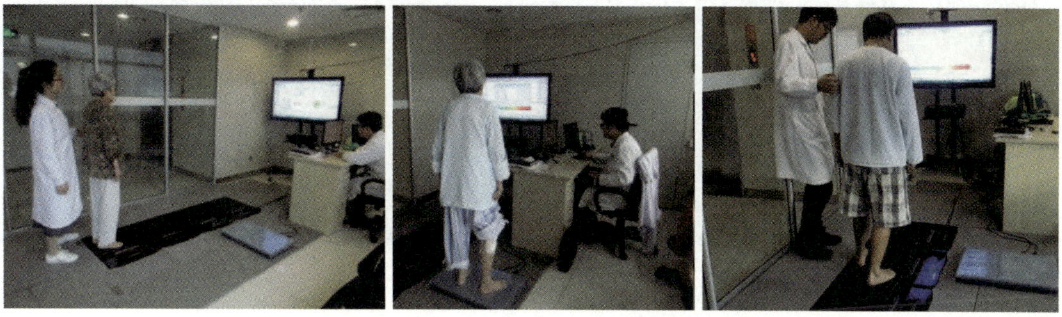

图7.11 膝关节康复的仪器步态分析评估

参考文献

[1] 吴鸣,倪朝民,黄炎,等. 全膝关节置换的早期康复[J]. 中国临床保健杂志, 2021, 24(2): 162-166.

[2] 马玉宝, 孙凤龙, 米立新, 等. 高位胫骨截骨术与全膝关节置换术术后膝关节功能的对比研究[J]. 中国临床医生杂志, 2020, 48(12): 1470.

[3] 刘强,熊小云,杨曼,等. 全膝关节置换术后康复治疗的研究进展[J]. 中华物理医学与康复杂志, 2020, 42(8): 760-763.

[4] 李冉,杜巨豹,曹光磊,等. 骨科康复一体化模式对全膝关节置换术患者运动功能的效果[J]. 中国康复理论与实践, 2022, 28(2): 144-149.

[5] 张启栋, 曹光磊, 何川, 等. 膝关节单髁置换术围手术期管理专家共识[J]. 中华骨与关节外科杂志, 2020, 13(4): 265-271.

[6] 毕然然, 张顺, 耿二瑞. 超早期康复干预对单髁置换术后患者膝关节功能恢复的影响[J]. 中华物理医学与康复杂志, 2019, 41(7): 532.

[7] Morris J, Grant A, Kulkarni R, et al. Early results of medial opening wedge high tibial osteotomy using an intraosseous implant with accelerated rehabilitation[J]. European Journal of Orthopaedic Surgery & Traumatology, 2019, 29: 147-156.

[8] Lansdaal J R, Mouton T, Wascher D C, et al. Early weight bearing versus delayed weight bearing in medial opening wedge high tibial osteotomy: a randomized controlled trial[J]. Knee Surgery, Sports Traumatology, Arthroscopy, 2017, 25: 3670-3678.

[9] Soffin E M, YaDeau J T. Enhanced recovery after surgery for primary hip and knee arthroplasty: a review of the evidence[J]. BJA: British Journal of Anaesthesia, 2016, 117(suppl_3): iii62-iii72.

[10] Gree A, Hayda R. Postoperative orthopaedic rehabilitation[M]. Philadelphia: Lippincott Williams & Wilkins, 2017.

[11] Jette D U, Hunter S J, Burkett L, et al. Physical therapist management of total knee arthroplasty[J]. Physical Therapy, 2020, 100(9): 1603-1631.

下篇
髋 关 节

8 DAA概述

髋关节的前方入路利用缝匠肌和阔筋膜张肌间隙显露髋关节。前方入路的近端部分可以充分显露髂骨和髋关节,使用前方入路或该入路的一部分几乎能完成所有的髋关节手术。在小儿骨科先天性髋关节发育不良的外科治疗中,前方入路仍然是一种标准的髋关节手术入路。然而,在成人骨科领域,前方入路更多地被用来暴露股骨头的前外侧面、股骨颈和髋臼的前侧来治疗股骨头骨折、切除异位骨化和病灶的组织活检。随着对髋股撞击征、髋关节表面置换以及微创全髋关节置换兴趣的增加,前方入路受到越来越多医生的青睐,有逐渐成为髋关节外科常规手术入路的趋势。为了进一步认识前方入路髋关节置换(direct anterior total hip arthroplasty,DAA),我们认为对髋关节前方入路的发展历史进行了解是十分必要的。

8.1 DAA发展历史

Bernhard Bardenheuer,Otto Gerhard Karl Sprengel以及Larghi被认为是髋关节前方入路的创始人。但是,德国外科医生Carl Hueter于1881年在他的经典著作《Grundriss der Chirurgie》中首次描述了使用髋关节前方的斜形切口,经缝匠肌和阔筋膜张肌间隙显露髋关节,因此被公认为前方入路的先驱(图8.1)。

1917年,美国医生Smith-Petersen首次在英文文献中推广使用髋关节前方入路治疗先天性髋关节发育不良。由于Smith-Petersen整个职业生涯都致力于该手术入路的研究和传播,所以该入路又被称为"Smith-Petersen入路"(图8.2)。在Carl Hueter首次描述髋关节前方入路和Smith-Petersen广泛使用、发展该手术入路之后,许多外科医生陆续报道应用该入路治疗各种髋关节疾病,如先天性髋关节脱位、股骨颈骨折、髋臼骨折、髋股撞击征等。

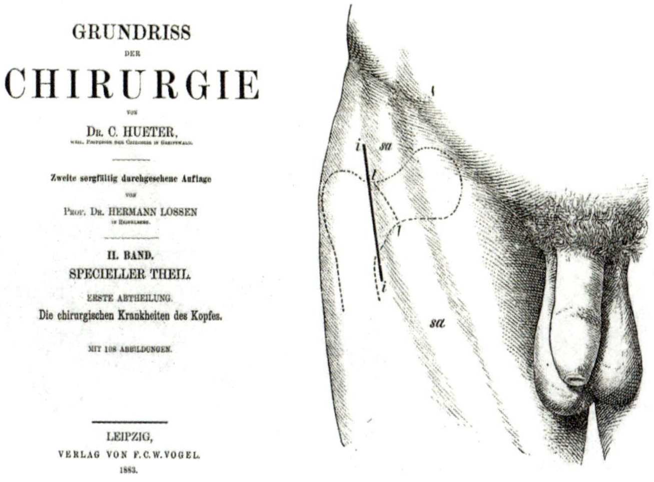

图8.1 髋关节前方入路的原始插图

引自:Hueter C. Grundriss der Chirurgie[M]. 2nd edition. Leipzig: FCW Vogel, 1883.

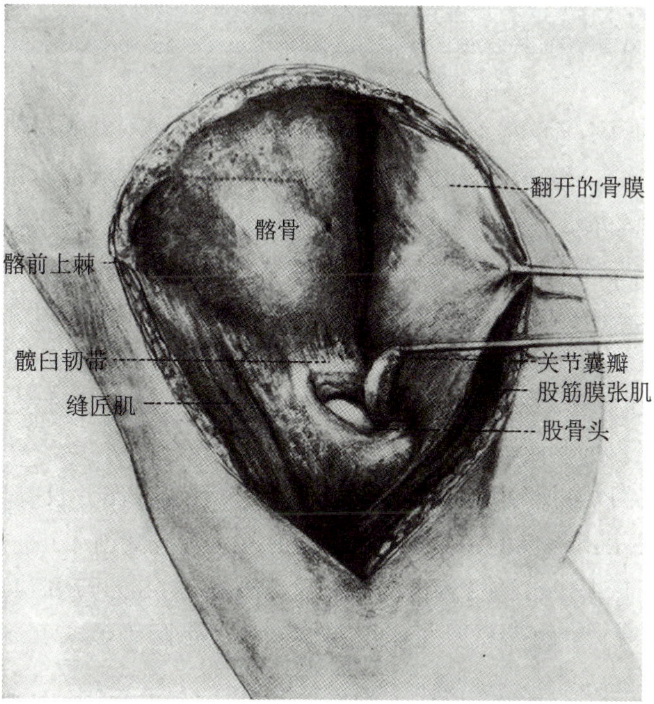

图8.2 1917年Smith-Petersen描述的原始入路

引自: Smith-Petersen M N. A new supra-articular subperiosteal approach to the hip joint[J]. J Bone Joint Surg Am, 1917, s2-15: 595.

前方入路在髋关节置换领域的应用可以追溯到1949年,Smith-Petersen介绍应用前方入路完成钴铬钼材料铸模髋关节成形术(图8.3)。1950年,法国外科医生Judets报道,300例患者通过Hueter描述的前方入路切除病变的股骨头,完成人工股骨头置换并获得优良的髋关节功能,进而替代Whitman髋关节重建。1955年,来自圣路易斯的O'Brien报道,使用髋关节前方直切口在股骨髓腔中插入Fred Thomson假体，因术中不切断肌肉，所以术后不需要限制髋关节活动。

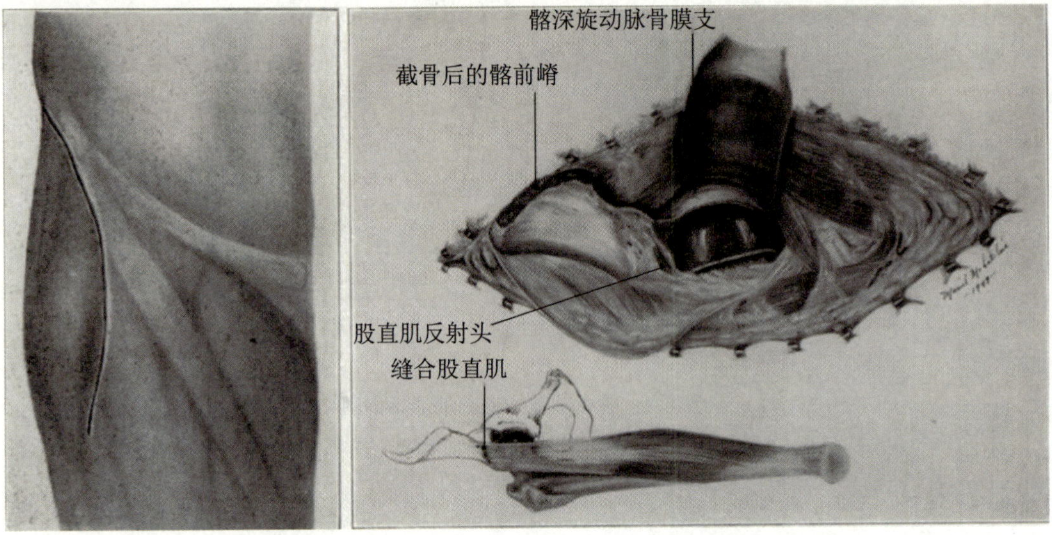

图8.3　前方入路钴铬钼铸模髋关节成形术

引自：Smith-Petersen M N. Approach to and exposure of the hip joint for mold arthroplasty[J]. J Bone Joint Surg Am, 1949, 31(1):40-46.

起初，髋关节前方入路被众多外科医生尝试主要是因为其对髋部周围肌肉损伤小，但很多医生随后发现了该入路的局限性。1979年，现代全髋关节置换之父John Charnley报道采用外侧大转子截骨入路进行全髋关节置换术，大转子截骨入路具有更高的可重复性，加之Charnley低摩擦人工关节的流行，前方入路开始淡出了人们的视野。

随着全髋关节置换术的继续发展，Judets再次拿起指挥棒，1985年他报道采用前方入路完成全髋关节置换的手术经验，在骨科手术床的帮助下术中脱位髋关节，依次显露股骨头颈和髋臼，手术操作相对简单。因为没有进行股骨大转子截骨术，术后早期髋关节功能康复成为可能。近些年，随着微创全髋关节置换理念的进步，多项研究指出微创后方入路、经臀肌入路以及前外侧入路较传统的髋关节手术入路并没有明显的优势，这些所谓微创入路仅是手术切口的缩短，并不是真正意义上的微创入路。因此，由Judets倡导的应用骨科牵引床髋关节前方入路行全髋关节置换，经Siguier和Matta等报道受到广大骨科医生的推崇。然而，特殊骨科牵引床的需求似乎阻碍了这项技术被更为广泛地接受。

2014年开始，尚希福教授对直接前方入路全髋关节置换手术体位和切口定位进行改良，侧卧位直接前方入路全髋关节置换技术应运而生，侧卧位下术中患肢后伸、外旋和内收较平卧位幅度更大，不需要特殊手术牵引床，可以使用常规全髋置换器械及假体完成手术，并在2016年将部分早期病例的临床随访结果发表。

8.2 侧卧位DAA的优势

8.2.1 对患者的益处

（1）通过肌间隙进入，保护肌肉完整性，术后疼痛减轻，术后快速恢复。

（2）低脱位率，无术后禁忌体位，理论上术后的髋关节活动无受限。

8.2.2 对医生的益处

（1）使用普通的手术床获得安全的患者体位，不需要特殊的设备，无额外成本投入。

（2）符合传统后外侧入路的手术操作习惯，更容易理解且学习曲线较短。

（3）通过合适的组织分离，暴露髋臼和股骨侧获得良好的手术视角。

（4）可评估组织张力及植入假体后的稳定性，可以在手术中进行下肢长度对比。

参考文献

[1] Wikipedia. Carl Hueter[EB/OL]. (2008-5-31). http://de.wikipedia.org/wiki/Carl_Hueter.

[2] Smith-Petersen M N. A new supra-articular subperiosteal approach to the hip joint[J]. J Bone Joint Surg Am, 1917, 2(8): 592-595.

[3] Smith-Petersen M N. Approach to and exposure of the hip joint for mold arthroplasty[J]. J Bone Joint Surg Am, 1949, 31(1): 40-46.

[4] Judet J, Judet R. The use of an artificial femoral head for arthroplasty of the hip joint[J]. The Journal of Bone & Joint Surgery British Volume, 1950, 32(2): 166-173.

[5] O'Brien R M. The technic for insertion of femoral head prosthesis by the straight anterior or Hueter approach[J]. Clinical Orthopaedics and Related Research®, 1955, 6: 22-26.

[6] Charnley J. Low friction arthroplasty of the hip: theory and practice[M]. Berlin: Springer Science & Business Media, 2012.

[7] Judet J, Judet H. Voie d'abord antérieur dans l'arthroplastie totale de la hanche[J]. La Presse médicale (1983), 1985, 14(18): 1031-1033.

[8] Siguier T, Siguier M, Brumpt B. Mini-incision anterior approach does not increase dislocation rate: a study of 1037 total hip replacements[J]. Clinical Orthopaedics and Related Research (1976-2007), 2004, 426: 164-173.

[9] Matta J M, Shahrdar C, Ferguson T. Single-incision anterior approach for total hip arthroplasty on an orthopaedic table[J]. Clinical Orthopaedics and Related Research®, 2005, 441: 115-124.

[10] Chen M, Luo Z, Ji X, et al. Direct anterior approach for total hip arthroplasty in the lateral decubitus position: our experiences and early results[J]. The Journal of arthroplasty, 2017, 32(1): 131-138.

9　髋关节的解剖结构与生物力学

9.1　髋关节周围肌肉

髋关节(hip joint)是人体最大的球窝关节，由髋臼与股骨头组成，连接骨盆与下肢。髋关节周围有丰富的肌肉覆盖，根据肌肉的起点和止点可判断其功能。辨别髋关节前方浅层(图9.1)与深层肌肉(图9.2)对直接前方手术入路操作极其重要。

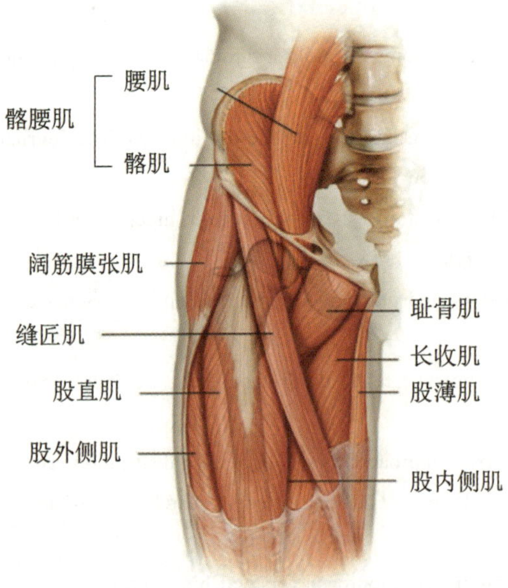

图9.1　髋关节前方浅层肌肉解剖(前面观)

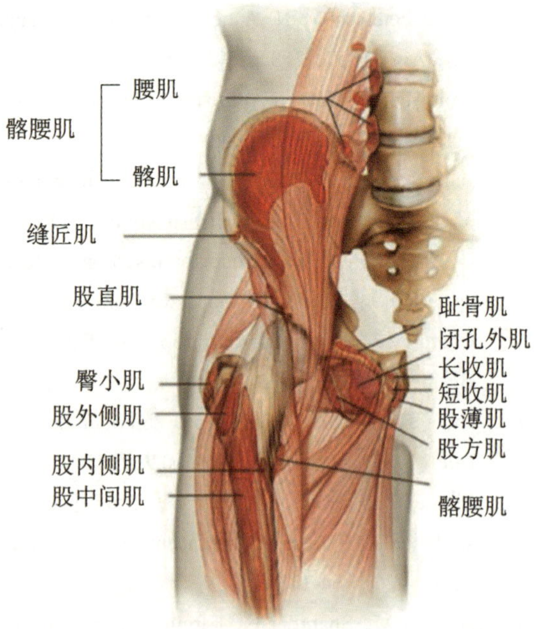

图9.2 髋关节前方深层肌肉解剖(前面观)

髋关节层面前方肌肉主要由缝匠肌、阔筋膜张肌、股直肌和髂腰肌组成(图9.3)。缝匠肌由股神经支配，阔筋膜张肌由臀上神经支配，缝匠肌与阔筋膜张肌间的神经界面是显露髋关节的理想入路。

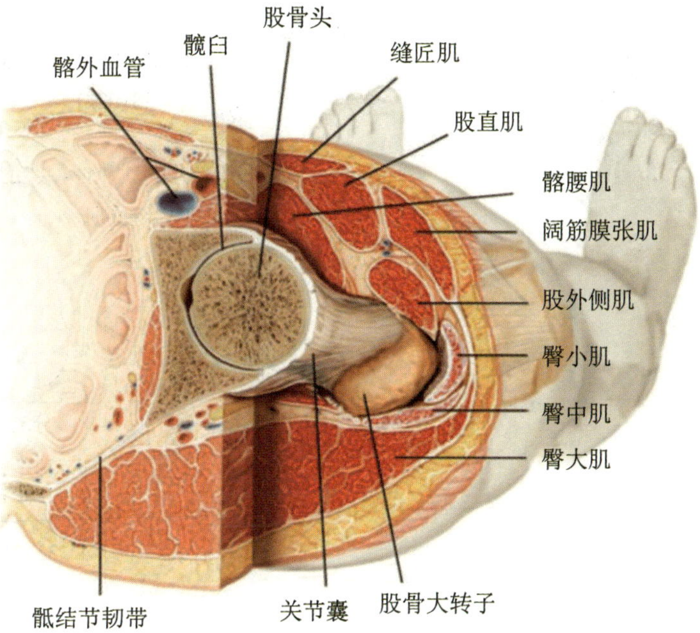

图9.3 髋关节周围软组织解剖(水平位)

9.2 股外侧皮神经

起源:股外侧皮神经(lateral femoral cutaneous nerve, LFCN)为来自第2、3腰神经前支后股的纯感觉神经。

行径与神经支配:股外侧皮神经在腰大肌外斜向外下方,经髂肌前面在髂前上棘内侧穿过腹股沟韧带下方至股部,经缝匠肌前后面或穿过该肌肉上部,分成前后二支,从阔深筋膜深面穿出至浅筋膜(图9.4)。前支负责髌膝及大腿前方的皮肤感觉,在髂前上棘下侧约10 cm处穿出阔筋膜。后支负责大腿外侧皮肤的感觉。

风险:股外侧皮神经位于直接前方入路切口附近,术中直接切断或过度牵拉容易导致股外侧皮神经损伤。为了避免股外侧皮神经损伤,手术切口偏外,缝匠肌与阔筋膜张肌间隙外侧2 cm处切开阔筋膜张肌筋膜,术中操作轻柔,有利于避免医源性股外侧皮神经损伤。然而,一项尸体研究表明,由于股外侧皮神经存在解剖变异,经直接前方入路显露髋关节的大约30%的患者难免股外侧皮神经损伤(图9.5)。

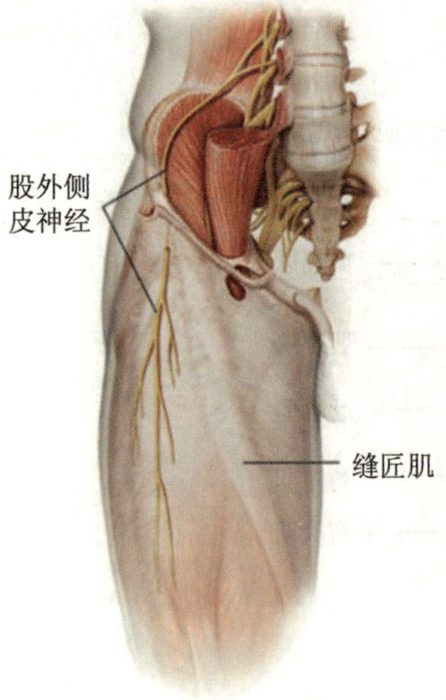

图9.4　股外侧皮神经

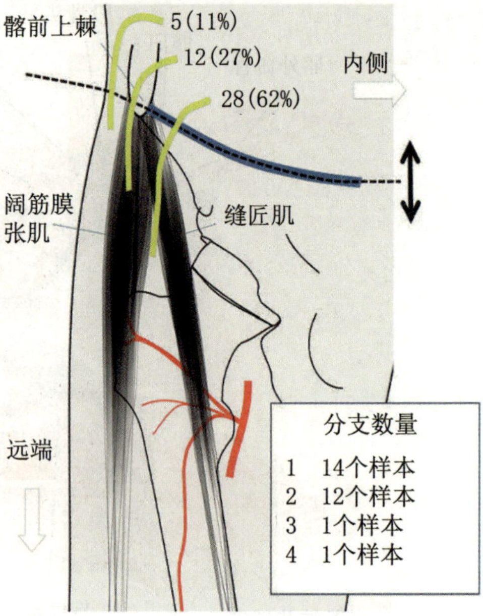

图9.5　股外侧皮神经变异

引自：Rudin D, et al. The anatomical course of the lateral femoral cutaneous nerve with special attention to the anterior approach to the hip joint[J]. J Bone Joint Surg Am, 2016, 98: 561-567.

9.3　股神经

起源：股神经(femoral nerve)为源自第1～4腰神经组成的腰骶神经丛。

行径与神经支配：股神经沿髂肌前面下行穿过腹股沟韧带下方至股部，位于股动脉与股静脉外侧。运动支分别支配腰大小肌、髂肌、股四头肌、缝匠肌和耻骨肌(图9.6)。感觉支隐神经分布于髌下方、小腿前内侧面至足的内侧缘，前皮支支配大腿前面皮肤感觉。

风险：由于股神经位于髋臼前缘，显露髋关节时髋臼前缘拉钩放置不当可出现股神经压迫性损伤。另外，术中肌间隙入路错误，偏内侧进入容易导致股神经直接损伤。经直接前方入路切口远端延伸时，可引起股神经分支损伤，出现缝匠肌与股四头肌运动功能不同程度的丧失(图9.7)。

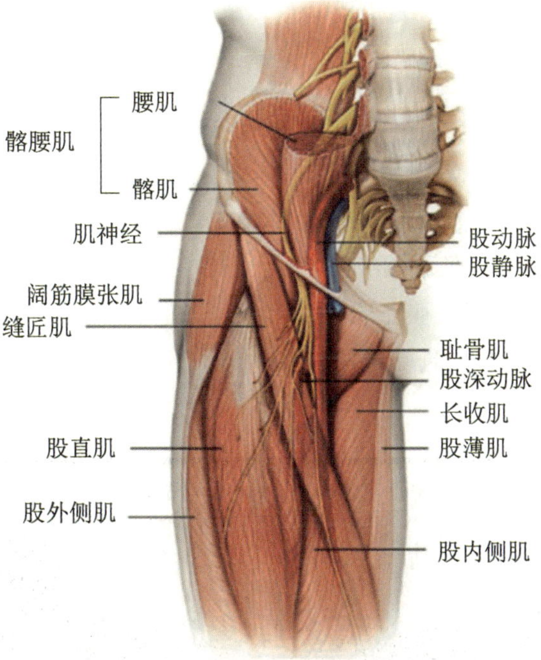

图9.6 股神经

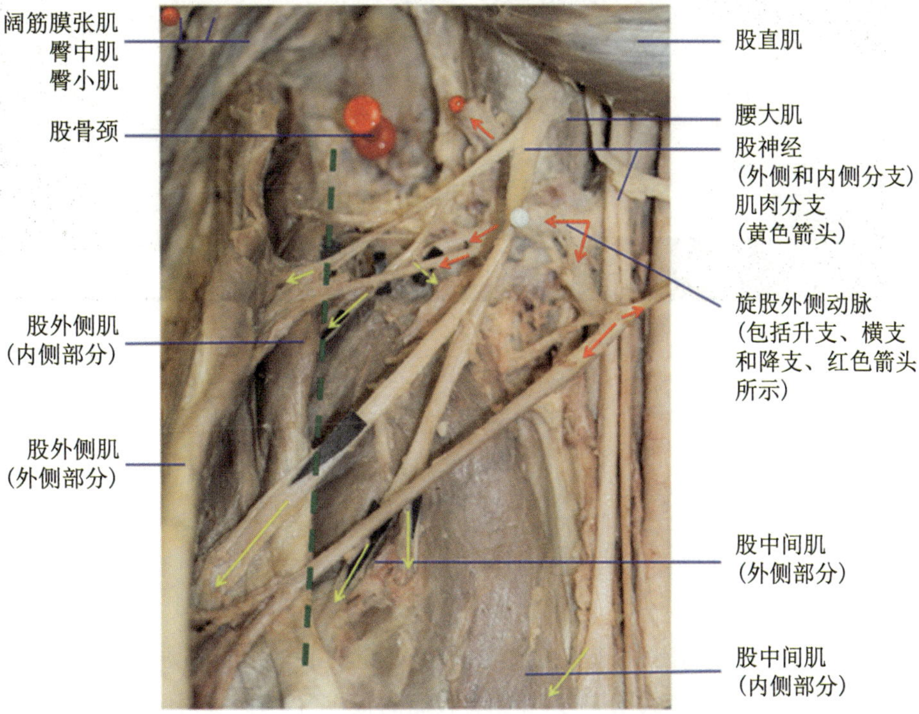

图9.7 股骨近端解剖结构(前面观)

绿色虚线代表髋关节直接前方入路切口的远端延伸。股神经分支向外侧扩展,支配股外侧肌和股中间肌的外侧部分。引自:Grob K, et al. Distal extension of the directanterior approach to the hip poses risk toneuro-vascular structures: an anatomical study[J]. J Bone Joint Surg Am, 2015, 97(2): 126-132.

9.4 臀上神经

起源:臀上神经(superior gluteal nerve)为源自L4、L5和S1神经的背支组成的骶丛。

行径与神经支配:由梨状肌上孔出盆腔,行于臀中肌与臀小肌之间,继与臀上动脉深支伴行,支配臀中肌、臀小肌和阔筋膜张肌(图9.8)。

风险:直接前方入路切口向近端延伸和臀中、小肌下方肌肉拉钩的过度牵引可引起臀上神经损伤。

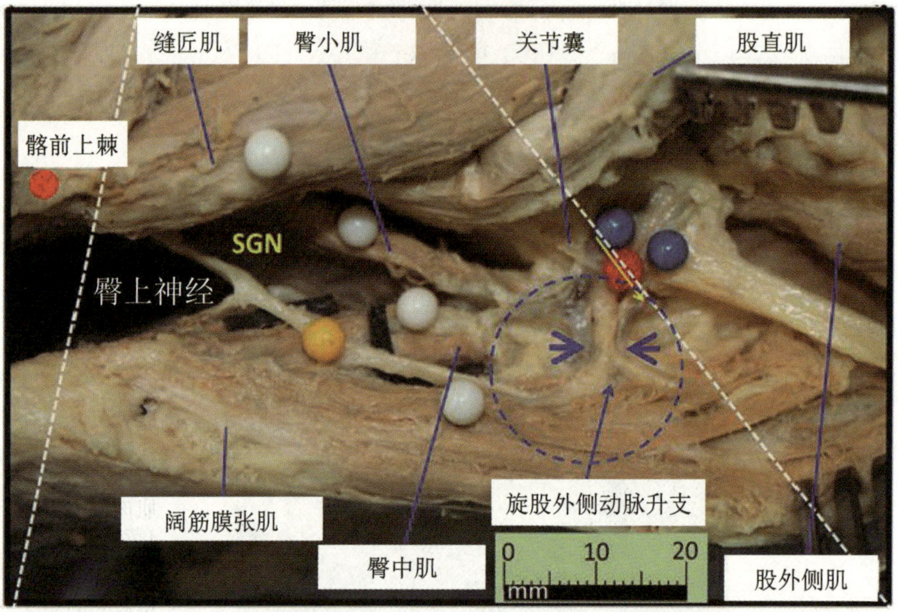

图9.8 臀上神经(前面观)

引自:Grob K, et al. Potential risk to the superior gluteal nerve during the anterior approachto the hip joint: An anatomical study[J]. J Bone Joint Surg Am, 2015, 97(17):1426-1431.

9.5 作用于髋关节的生物力学

髋关节通过头、臼软骨面相互接触传导重力,正常的股骨颈的应力分布应为合力通过颈中心的偏下方,内侧有较高的压应力,外侧有较高的张应力。通常作用于髋关节的力可分为张应力、压应力、弯曲应力和剪切应力四种。由于股骨干的力学轴线是自股骨头的旋转中心至股骨内外髁的中点,力线内移(图9.9)。因此,股骨上端承受的剪切应力最大,大转子以下多因弯曲和旋转应力而骨折,因此,在DAA术中须注意髋关节大转子周围组织松解不彻底时,在不当应力下引起的大转子及股骨上端骨折。

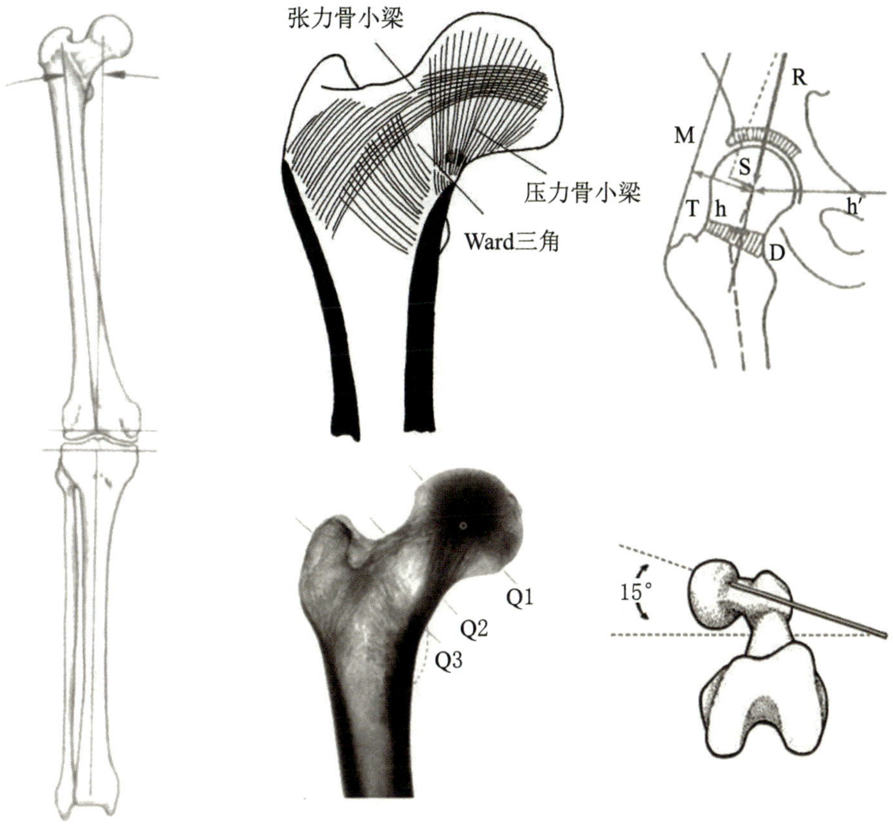

图9.9 髋关节的生物力学

参考文献

[1] Rudin D, Manestar M, Ullrich O, et al. The anatomical course of the lateral femoral cutaneous nerve with special attention to the anterior approach to the hip joint[J]. J Bone Joint Surg Am, 2016, 98(7): 561-567.

[2] Grob K, Monahan R, Gilbey H, et al. Distal extension of the direct anterior approach to the hip poses risk to neurovascular structures: an anatomical study[J]. J Bone Joint Surg Am, 2015, 97(2): 126-132.

[3] Grob K, Manestar M, Ackland T, et al. Potential risk to the superior gluteal nerve during the anterior approach to the hip joint: an anatomical study[J]. J Bone Joint Surg Am, 2015, 97(17): 1426-1431.

10 侧卧位DAA的适应证与禁忌证

适应证

随着直接前方入路(direct anterior approach, DAA)逐渐成为流行的髋关节手术入路，越来越多的骨科医生将DAA入路应用于股骨头置换、髋关节表面置换、初次全髋关节置换，甚至髋关节翻修术。侧卧位直接前方入路初次全髋关节置换的手术适应证主要为年龄大于18岁，各种原因引起的终末期髋关节病变伴严重髋部疼痛和(或)功能障碍需要全髋关节置换者，包括高龄患者股骨颈移位性骨折(Garden Ⅲ 或Ⅳ型)、创伤性髋关节炎、股骨头缺血性坏死(Ficat Ⅲ、Ⅳ期)、髋关节骨性关节炎、先天性髋关节发育不良(Crowe Ⅰ、Ⅱ型)、类风湿性关节炎、强直性脊柱炎、股骨头颈部良性骨肿瘤等。

对于初次尝试DAA的骨科医生，为了缩短DAA全髋置换术的学习曲线，降低早期因手术技术引起的并发症，建议选择相对简单且容易的病例。肥胖虽不是直接前方入路的手术禁忌证，但过度肥胖患者会影响手术的显露，另外，髋部肌肉不能过于发达，二者均可能导致股骨侧的暴露困难。避免选择髋内翻或股骨颈短的患者，选择髋关节解剖形态相对正常、髋关节活动度大的患者。对于类风湿性关节炎、强直性脊柱炎等引起的炎性髋关节疾病，可在一定DAA手术经验积累后开展，髋关节僵直术中手术者需要熟练掌握前方入路软组织松解方法，松解不彻底可能导致股骨近端难以显露，出现股骨大转子尖部骨折、股骨近端骨折、股骨假体位置安放错误以及复位困难等。

侧卧位DAA全髋置换术的优点在于髋臼侧显露清楚，但髋臼后壁缺损患者术中可能需要重建髋臼后壁或后柱，手术操作困难，不建议选择直接前方入路。此外，对于新手，尚有以下情况不宜选择直接前方入路进行全髋关节置换术：股骨近端畸形需要辅助股骨大转子滑移截骨术、肢体短缩、股骨大转子上移严重、股骨大转子延伸截骨术和转子下截骨术(图10.1)；Crowe Ⅳ型发育性髋关节脱位(图10.2)；先前髋部骨折内固定残留需要经原外侧入路或后方入路取出内固定物(图10.3)；严重骨质疏松前路手术操作高骨折风险的患者。

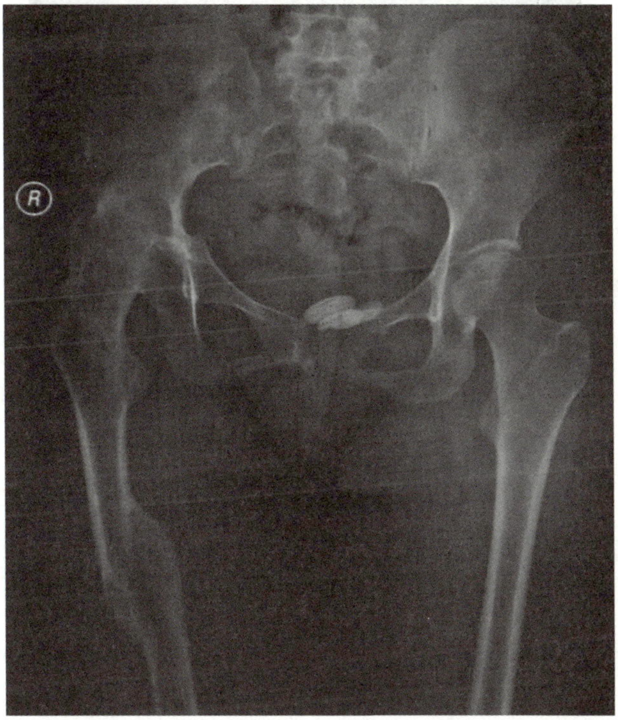

图10.1 创伤后髋关节融合伴股骨近端畸形

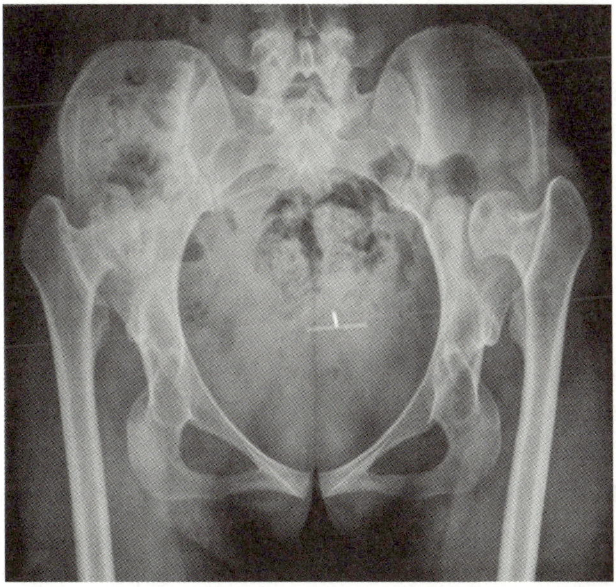

图10.2 髋关节发育不良股骨头高位脱位(Crowe Ⅳ型)

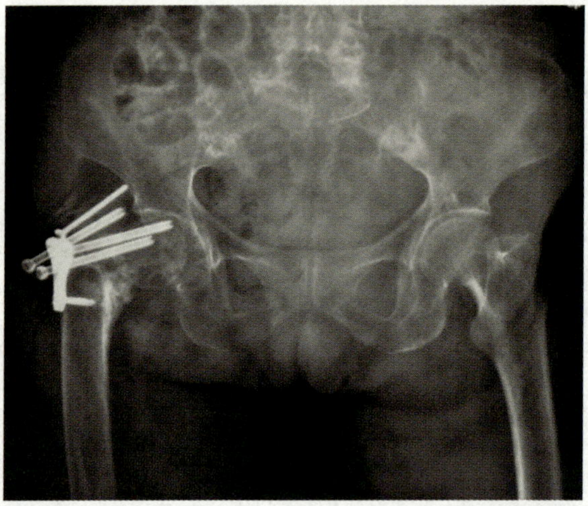

图 10.3　髋部骨折外侧入路内固定术后伴内固定残留

禁忌证

侧卧位直接前方入路全髋关节置换术的手术禁忌证类似于传统手术入路全髋关节置换术，即髋关节感染疾病、外展肌力量丧失、骨质快速破坏的任何病变和神经性关节疾病、合并心肺功能不全难以耐受手术以及前方皮肤切口处存在感染性病灶或腹部造瘘等。

参考文献

[1] 罗正亮，陈敏，尚希福，等. 侧卧位直接前方入路与后外侧入路全髋关节置换临床疗效比较[J]. 中华医学杂志，2016，96(35)：2807-2812.

[2] 康鹏德，沈彬，裴福兴. 直接前方入路全髋关节置换术[J]. 中华骨科杂志，2016，36(15)：1002-1008.

[3] Bergin P F，Doppelt J D，Kephart C J，et al. Comparison of minimally invasive direct anterior versus posterior total hip arthroplasty based on inflammation and muscle damage markers[J]. J Bone Joint Surg Am，2011，93(15)：1392-1398.

[4] Poehling-Monaghan K L，Kamath A F，Taunton M J，et al. Direct anterior versus miniposterior THA with the same advanced perioperative protocols：surprising early clinical results[J]. Clinical Orthopaedics and Related Research®，2015，473：623-631.

[5] Jewett B A，Collis D K. High complication rate with anterior total hip arthroplasties on a fracture table [J]. Clinical Orthopaedics and Related Research®，2011，469(2)：503-507.

[6] De Steiger R N，Lorimer M，Solomon M. What is the learning curve for the anterior approach for total hip arthroplasty?[J]. Clinical Orthopaedics and Related Research®，2015，473(12)：3860-3866.

[7] Nakamura J，Hagiwara S，Orita S，et al. Direct anterior approach for total hip arthroplasty with a novel mobile traction table-a prospective cohort study[J]. BMC Musculoskeletal Disorders，2017，18：1-9.

[8] Connolly K P，Kamath A F. Direct anterior total hip arthroplasty：comparative outcomes and contemporary results[J]. World Journal of Orthopedics，2016，7(2)：94.

11 侧卧位DAA的术前评估

11.1 病史

(1) 询问有无患侧髋关节疼痛、活动受限、跛行,严重影响生活,既往有无外伤、手术史。

(2) 是否存在皮肤病、牙龈炎等潜在感染灶。

(3) 仅表现为X线改变,而症状不明显的患者须谨慎(图11.1)。

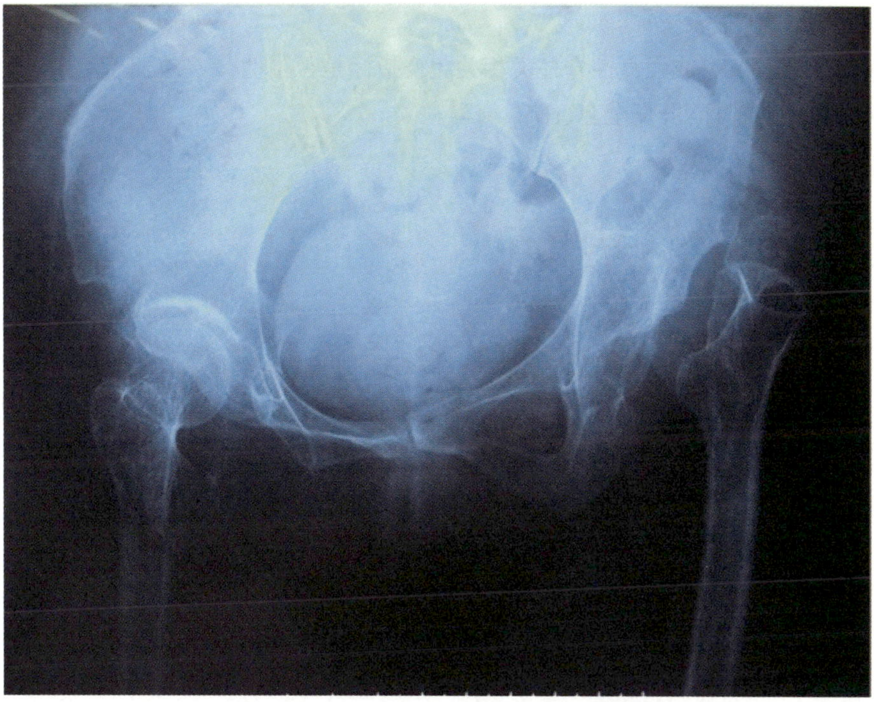

图11.1 仅为X线改变,而髋部症状不明显

11.2 体格检查

(1) 双侧髋关节“4”字征是否阳性，Thomas征是否阳性，患侧髋关节内收、内旋、外展、外旋、屈髋、后伸活动是否受限。

(2) 测量双下肢绝对长度与相对长度，是否存在长度差异。在患者站立的情况下，通过放置不同高度的木块(例如0.5 cm、1.0 cm、1.5 cm、2.0 cm、3.0 cm、4.0 cm和5.0 cm)，直到骨盆的位置保持平衡，并测量髂前上嵴至内踝尖的距离，比较双下肢相对长度及绝对长度差异。年轻患者，腰椎柔韧度良好，可以完全纠正双下肢的长度差异，做到双下肢绝对等长；年龄较大的患者，脊柱僵硬，软组织挛缩，尽量做到双下肢相对等长，以免完全纠正，患者主观感觉肢体延长，继发下腰痛。

(3) Trendelenburg试验，了解患侧臀中肌张力。

11.3 实验室检查

(1) 血液生化指标：三大常规、凝血全套、肝肾功能、电解质、血糖、血气分析(>60y)。

(2) 血沉、CRP是否正常。

(3) 类风湿关节炎或强直性脊柱炎相关免疫指标是否阳性，是否处于活动期。

(4) 输血相关指标：肝炎全套、HIV、梅毒。

11.4 术前影像学评估

骨盆标准正位片、患侧髋关节侧位片、双髋CT平扫+三维重建，根据健侧的旋转中心、髓腔形态大小、颈干角及偏心距进行模板测量，确定股骨颈截骨部位、髋臼杯型号、股骨柄的型号。若双侧髋关节均异常，如双侧DDH或强直性脊柱炎，则各自测量，建议先手术病变较轻的一侧，并以此侧为参照再进行严重侧的手术(图11.2)。

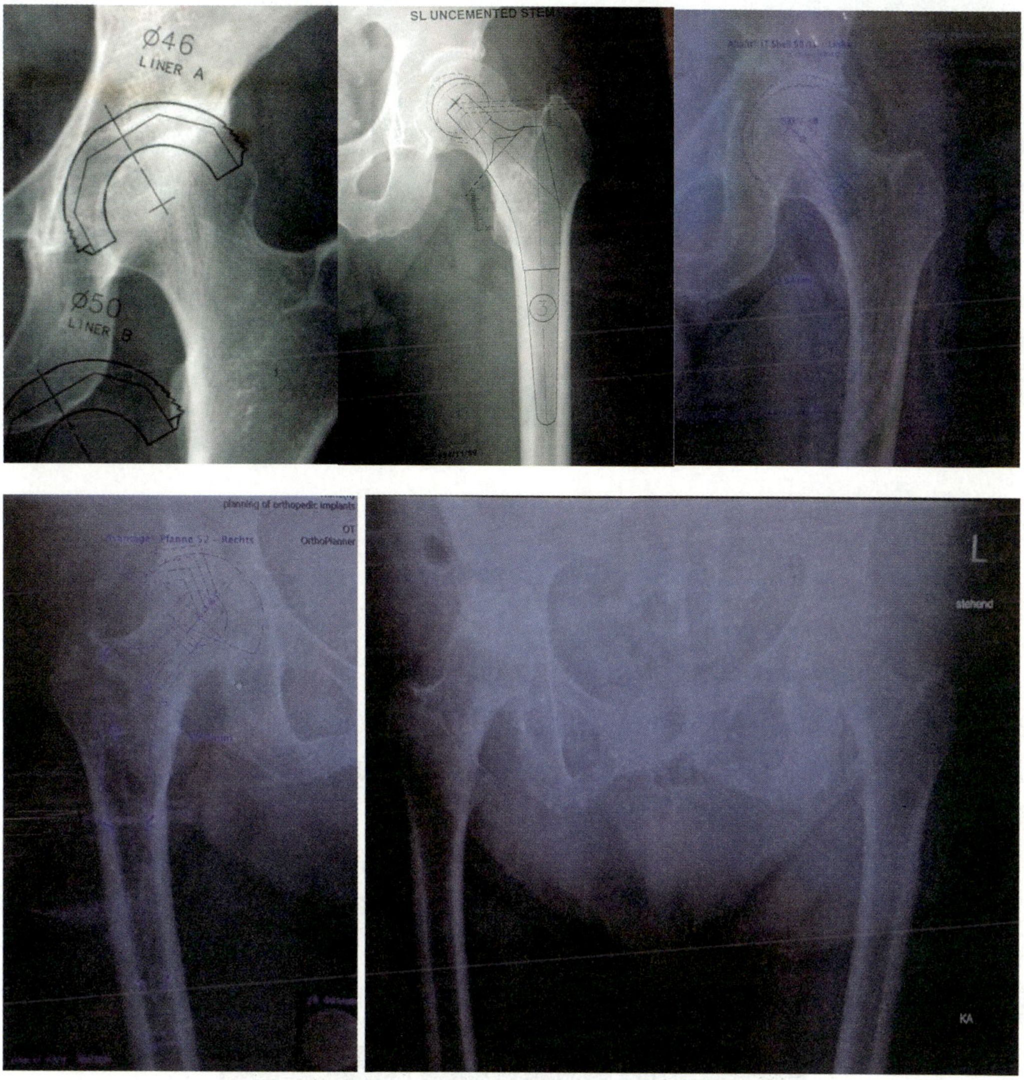

图11.2 髋臼侧及股骨侧术前计划

测量髋臼侧及股骨侧旋转中心，确定股骨颈截骨部位，并选择合适的髋臼杯、股骨假体柄、颈干角、偏心距。

11.5 内科基础疾病评估

进行心电图、全胸片检查，并根据不同患者基础状况选择超声心动图、肺功能、24小时动态心电图、双下肢血管彩超、头颅CT等进一步检查。

12 侧卧位DAA手术技术

12.1 手术器械

人工全髋关节置换术后早期髋关节功能的恢复取决于重建后人工髋关节的稳定性、髋关节解剖旋转中心和股骨偏心距的恢复以及患肢短缩的改善,然而手术过程中对髋关节周围肌肉等软组织的保护同等重要。直接前方入路是真正的微创手术入路,通过神经界面显露髋关节理论上不会对髋关节周围肌肉造成损伤。

通常手术切口为6~8 cm,对于直接前方入路的初学者,由于切口小、手术视野有限,使用不规范的手术拉钩可能导致手术操作不便以及阔筋膜张肌和臀中肌的损伤,可以适当延长切口。"工欲善其事,必先利其器",直接前方入路全髋置换术中软组织拉钩必须符合宽度适中、拉钩边缘圆润不切割肌肉和柄远离手术野等特点,常用手术器械如图12.1所示。

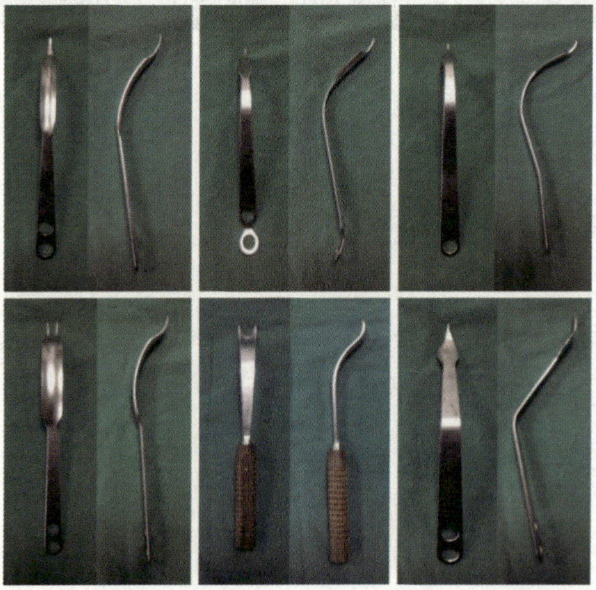

图12.1 直接前方入路全髋置换术中常用的手术器械

12.2 患者体位

患者健侧卧位，应用骨盆固定装置使骨盆与手术床呈90°角(图12.2)。

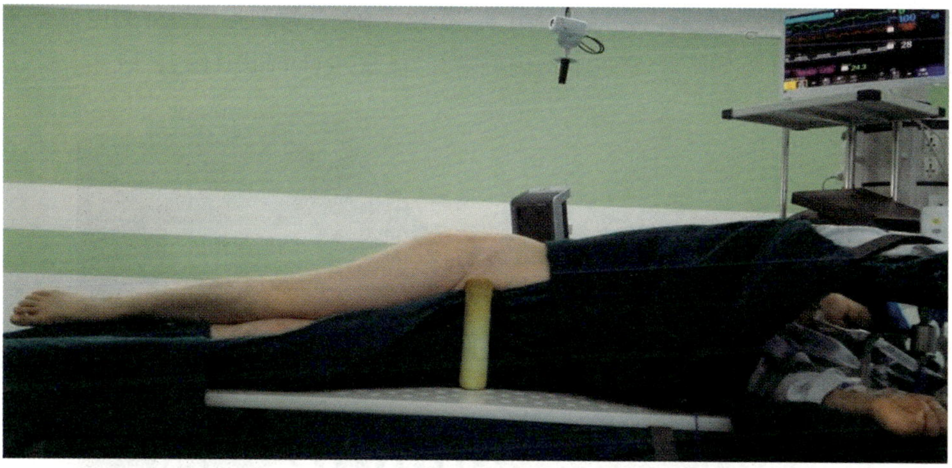

图12.2 侧卧位直接前方入路全髋关节置换手术体位

12.3 切口定位

定位皮肤切口的四个重要体表标志为髂前上棘、腹股沟皱襞、股骨大粗隆外侧壁凹陷和腓骨小头(图12.3)。手术切口起自髂前上棘-腓骨小头连线与腹股沟皱襞的交点，止于髂前上棘-腓骨小头连线与股骨大粗隆外侧壁凹陷水平的交点，长度为6~8 cm。

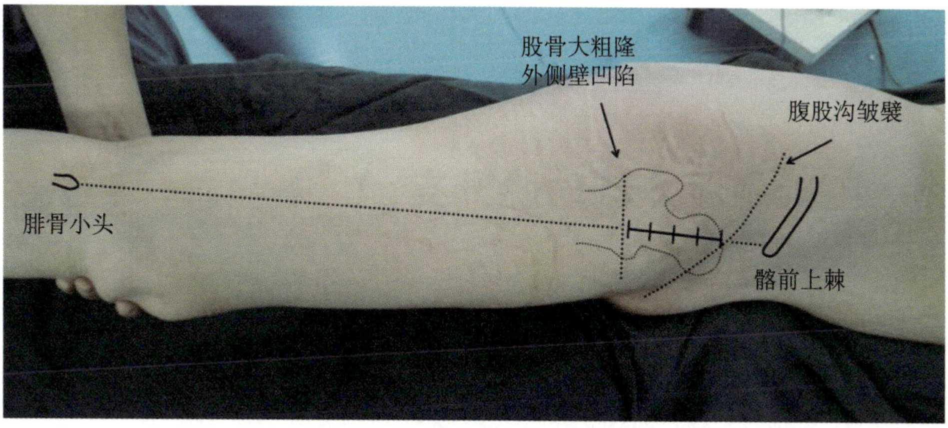

图12.3 侧卧位直接前方入路全髋关节置换皮肤切口定位

12.4 阔筋膜张肌筋膜切开

辨明阔筋膜张肌与缝匠肌之间的肌间隙，于肌间隙外侧2 cm处纵形切开阔筋膜张肌筋膜（图12.4 A），沿阔肌膜张肌内侧缘钝性分离（图12.4 B），注意勿损伤股外侧皮神经。肌肉拉钩将阔筋膜张肌向外侧牵开，缝匠肌向内侧牵开，显露Heuter间隙（图12.4 C）。

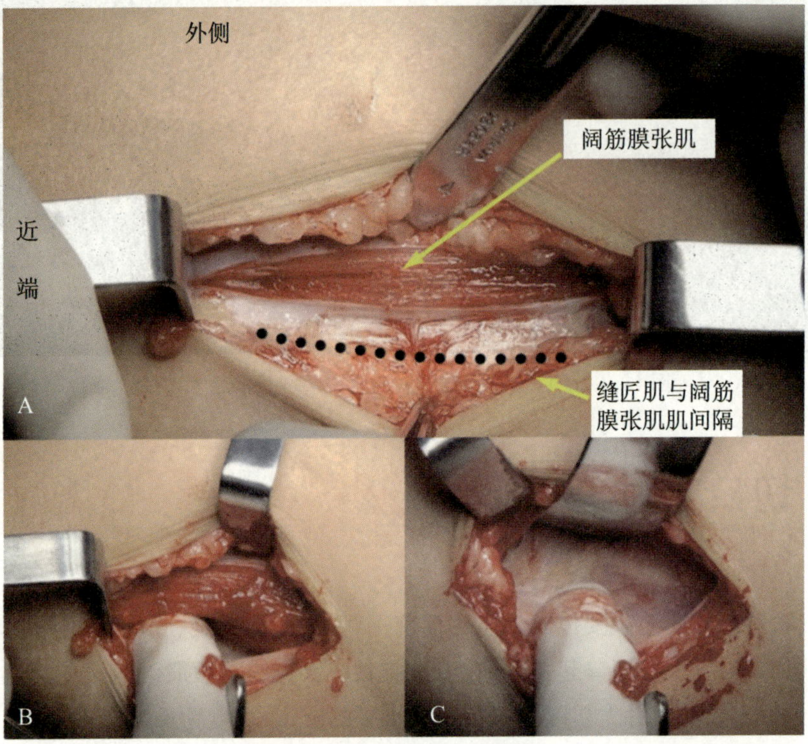

图12.4 阔筋膜张肌筋膜切开

A. 缝匠肌与阔筋膜张肌间隙外侧约2 cm处切开阔筋膜张肌筋膜；B. 阔肌膜张肌内侧缘钝性分离；C. 显露Heuter间隙。

12.5 电凝旋股外侧动脉升支

牵开阔肌膜张肌和缝匠肌后，即可显露深层的臀中肌、股直肌和位于切口远端股直肌肌腹外侧的旋股外侧动脉升支（图12.5）。电刀电凝旋股外侧动脉升支，减少出血。

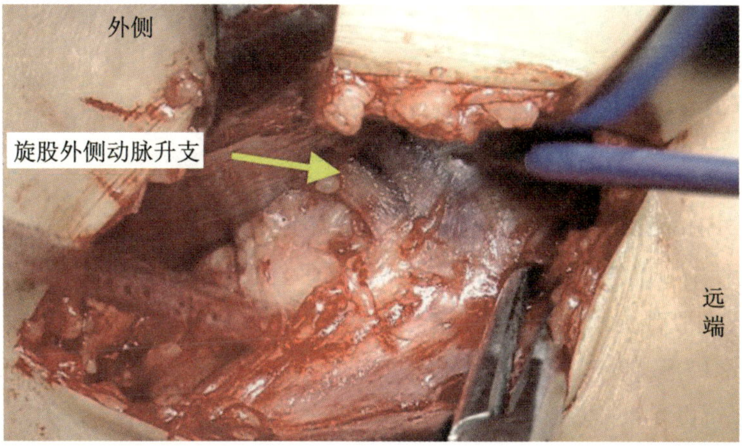

图12.5 电凝或结扎位于腹直肌肌腹外侧缘的旋股外侧动脉升支

12.6 关节囊切除/切开

钝性分离臀中肌与上方关节囊,Hohmann拉钩向外上方侧牵开臀中肌;将股直肌直头与前方关节囊分离,肌肉拉钩牵向内侧;将深部的髂腰肌与内下方关节囊分离,在内下方关节囊外插入Hohmann拉钩将股直肌直头和髂腰肌一起牵向内侧,充分显露髋关节前方关节囊(图12.6 A)。“ T ”形切开前方关节囊(图12.6 B)或完全切除关节囊(图12.6 C)。

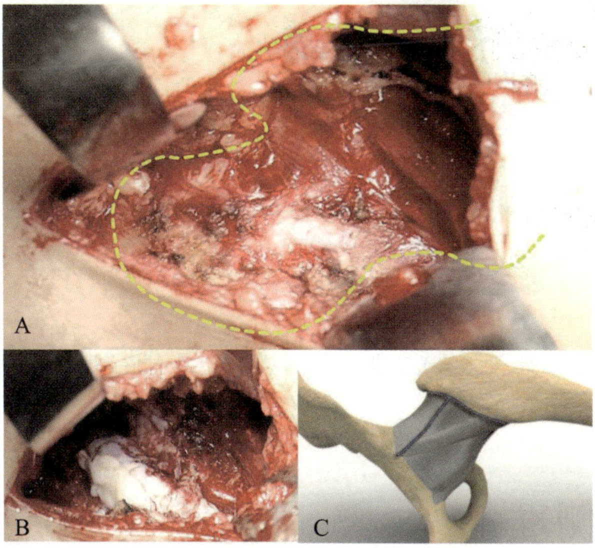

图12.6 关节囊切除/切开

A. Hohmann拉钩分别位于股骨颈上下方的关节囊外,充分显露前方髋关节囊;
B. 前方关节囊切除术;C. 前方关节囊“T”形切开术。

12.7 股骨颈截骨

将关节囊外Hohmann拉钩移至囊内，分别置于股骨颈上、下方，下肢处于中立位，进行股骨颈原位截骨术。确定股骨颈截骨平面后摆锯垂直于股骨颈轴线截第一刀，勿损伤股骨大转子。然后，在股骨头颈交界处进行第二次截骨，注意避免损伤髋臼后壁，使股骨颈截骨块呈前宽后窄的楔形，便于股骨头颈取出(图12.7)。术前关节活动度良好的患者，髋臼边缘无骨赘增生，也可以在术前计划截骨部位一次截骨取出股骨头。

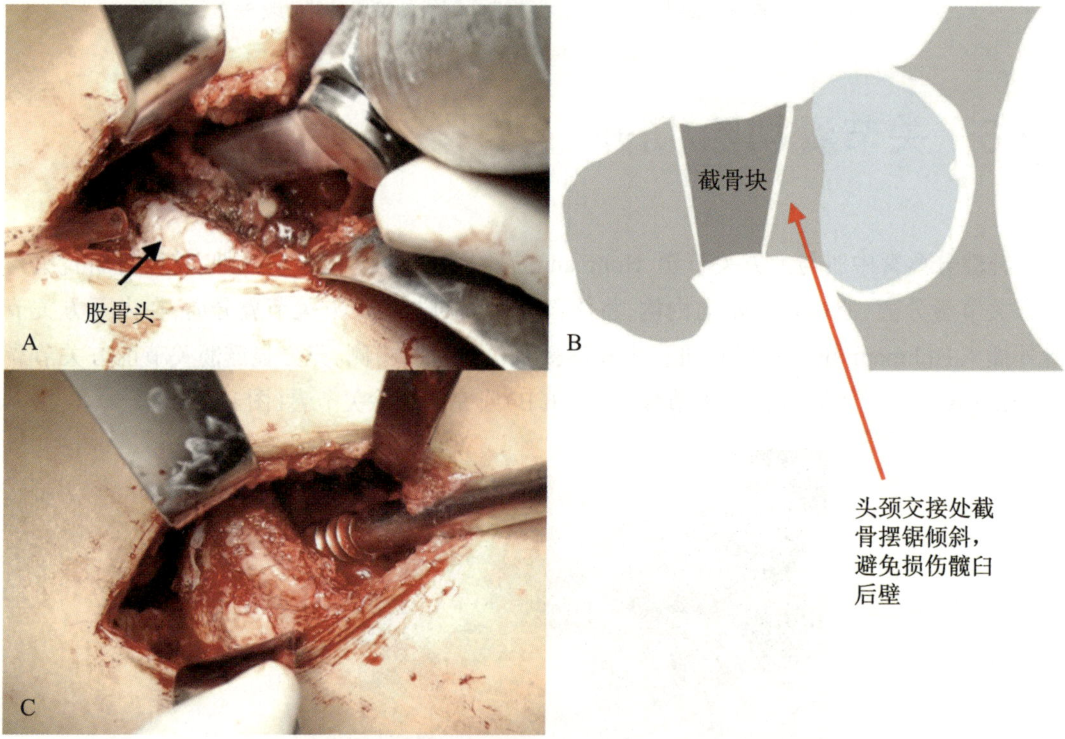

图12.7 股骨颈截骨

A. Hohmann拉钩移至股骨颈上、下方的关节囊内，保护周围软组织，进行股骨颈截骨；B. 股骨颈二次截骨示意图；C. 取出股骨头。

12.8 髋臼侧准备

切除髋臼盂唇和臼底脂肪垫，骨刀凿除髋臼周缘增生骨赘，辨别髋臼前后缘(图12.8)，髋臼上方的融合骨赘有时可以保留一部分以增加髋臼假体覆盖。在髋臼前下缘和后下缘位置分别放置两把Hohmann 拉钩，充分暴露髋臼(图12.9 A、B)。

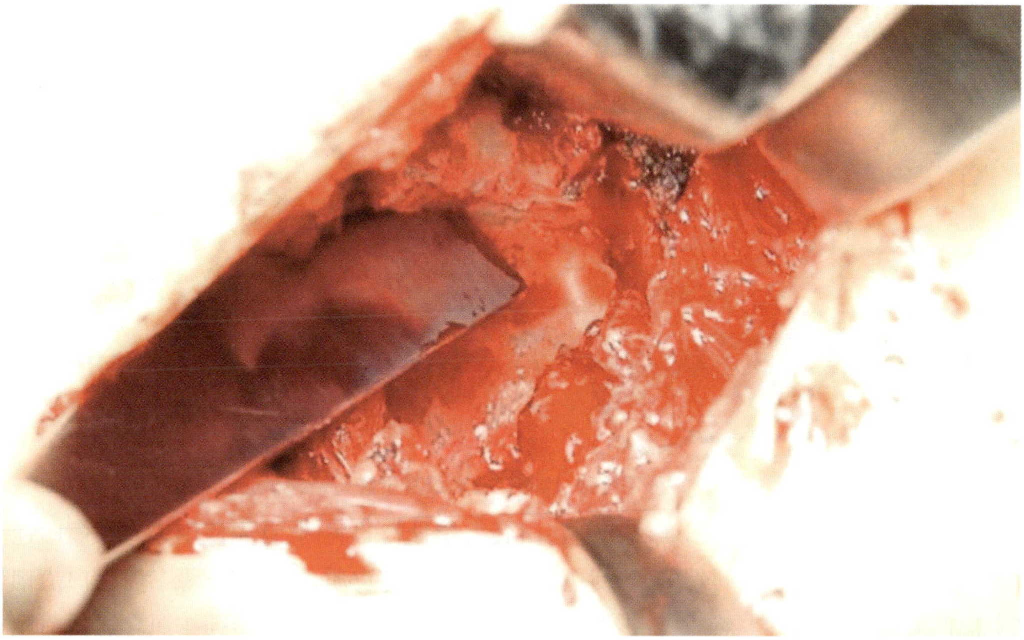

图12.8　骨刀凿除髋臼周缘增生骨赘，辨别髋臼前后壁

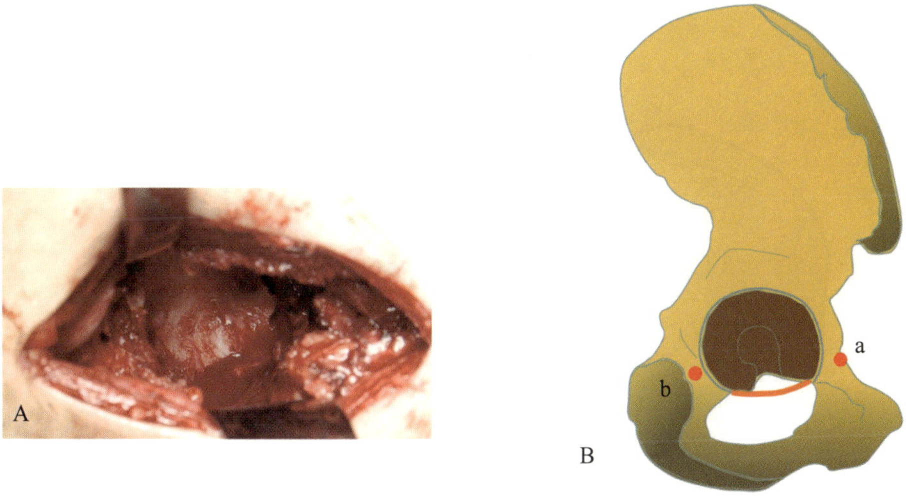

图12.9　暴露髋臼

两把Hohmann拉钩分别置于髋臼的前下缘和后下缘(A)，即示意图的a、b点(B)。

对于病变较轻、髋臼边缘基本正常、解剖结构清楚的髋臼，可采用“一锉定形定位法”磨锉髋臼，即依据术前测量和术中观察髋臼前后壁直径，直接使用大直径髋臼锉(髋臼锉的边缘高出髋臼缘约5 mm)按照合适的前倾角和外展角磨锉髋臼，深度直至Harris切迹底部皮质(图12.10)。

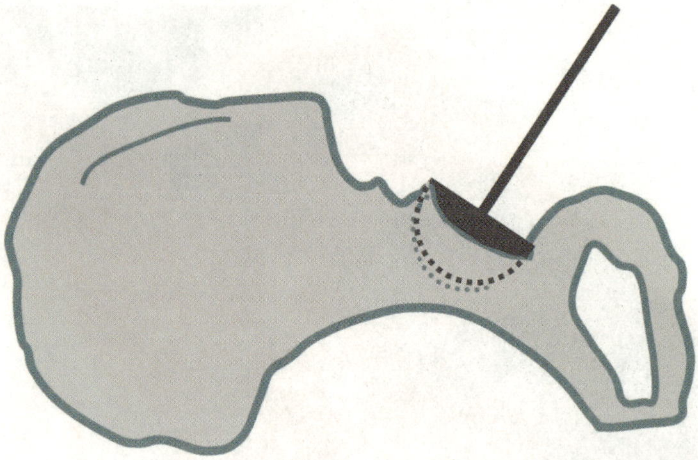

图 12.10 一锉定形定位法：以髋臼锉边缘高于髋臼缘约 5 mm 为宜

对于髋关节发育不良髋臼表浅、平坦、臼底大量骨赘的病例，首先使用小直径髋臼锉垂直臼底磨锉髋臼底部增生的骨赘，深度达 Harris 切迹底部皮质，髋臼锉下缘参考髋臼横韧带避免髋臼旋转中心上移。然后，依据髋臼前后壁直径选用大直径髋臼锉按照合适的前倾角和外展角一锉完成髋臼打磨(图 12.11)，依次增加髋臼锉直径打磨髋臼有可能难以实现真正意义上的“同心圆磨臼”。

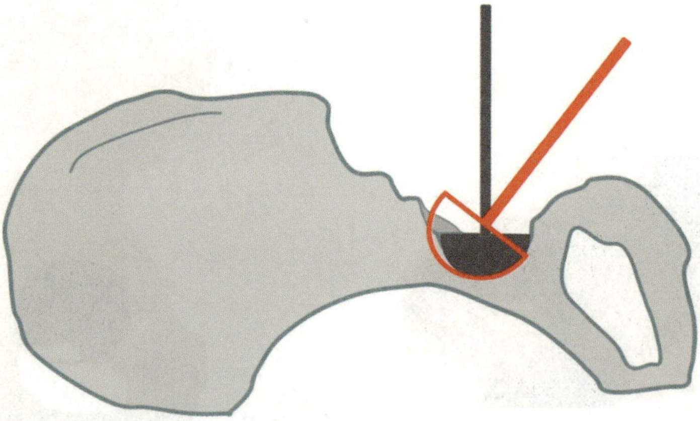

图 12.11 髋臼发育不良或臼底大量骨赘增生磨臼方法

黑色代表第一锉，确定髋臼旋转中心和打磨深度；红色代表第二锉，确定最终髋臼假体的外展角和前倾角。

术中打磨髋臼及安装髋臼假体时，前倾角和外展角的确定常有以下三种方法：

12.8.1 髋臼方向导向器

应用髋臼方向导向器放置髋臼假体外展角和前倾角是广大骨科医生术中常用的方法(图 12.12 A、B)，侧卧位使用该方法的前提是体位和骨盆的位置必须准确。然而，对于患者体型较大，脊柱与骨盆间出现固定性倾斜，手术切口显露不充分，以及术中患者体位发生变化等，均可导致术中打磨髋臼和假体安置的错误，增加松动、磨损和脱位等并发症。

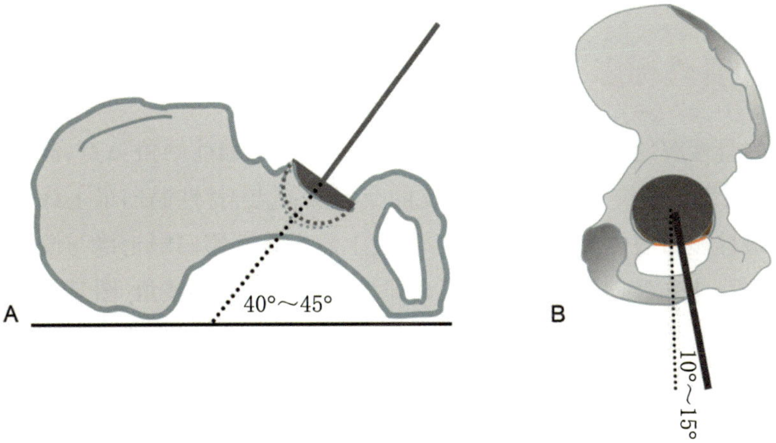

图12.12 髋臼方向导向器法
A. 外展;B. 前倾。

12.8.2 髋臼横韧带

髋臼横韧带(transverse acetabular ligament)包绕髋臼切迹,解剖结构恒定,是术中确定髋臼下缘、准确打磨和安装髋臼假体重要的软组织结构。参考髋臼横韧带与髋臼锉或髋臼假体下缘的关系,有利于恢复解剖髋臼旋转中心和增加髋臼假体植入角度的准确性(图12.13),减少体位和骨盆位置不良引起髋臼假体放置错误的发生率。

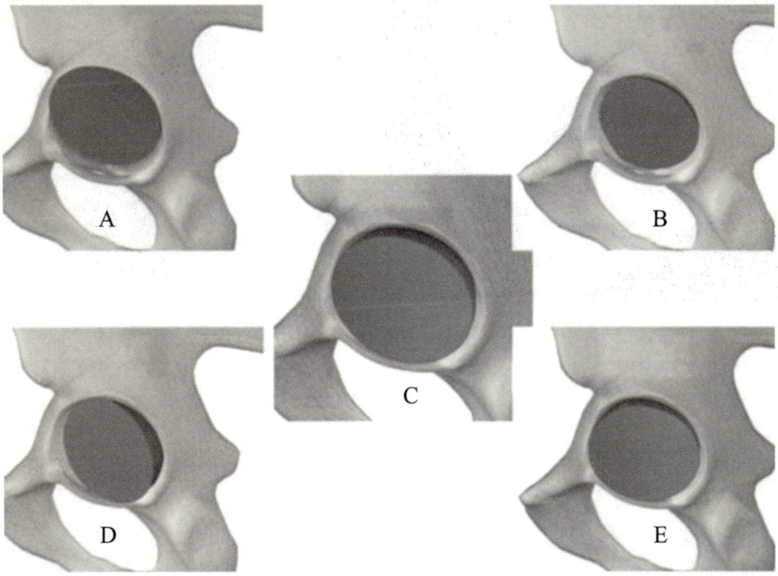

图12.13 髋臼横韧带法确定髋臼旋转中心、髋臼假体外展角和前倾角
A. 髋臼假体位置过高;B. 髋臼假体位置过深;C. 正确的髋臼旋转中心高度、深度及髋臼假体的外展角和前倾角;D. 正确的髋臼旋转中心,但髋臼假体过度前倾;E. 正确的髋臼旋转中心,但髋臼假体后倾。引自:Archbold H A P Mockford B, Molloy D, et al. The transverse acetabular ligament: an aid to orientation of the acetabular componentduring primary total hip replacement: a preliminary study of 1000 cases investigating postoperative stability[J]. J Bone Joint Surg Br, 2006, 88(7): 883-886.

12.8.3 髋臼骨性标志

三个重要的骨性解剖标志可以用来确定髋臼的外展角和前倾角：a点，髋臼后缘与坐骨结节交汇点；b点，髂耻隆突下缘与耻骨上支的交汇点；c点，骨性髋臼最上缘(图12.14 A)。术前模板确定最佳髋臼假体大小，骨盆前后位片上测量骨性髋臼最上缘与髋臼假体上缘间的距离，术中复原c点与髋臼假体上缘的距离即为髋臼假体的外展角(图12.14 B)，而a点与b点连线为术中放置髋臼假体前倾角的参考线。但该方法同样存在一定的局限性，当髋臼上缘骨赘增生明显，术中c点辨认困难，需要结合髋臼假体下缘与髋臼切迹的关系减少髋臼假体位置的错误放置，一般髋臼后缘骨性关节炎骨质增生较少，解剖标志较为恒定(图12.14 C)。

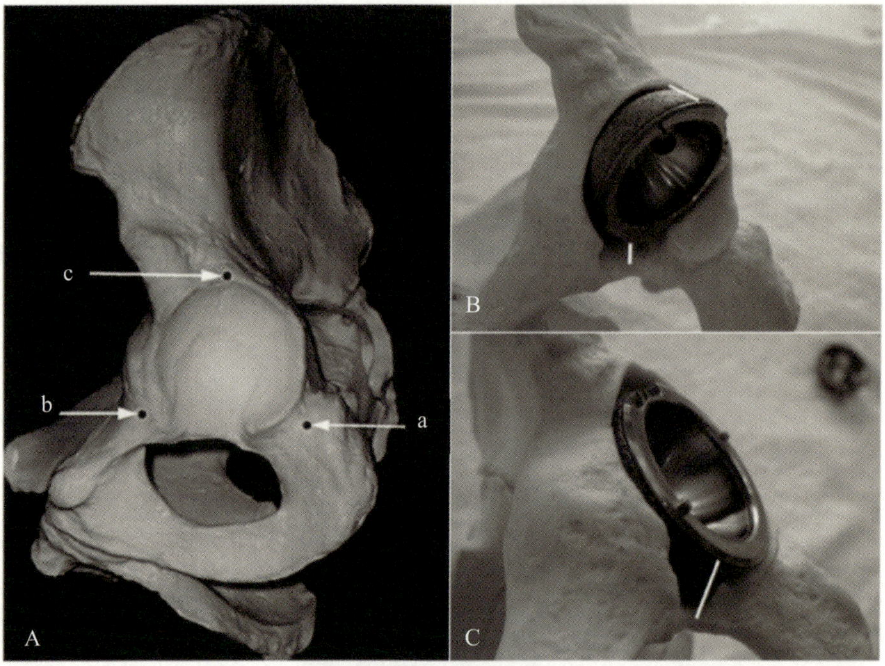

图12.14 骨性解剖标志确定髋臼假体前倾角和外展角

A. 髋臼后缘与坐骨结节交汇点(a点)，髂耻隆突下缘与耻骨上支的交汇点(b点)，骨性髋臼最上缘(c点)，a点与b点连线为术中放置髋臼假体前倾角的参考线；B. 术中复原c点与髋臼假体上缘的距离确定髋臼假体的外展角(B)；相对于髋臼切迹，髋臼假体下缘过多骨质裸露提示髋臼假体外展角偏小；C. 而髋臼假体下缘过多假体裸露提示外展角偏大。引自：Sotereanos N G, et al. Usingintraoperative pelvic landmarks for acetabular component placement in totalhip arthroplasty[J]. J Arthroplasty, 2006, 21(6): 832-840.

髋臼试模评估骨床与髋臼假体的匹配度，评估髋臼假体的骨质覆盖率。压配式打入髋臼假体，通过髋臼杯底部钉孔观察臼杯打入是否到位，安装聚乙烯或陶瓷内衬(图12.15)。当髋臼假体压配不良，髋臼假体初始稳定性不佳或骨质疏松时可考虑使用髋臼螺钉。髋臼螺钉至少植入2枚，螺钉位置位于髋臼的后上象限(右侧为10点到1点区域，左侧为11点到2点区域)，可避免血管神经损伤风险(图12.16)。臼杯钉孔中心钻孔、拧入长度适宜的髋臼螺钉，若螺钉偏心植入，拧入时螺钉螺纹咬合髋臼杯钉孔金属边缘使髋臼杯抬离骨床，再者螺钉钉尾与金属杯内表面不平易增加内衬的背侧磨损。

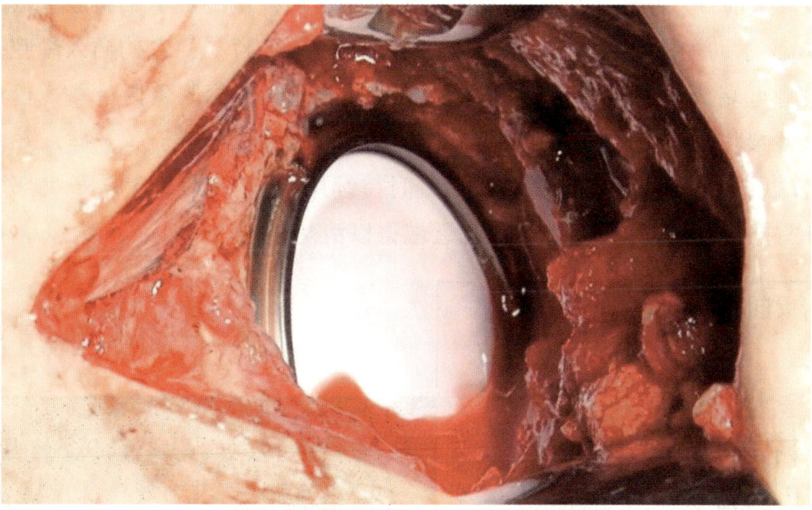

图12.15 植入髋臼内衬

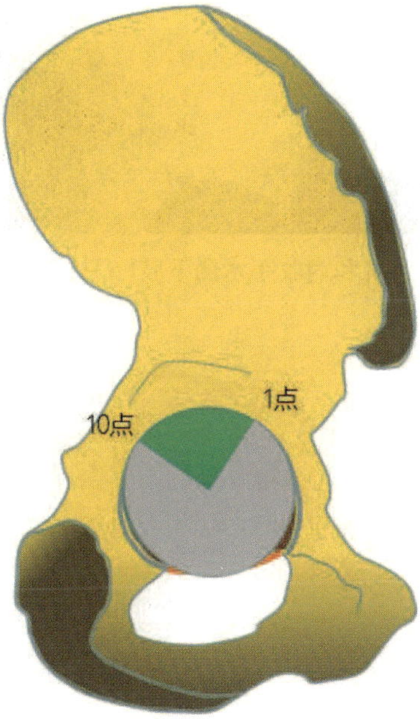

图12.16 右侧髋臼螺钉植入的安全区位于10点到1点区域

12.9 股骨侧准备

股骨侧近端显露是直接前方入路全髋关节置换术中最为重要也是最困难的部分。股骨近端显露不足可导致股骨侧手术操作不便，股骨假体植入时力线错误以及强行抬高股骨近端会引起股骨大转子甚至股骨干骨折。

侧卧位直接前方入路较平卧位具有更大的髋关节后伸范围。术中将股骨近端自髋臼后方牵向前方,手术助手极度内收、外旋及后伸髋关节(图12.17 A),骨钩插入髓腔钩住股骨距向前提起股骨近端,电刀彻底松解后外侧关节囊的股骨转子窝附着区(图12.17 B),必要时依次袖状松解梨状肌、上孖肌和闭孔内肌股骨附着点。股骨大转子后方插入双齿钝性骨撬抬高股骨近端(图12.18),骨撬抬高股骨近端时持续用力,避免股骨大转子尖部骨折。结合外侧和内侧两把Hohmann拉钩,此时股骨近端得以清楚显露。

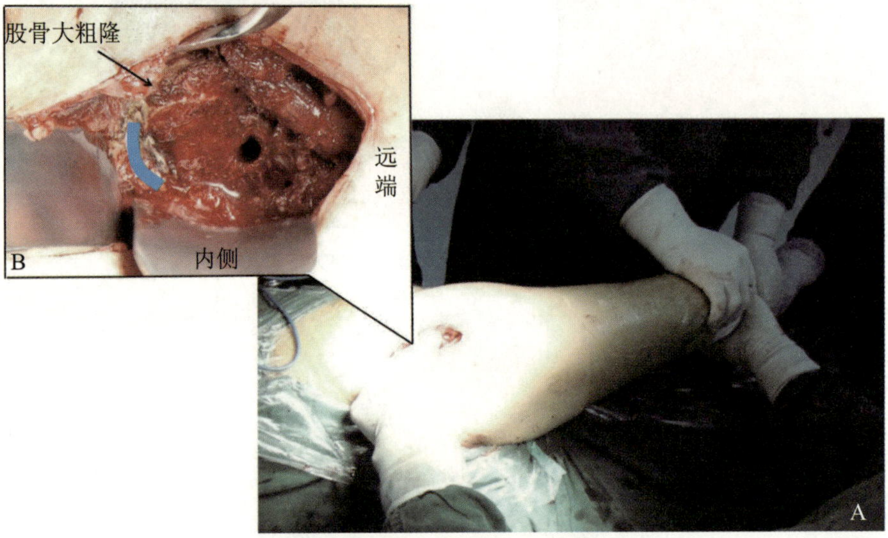

图12.17 侧卧位时手术助手后伸、外旋和内收手术侧下肢(A);电刀松解蓝色区域的后外侧关节囊(B)

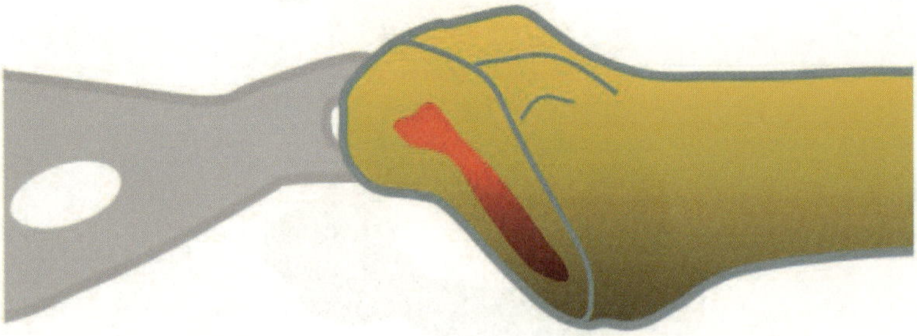

图12.18 股骨大转子后方插入双齿钝性骨撬抬高股骨近端

用箱式骨刀进行髓腔开口,开口尽量靠近外侧,避免股骨柄在髓腔内力线不正呈内翻位放置。箱式骨刀髓腔开口操作如图12.19所示。

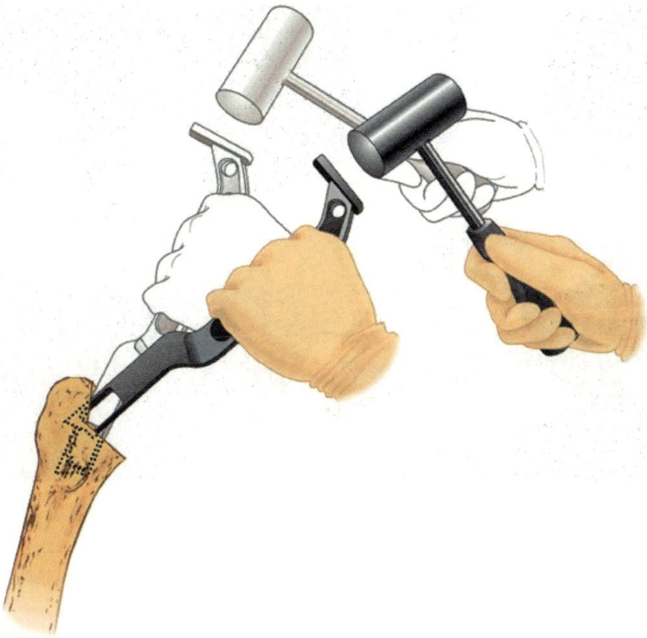

图12.19 箱式骨刀靠近外侧进行髓腔开口

髓腔锉尖端指向股骨内侧髁(图12.20),参考股骨后髁平面以15°前倾依次增加髓腔锉型号手动扩髓(图12.21)。当髋臼假体以正确的前倾角放置,在先天性髋关节发育不良Ⅰ~Ⅱ度、Perthes病等患者中,股骨颈的前倾角通常在合理范围内,扩髓时使髓腔锉与股骨颈截骨面轴线一致即可获得正常的股骨柄假体前倾角,由于可以使用最大型号假体柄,股骨假体在髓腔中的旋转稳定性最大。有时,也需要考虑联合前倾角。

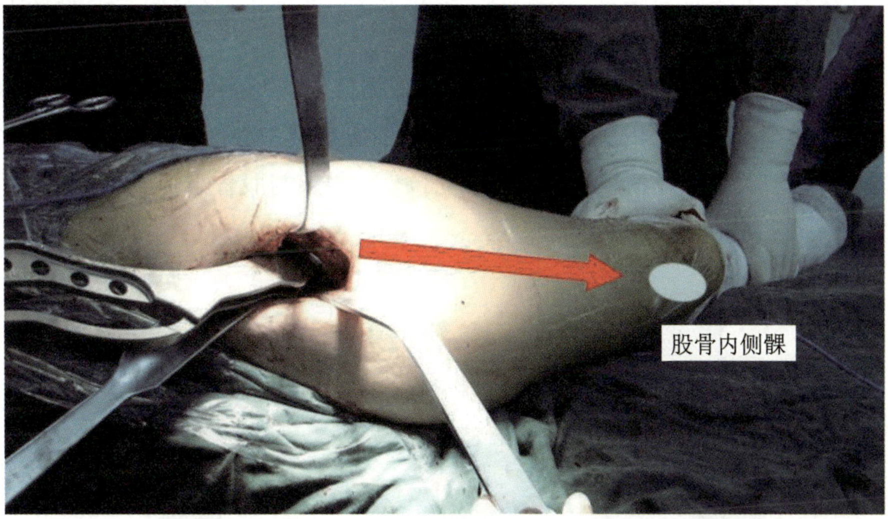

图12.20 髓腔锉尖端指向股骨内侧髁,避免内翻位扩髓

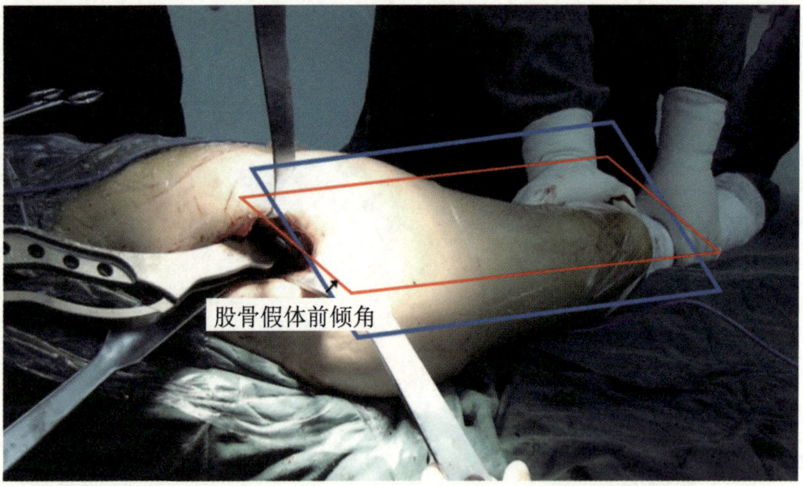

图 12.21 将髓腔锉所在平面(红色)参考股骨后髁连线所在面(蓝色)向前旋转 10°~15°(黑箭头)获得股骨柄假体前倾角

12.10 复位、评估下肢长度与稳定性

将最后打入的髓腔锉留在髓腔中,安装股骨头颈试模,复位髋关节,评估双下肢长度差异和髋关节稳定性。

(1) 根据术前模板测量并参照健侧真臼、大转子顶点和股骨头旋转中心以及髋臼旋转中心关系,明确术中是否已选择合适型号、颈长、颈干角、偏距的假体以及股骨距的截骨位置。

(2) 对于髋臼旋转中心已解剖位重建,可以根据健侧或对侧已做全髋置换术的股骨头中心与股骨大转子尖端水平的关系来决定患侧的股骨旋转中心(图 12.22)或参照健侧小转子下缘与坐骨结节关系来评估患侧髋关节中立位坐骨结节与股骨小转子关系(图 12.23),必要时可在 C-arm 透视下再次确认。

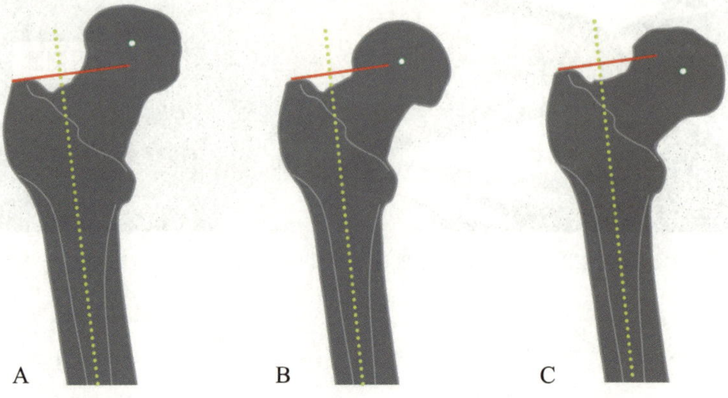

图 12.22 股骨大转子顶点与股骨头中心的关系

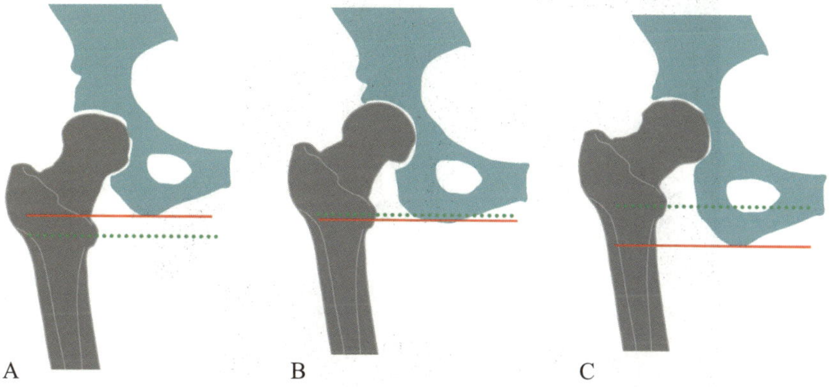

图12.23 股骨小转子尖部与坐骨结节的关系

(3) 患肢短缩者,通过增加颈长或使用大一号股骨柄假体改善双下肢长度差异。

(4) 髋臼侧旋转中心上移,股骨侧旋转中心需相应的上移代偿。

(5) 复位的难易程度及髋关节的稳定性。如果复位困难,往往预示肢体的延长。

分别在髋关节屈曲内收位、屈曲内旋位、髋关节过伸位以及极度后伸外旋位检查髋关节稳定性,手指触摸髋臼周缘是否残留骨赘,排除撞击因素引起的术后早期髋关节不稳(图12.24)。植入非骨水泥股骨假体及股骨头,复位后再次评估重建髋关节的稳定性(图12.25)。

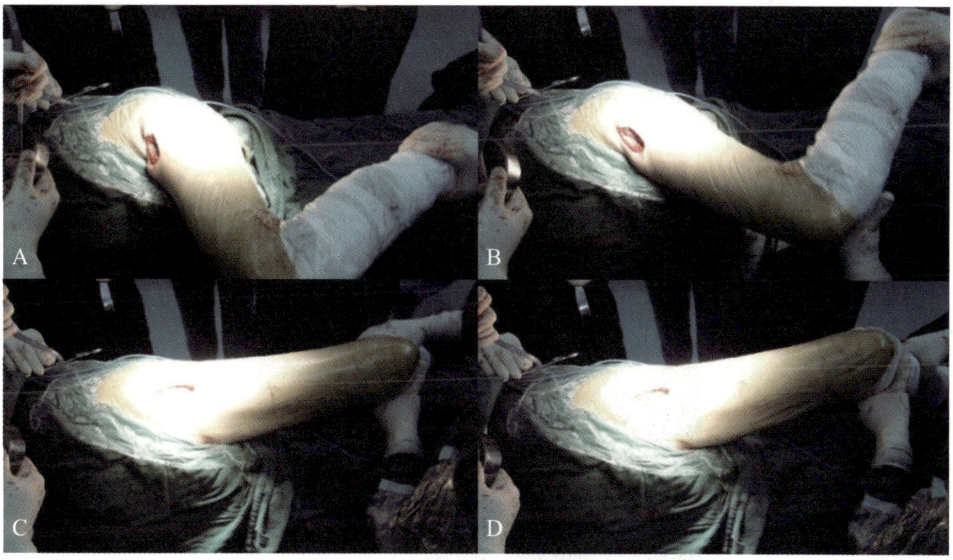

图12.24 髋关节稳定性评估

A. 屈曲内收位;B. 屈曲内旋位;C. 髋关节过伸位;D. 以及后伸外旋位。

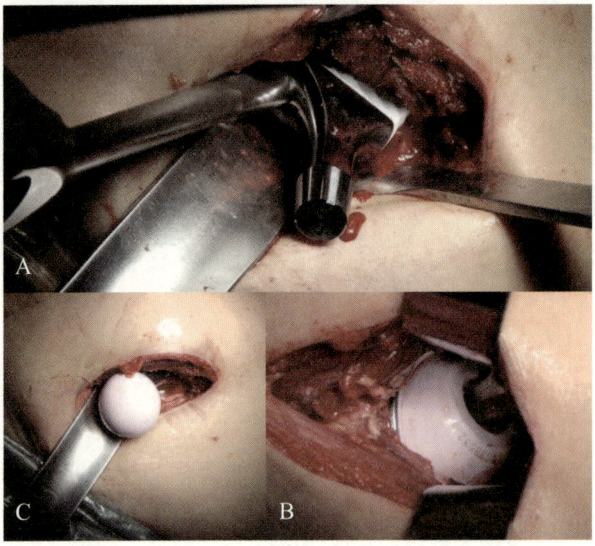

图 12.25 植入非骨水泥股骨假体(A)和股骨头(B),复位后再次评估重建髋关节的稳定性(C)

12.11 切口关闭

冲洗手术切口,“鸡尾酒”30 mL(含吗啡 10 mg、罗哌卡因 75 mg、肾上腺素 0.3 mg)髋关节周围注射。关节腔放置引流管,连续缝合阔筋膜张肌筋膜及皮下组织,Allgower-Donati 法缝合切口(图 12.26 A、B)。

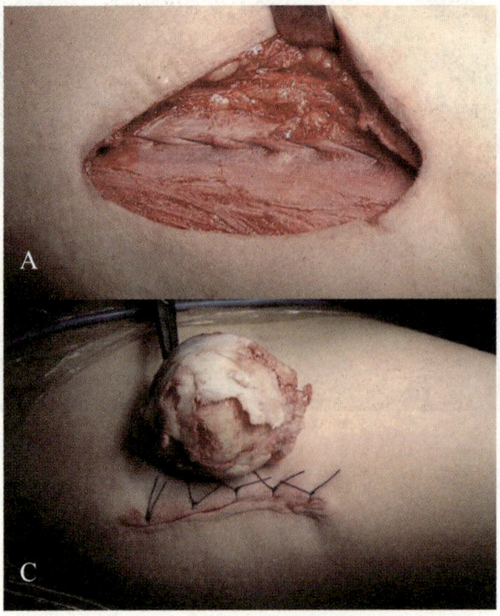

图 12.26 切口关闭

A. 连续缝合阔筋膜张肌筋膜及皮下组织;B. Allgower-Donati 法缝合切口。

参考文献

[1] 朱晨，尚希福，孔荣，等. 微创小切口侧卧位直接前侧入路全髋关节置换术的围手术期并发症及早期随访评估[J]. 中华医学杂志，2018,98(21)：1679-1685.

[2] 周华骏,朱晨,尚希福,等. 改良微创直接前侧入路全髋关节置换术的疗效观察[J]. 中华解剖与临床杂志，2020，25(2)：146-151.

[3] Archbold H A P, Mockford B, Molloy D, et al. The transverse acetabular ligament: an aid to orientation of the acetabular component during primary total hip replacement: a preliminary study of 1000 cases investigating postoperative stability[J]. J Bone Joint Surg Br, 2006, 88(7): 883-886.

[4] Sotereanos N G, Miller M C, Smith B, et al. Using intraoperative pelvic landmarks for acetabular component placement in total hip arthroplasty[J]. J Arthroplasty, 2006, 21(6): 832-840.

[5] Connolly K P, Kamath A F. Direct anterior total hip arthroplasty: literature review of variations in surgical technique[J]. World Journal of Orthopedics, 2016, 7(1): 38.

[6] Amlie E, Havelin L I, Furnes O, et al. Worse patient-reported outcome after lateral approach than after anterior and posterolateral approach in primary hip arthroplasty: a cross-sectional questionnaire study of 1,476 patients 1-3 years after surgery[J]. Acta Orthopaedica, 2014, 85(5): 463-469.

[7] Yue C, Kang P, Pei F. Comparison of direct anterior and lateral approaches in total hip arthroplasty: a systematic review and meta-analysis (PRISMA)[J]. Medicine, 2015, 94(50): e2126.

[8] Chen M, Luo Z, Zhu C, et al. A reliable femoral osteotomy in total hip arthroplasty for Hartofilakidis type C developmental dysplasia of the hip: proximal femoral reconstruction[J]. The Journal of Arthroplasty, 2019, 34(6): 1162-1167.

13 特殊患者侧卧位DAA的手术经验分享

13.1 股骨颈骨折(或陈旧性股骨颈骨折)

Garden Ⅲ、Ⅳ型股骨颈骨折的老年患者(年龄>55岁),不建议内固定治疗。因髋臼侧及股骨侧解剖结构基本正常,适用于新手早期开展侧卧位DAA手术(图13.1)。尤其年龄在55~65岁、骨质条件良好、术前髋关节功能正常的患者。

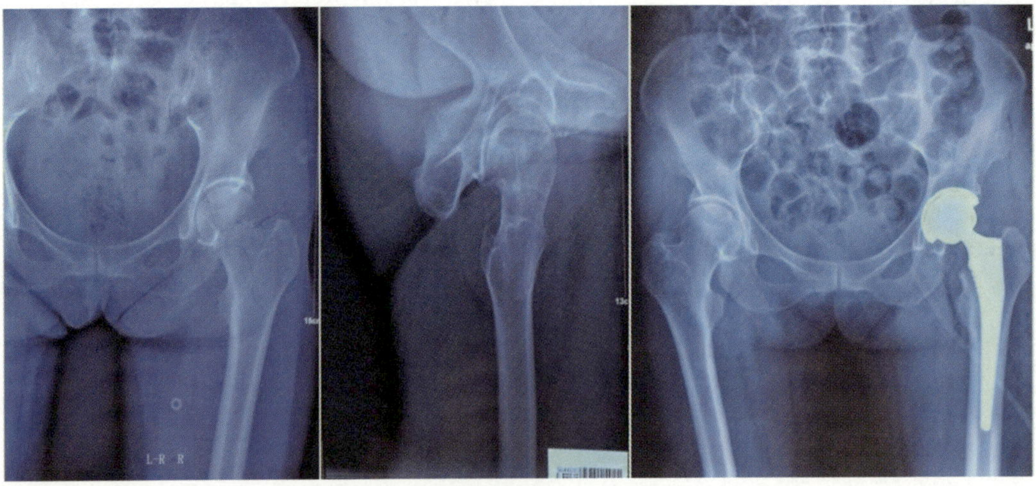

图13.1 股骨颈骨折的侧卧位DAA

注意事项如下:

(1) 年龄在80岁以上且严重骨质疏松患者需谨慎,仅适宜行人工股骨头置换的病例(如严重内科基础疾病、年龄>85岁等)同样不建议行侧卧位DAA。

(2) 高龄陈旧性股骨颈骨折患者由于股骨大转子继发上移、废用性骨质疏松、软组织挛缩,股骨侧后外上方关节囊及外旋肌群需彻底松解,以显露股骨近段,防止股骨大转子撕脱性骨折。

(3) 植入股骨假体柄时，术中锤击实音很重要，需紧贴外侧壁并且股骨髓腔锉要对准股骨内上髁的方向。

(4) 高龄陈旧性骨质疏松的特殊病例，因软组织挛缩，术中牵引患肢内收外旋后伸要尤其小心，需彻底松解，否则极易引起大粗隆撕脱性骨折(图13.2)。

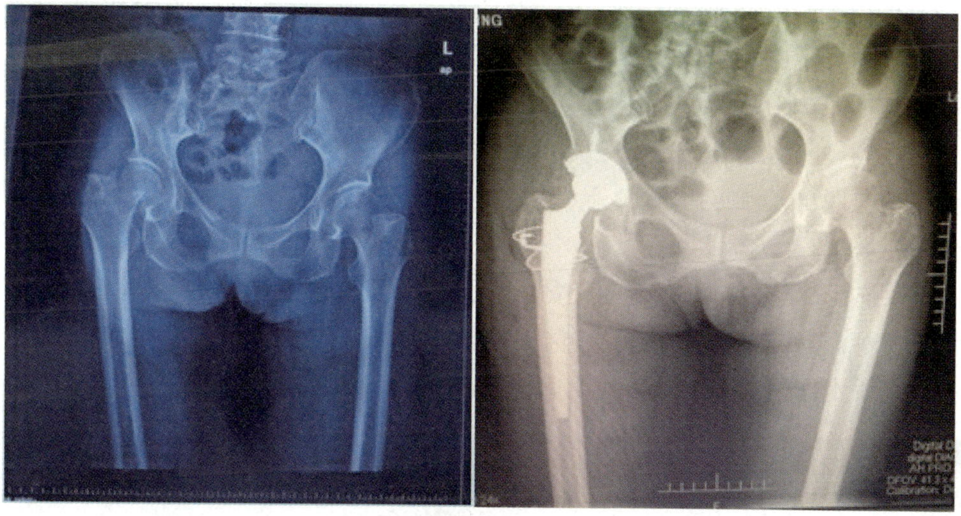

图13.2 高龄陈旧性股骨颈骨折、骨质疏松的侧卧位DAA，术中股骨大转子撕脱性骨折

13.2 股骨头坏死(伴髋骨关节炎)

股骨头坏死(伴髋骨关节炎)的患者尽管股骨头已经塌陷并累及髋臼，但髋臼侧及股骨侧解剖结构基本正常，体型偏瘦、颈干角大、术前髋关节无明显活动受限、无骨质疏松的患者，适用于新手早期开展侧卧DAA手术，尤其是年龄在40～65岁的患者(图13.3)。

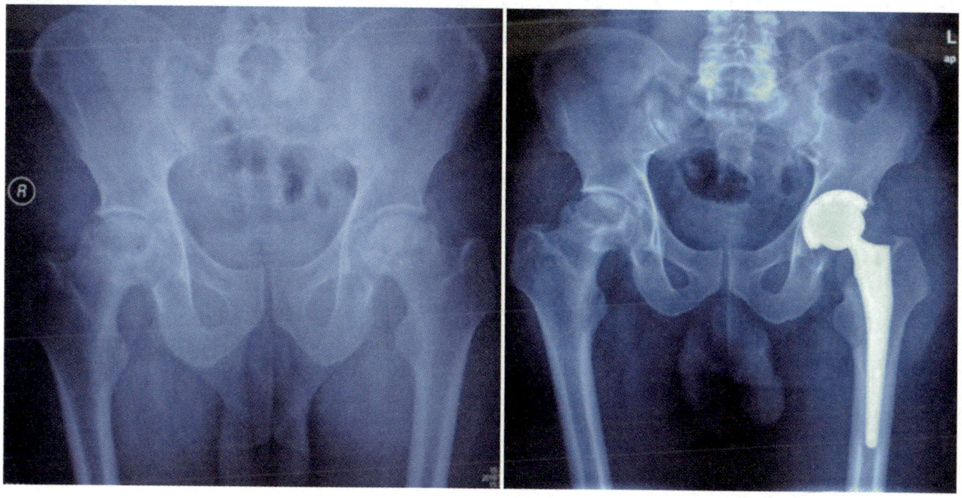

图13.3 股骨头坏死的侧卧位DAA

注意事项如下：

(1) 与后外侧入路相比，DAA 髋臼前倾角略小，一般 10°～15°前倾；髋臼外展角偏小，一般 38°～42°(±40°)。

(2) 患者术前关节活动度良好，前内下方和后内上方的关节囊切除，就足以显露髋臼及脱出股骨近端。

(3) 术中需要彻底清除臼缘后方的增生骨赘，既起到松解髋周挛缩的软组织，又可防止极度后伸、外展、外旋髋关节时，因撞击导致髋关节前脱位(图 13.4)。

(4) 术前关节僵硬的复杂病例，如术前外旋外展后伸有明显受限，则术中需彻底切除关节囊的后内侧、外上方甚至 360°切除关节囊，并逐步松解梨状肌，闭孔内、外肌等外旋肌群至股骨近端完全脱出，否则会引起股骨大转子撕脱性骨折，显露不理想、盲目扩髓极易引起股骨近端骨折劈裂。

(5) 系统性红斑狼疮、再生障碍性贫血、血小板减少性紫癜等自身免疫性疾病继发激素性股骨头坏死患者，需警惕严重骨质疏松、软组织挛缩、关节僵硬，术中需彻底松解，以及避免在活动期手术，围手术期需内科医生调整激素用量及专科用药。

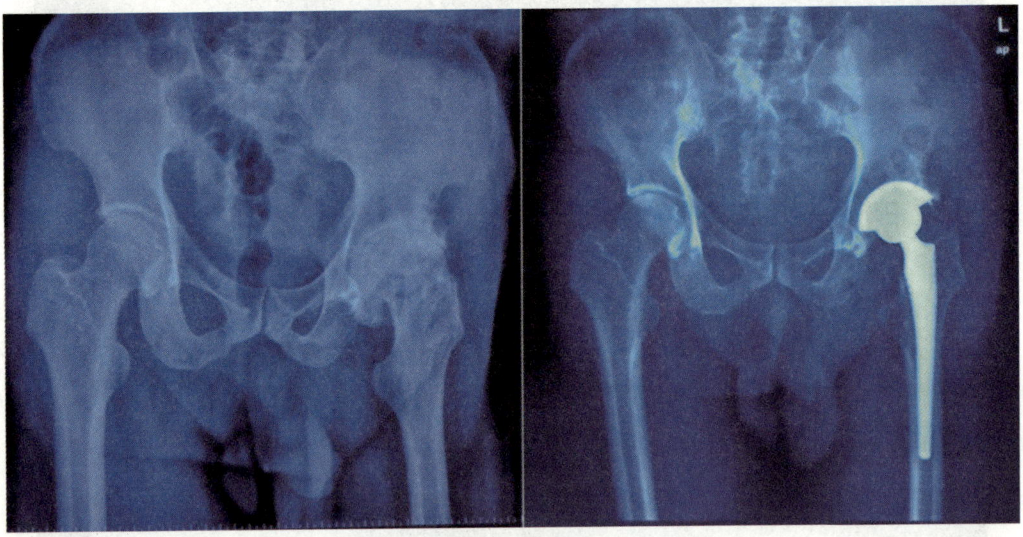

图 13.4　髋骨关节炎的侧卧位 DAA

13.3　类风湿关节炎(合并髋臼内陷)

类风湿性关节炎患者一般骨质明显疏松，围手术期需要抗骨质疏松治疗。同时，应注意感染风险以及是否处于风湿免疫活动期，是否需要激素替代治疗以及调整抗风湿用药及免疫抑制剂。部分患者常合并弥漫性肺纤维化、颈椎受累，麻醉需谨慎，严重患者常合并髋臼内陷。

注意事项如下：

（1）需将截除的股骨头重新打压植于髋臼底部，增加骨量，防止假体内陷（图13.5）。

（2）原位两次截骨法截除股骨头。

（3）因骨质疏松，髋臼拉钩避免过度用力牵拉髋臼及股骨侧骨性边缘，髋臼及股骨侧压配假体时需适当用力，以免医源性骨折（图13.6）。

（4）锉磨髋臼首先选用与股骨头相同型号大小的髋臼锉开始锉磨髋臼，如有髋臼内陷，切记不需要加深，将髋臼壁的残留软骨及滑膜组织锉磨完毕即可（图13.7）。

（5）因类风湿关节炎是全身疾病，常常累及关节周围肌肉，造成软组织挛缩，继发关节功能障碍、畸形、强直，因此术中股骨后内侧关节囊必须彻底切除并松解外旋肌群，待股骨近端彻底显露后再进行股骨侧操作，以免股骨大转子骨折、股骨近端髓腔劈裂或股骨假体柄从股骨后侧皮质穿出。

（6）围手术期动态监测ESR、CRP、RF，以排除活动期，减少感染概率。

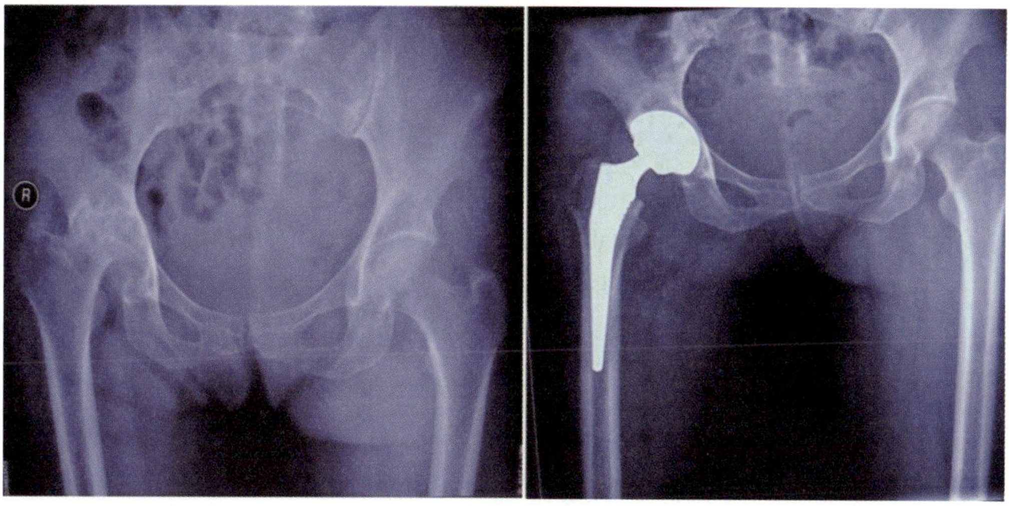

图13.5 类风湿关节炎的侧卧位DAA

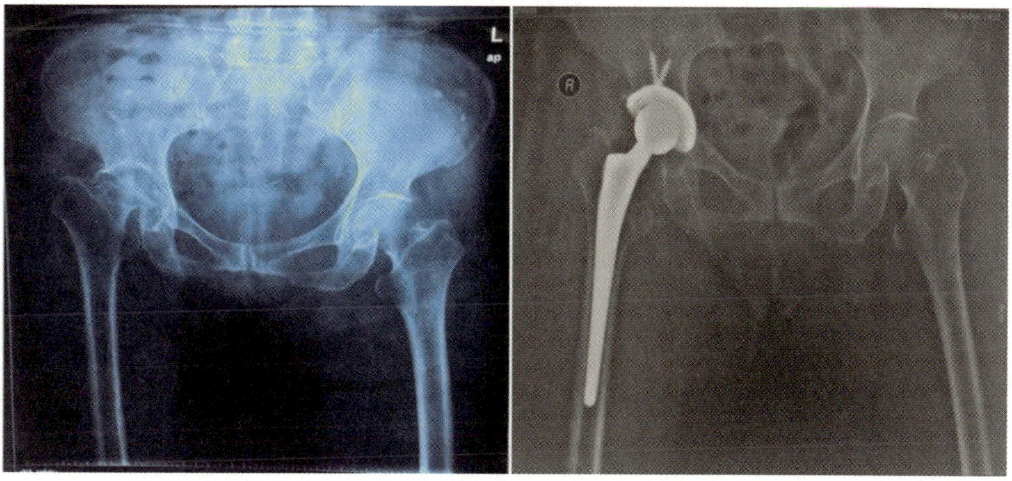

图13.6 类风湿关节炎的侧卧位DAA

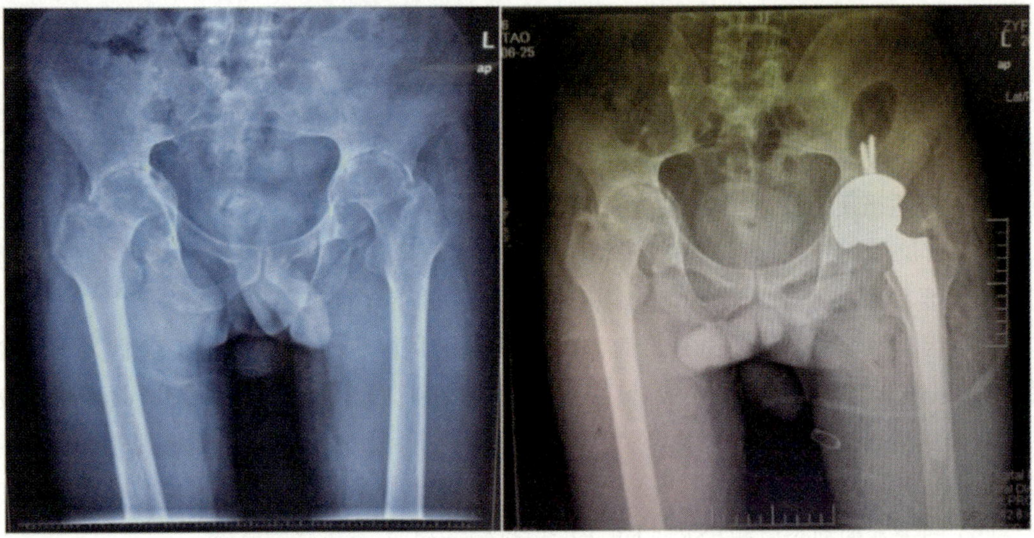

图13.7 类风湿关节炎伴髋臼严重内陷的侧卧位DAA

13.4 发育性髋关节脱位CroweⅠ、Ⅱ或Ⅲ型

发育性髋关节脱位(developmental dysplasia of the hip, DDH)的解剖病理特点:髋臼浅平、前壁变薄、后壁较厚,真臼上缘呈斜坡状改变,顶部及外上方覆盖不良,股骨近端髓腔变细、前倾角增大、股骨侧及髋臼侧旋转中心继发上移等病理特点。

Crowe等于1979年提出DDH分型,该分型依据为股骨头从真臼移位的程度。骨盆正位X线平片中正常髋关节股骨头颈交界下缘与两泪滴点下缘连线的垂直距离几乎为0,计算此垂直距离与骨盆高度(髂棘最高点至坐骨结节下缘高度)的比值即可评估髋关节脱位程度;成人股骨头高度与骨盆高度比为1:5,故可通过测量股骨头高度计算出该比值。Crowe分型具体有4型:Ⅰ型为股骨头移位距股骨头高度小于50%,或距骨盆高度小于10%;Ⅱ型为股骨头移位距股骨头高度50%～75%,或距骨盆高度10%～15%;Ⅲ型为股骨头移位距股骨头高度75%～100%,或距骨盆高度15%～20%;Ⅳ型为股骨头移位距股骨头高度100%,或距骨盆高度20%。Ⅳ型由于高脱位,双下肢绝对不等长,常常需要真臼重建,股骨侧短缩截骨调整肢体长度复位髋关节,不建议新手常规使用DAA前入路。

由于髋臼杯的前倾角需减小,会引起前壁打磨过度,造成臼杯初始稳定性差。髋臼侧建议先去除骨赘辨别髋臼环骨性边缘,采用小号髋臼压配前后壁、略内移上移旋转中心(Crowe Ⅲ型需明显内移以增加臼杯覆盖),并根据初始稳定性决定是否需要1～2枚螺钉固定,臼杯外上方骨缺损可采用骨泥植骨覆盖。而股骨侧由于颈干角增加,若术前髋关节活动良好,股骨侧脱出反而相对简单(图13.8、图13.9)。

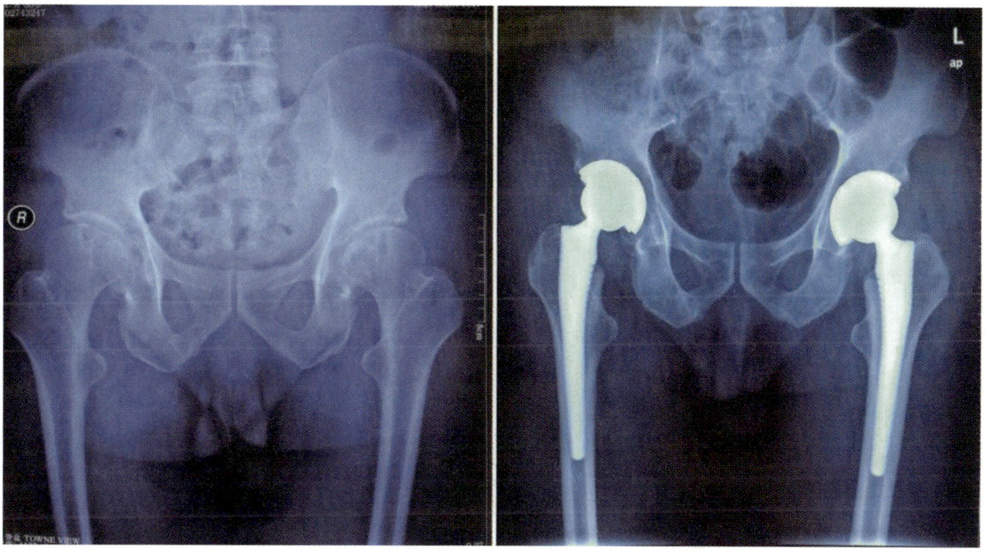

图13.8 Crowe Ⅰ型的侧卧位DAA

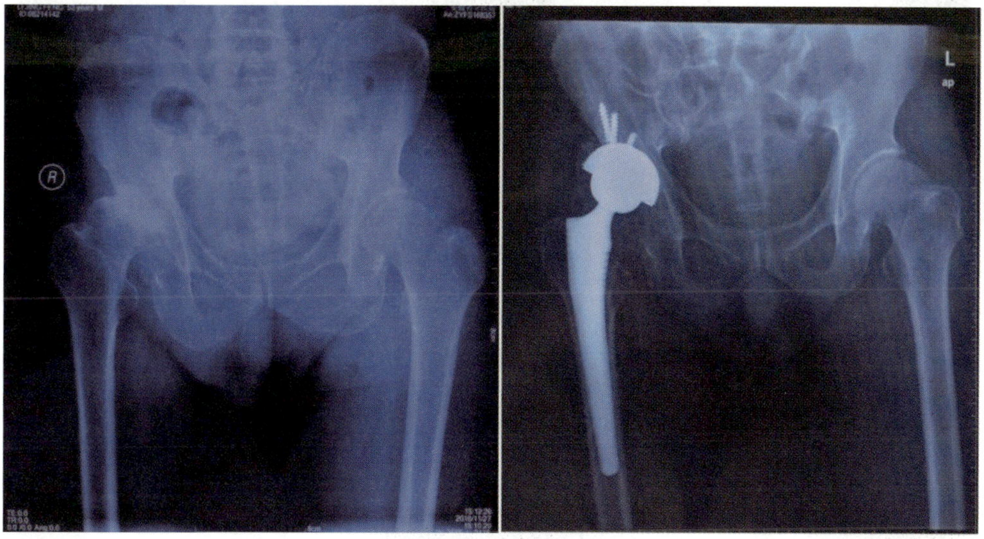

图13.9 Crowe Ⅱ型的侧卧位DAA

注意事项如下：

(1) 一旦术中髋臼侧前倾角植入偏大，股骨侧扩髓时若强行减小股骨侧前倾角，会导致股骨近端纵向劈裂骨折，应避免。

(2) 由于股骨侧生理前倾角偏大，患肢外旋后伸易前脱位，需适度减少髋臼杯的前倾角及外展角，以增强初始稳定性(图13.10)。

(3) 植入髋臼侧及股骨假体柄时需注意联合前倾角以及髓腔形态，并适当上移股骨侧旋转中心(图13.11)。

(4) DDH的患者经常合并腰椎病变，骨盆倾斜，尤以单侧病变明显，术前需评估腰椎骨盆的柔韧性，做到双下肢绝对或相对等长(图13.12)。

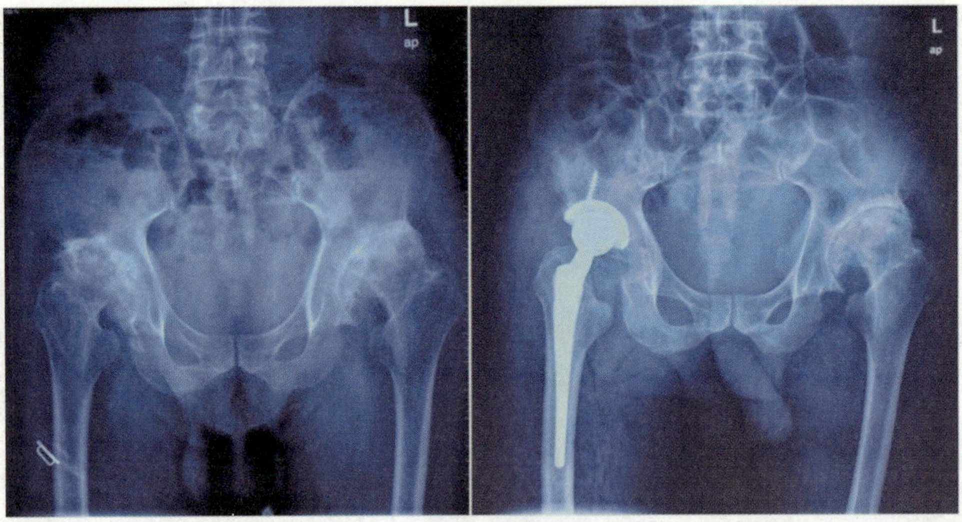

图 13.10　Crowe Ⅱ 型的侧卧位 DAA

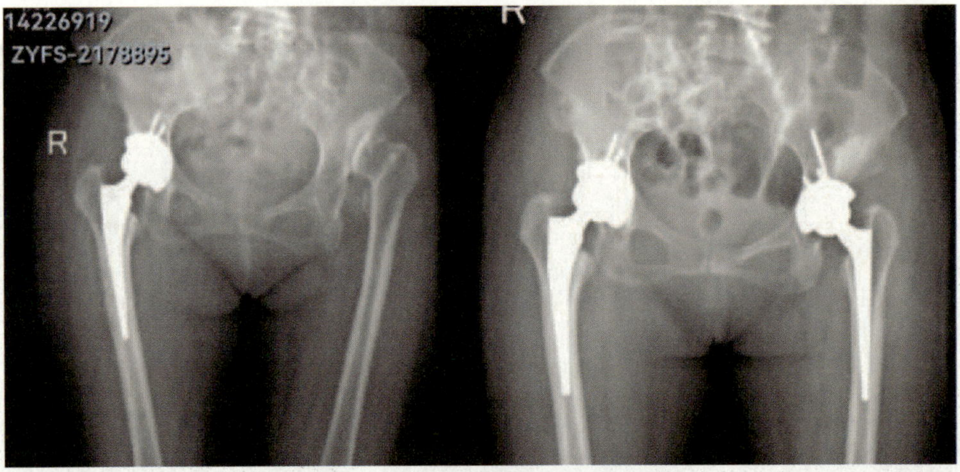

图 13.11　Crowe Ⅲ 型的侧卧位 DAA

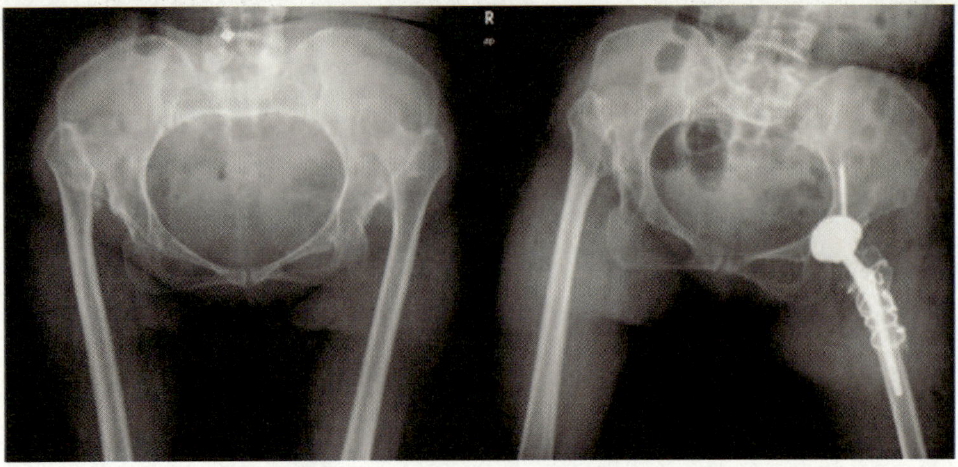

图 13.12　Crowe Ⅳ 型的侧卧位 DAA

13.5 既往髋关节手术史继发股骨头坏死或髋骨关节炎

既往有髋关节手术史的患者,前方解剖结构会显示不清,尤其是股骨头坏死前期曾行前路病灶清除打压植骨术的患者,如半透明膜、阔筋膜张肌和缝匠肌之间的间隙、旋股外侧动脉升支、Hueter间隙及脂肪基本消失或不明显,建议术中以骨性标志髂前下嵴为解剖标志,向下分离,向外侧牵开阔筋膜张肌及臀中肌,向内侧牵开缝匠肌与股直肌反折头,充分显露并切除前方关节囊(图13.13)。

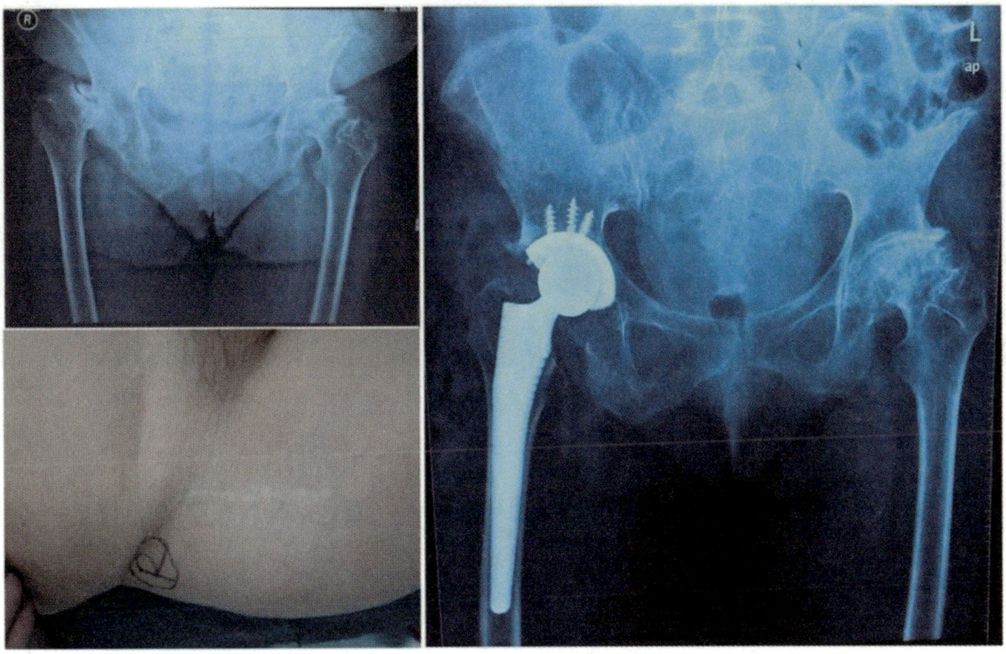

图13.13 既往股骨头坏死前路手术后继发髋骨关节炎的侧卧位DAA

既往髋关节有内固定手术史的患者(如股骨颈骨骨折多钉内固定术后或股骨转子间骨折髓内钉内固定术后股骨头坏死),由于外伤及手术创伤髋关节前方解剖结构有部分破坏,术前髋关节活动受限、骨质疏松,但基本解剖结构存在。手术可先通过原切口取出内固定,再行侧卧位DAA。上述两类患者术前都会合并髋关节僵直、活动明显受限,髋关节畸形及明显骨质疏松(图13.14)。

注意事项如下:

(1) 关节僵硬伴大量骨赘形成的患者,前路显露需二次截骨,矩形骨块要略宽一点,否则取头困难,而且股骨距保留过长,髋臼锉磨、股骨近端脱出、近端扩髓以及植入假体都会受影响。

(2) 术前关节僵硬的病例或内固定取出处骨质有薄弱点的患者,如术前外旋外展后伸有明显受限，则术中需彻底切除关节囊的后内侧甚至360°切除关节囊，并逐步松解梨状肌，闭孔内、外肌等外旋肌群至股骨近端完全脱出，否则会引起大粗隆骨折，盲目扩髓极易引起股骨近端骨折或股骨假体柄从内固定取出处的外侧皮质穿出。

(3) 高龄骨质疏松的特殊病例，术中牵引患肢内收外旋后伸要尤其小心，极易引起大粗隆骨折。

(4) 因股骨近端(包括颈干角、股骨颈、髓腔开口及近端)有继发畸形存在，植入股骨假体柄时，术中锤击实音很重要，需紧贴外侧壁并且股骨髓腔锉要对准股骨内上髁的方向。

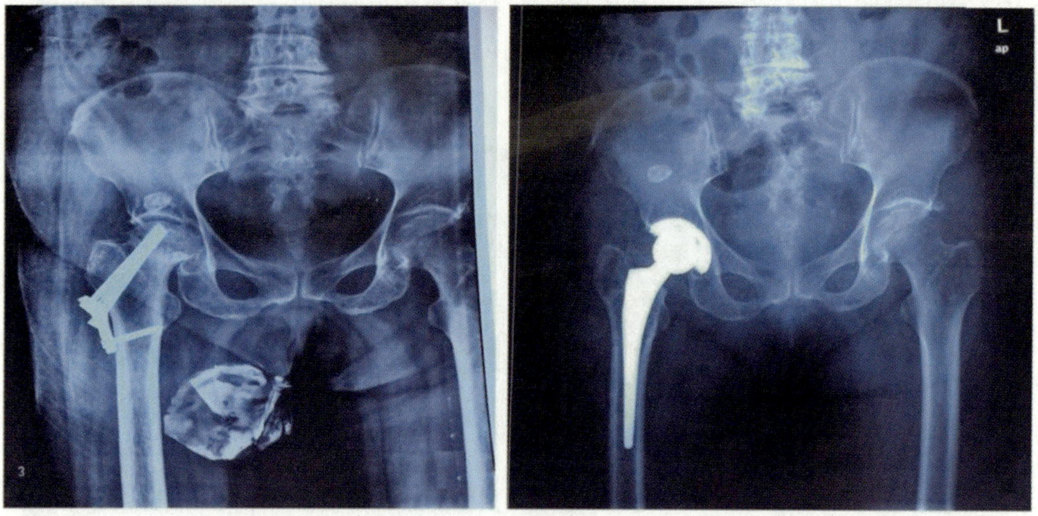

图13.14　股骨近端内固定术后继发股骨头坏死伴髋骨关节炎的侧卧位DAA

13.6　强直性脊柱炎(伴融合髋)

强直性脊柱炎的患者偏年轻化，因为是自身免疫性结缔组织病，常侵犯全身多个关节、脊柱及关节周围软组织，患者髋关节往往具有疼痛、畸形、强直、关节周围肌肉及软组织挛缩，关节功能障碍，尤其是双侧髋关节受累、关节面明显破坏的患者，应在控制活动期炎症的前提下提早行全髋关节置换，对于改善患者的生活质量是有益处的(图13.15)。

注意事项如下：

(1) 原位融合或外展外旋位的无明显肢体短缩融合髋，可以行侧卧位DAA(图13.16)。

(2) 强直性脊柱炎非功能位融合会导致股骨近端内收内旋或外展外旋短缩畸形，或屈髋内收内旋畸形不建议常规侧卧位DAA。

(3) 关节僵硬或融合的患者，前路显露需二次截骨，矩形骨块要略宽一点，股骨距保留尽量短，使髋臼锉磨、股骨近端脱出、近端扩髓以及植入假体尽量容易。

(4) 强直性脊柱炎(伴融合髋)的患者均有并不同程度的骨质疏松，术中外旋外展后伸有明显受限，需彻底切除关节囊的后内侧甚至360°切除关节囊，并逐步松解梨状肌，闭孔内、外肌等外旋肌群至股骨近端完全脱出，否则会引起大转子骨折，盲目扩髓极易引起股骨近端骨折劈裂。

(5) 由于脊柱侧弯及后凸，骨盆倾斜会引起双下肢不等长，术前需评估脊柱的柔韧度及是否融合，使双下肢相对或绝对等长。

(6) 强直性脊柱炎骨盆后倾，髋臼的外展角和前倾角均相对增大，术中先评估股骨侧的前倾角，并适当减少髋臼杯的外展角和前倾角，防止术后髋关节前脱位。

(7) 如果脊柱后凸畸形严重，需要行截骨矫形术，原则上建议先行脊柱截骨术，二期再行全髋关节置换术。

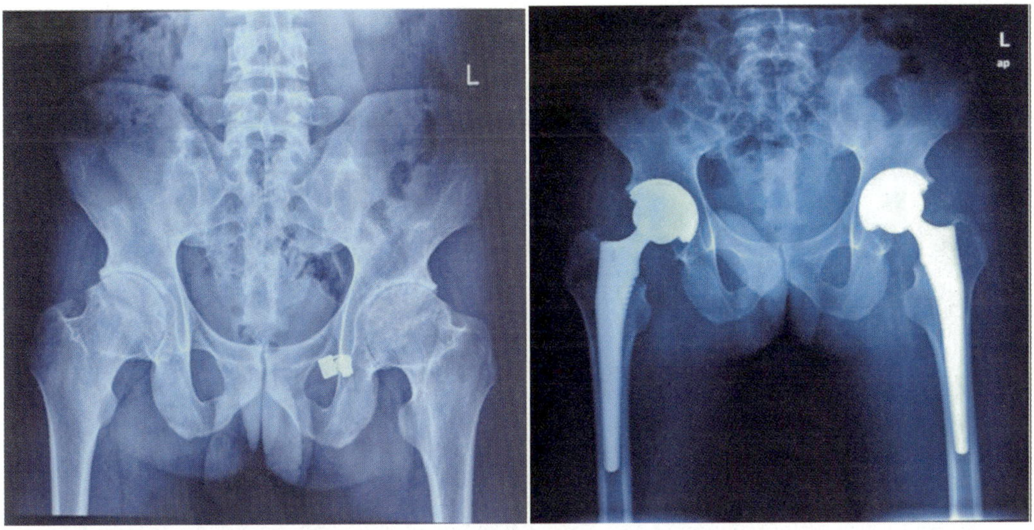

图 13.15 强直性脊柱炎的双侧侧卧位DAA

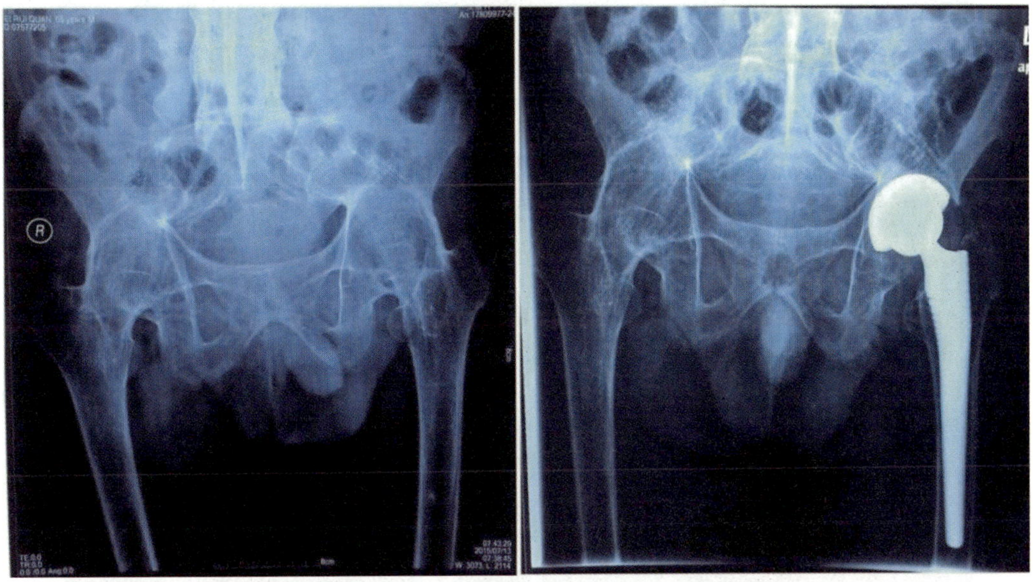

图 13.16 强直性脊柱炎伴融合髋的侧卧位DAA

13.7 结核性或化脓性髋关节炎后遗症

对于陈旧性化脓性或结核性髋关节炎(图13.17、图13.18),术前应常规摄骨盆正位片及患侧髋关节侧位片,同时行螺旋CT及三维重建立体显示髋臼及股骨侧的畸形形态,对选择假体及制定手术方案具有指导意义(图13.19)。此类患者髋关节周围骨性结构多有严重的畸形伴解剖结构异常,如股骨颈变短、颈干角内翻或外翻、前倾角异常、股骨头变形、近端髓腔变细扭转、骨质疏松及骨缺损;股骨近端偏心距及臀中肌张力异常。而且关节周围大量瘢痕经常带来的显露困难,软组织的僵硬使得显露过程始终与医源性骨折相伴,而广泛松解常带来出血量增多,对侧卧位DAA股骨侧的显露技术要求高(图13.17、图13.18)。

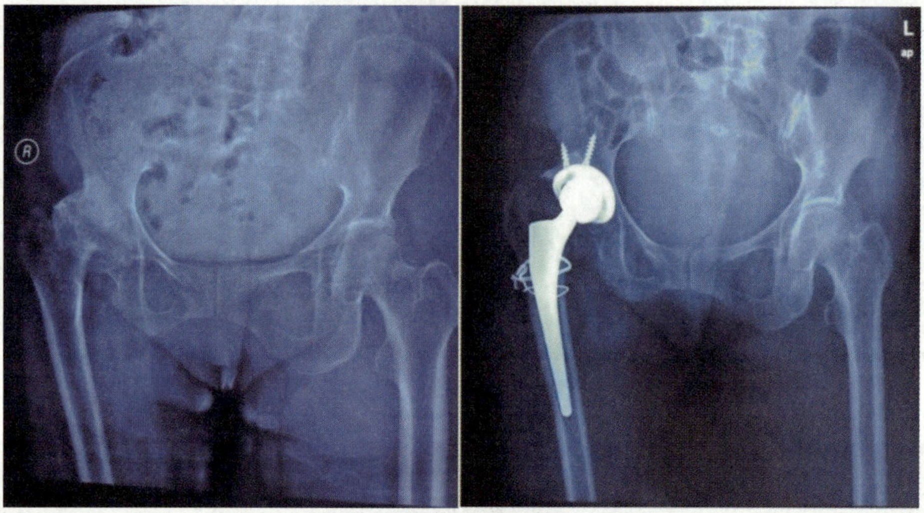

图13.17 陈旧性结核性髋关节炎的侧卧位DAA

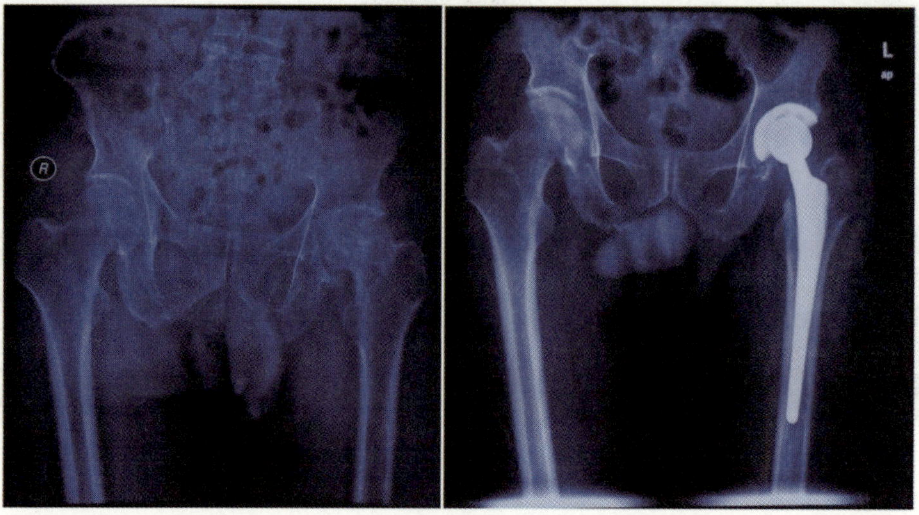

图13.18 陈旧性化脓性髋关节炎的侧卧位DAA

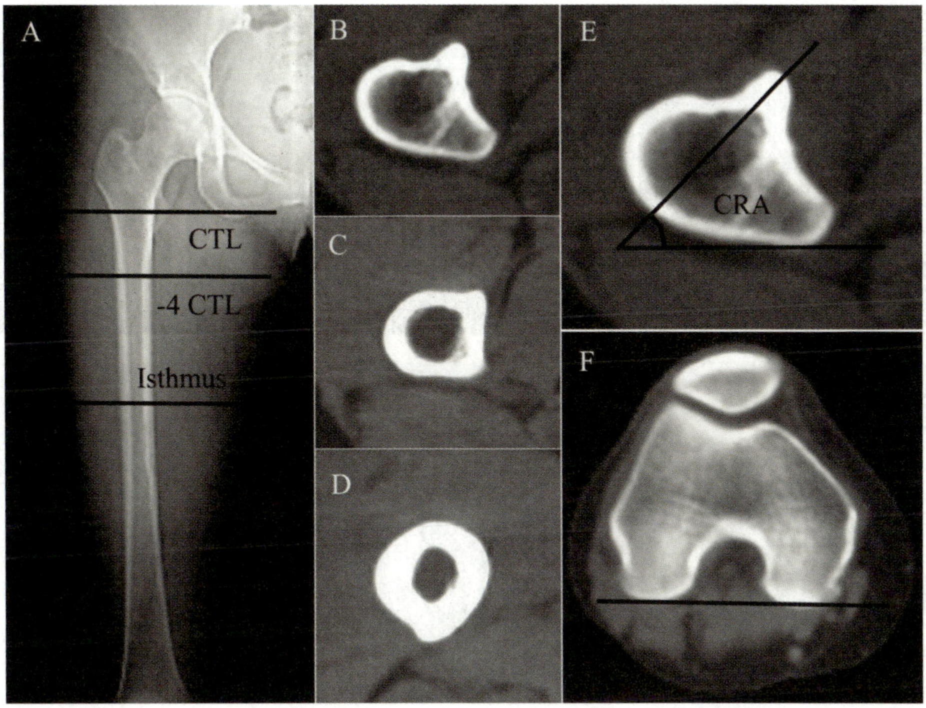

图 13.19 侧卧位DAA术前三维CT重建明确股骨近端有无髓腔形态异常

股骨髓腔旋转角在股骨三个不同位置及横截面：① 小转子中心点平面；② 小转子下方4 cm平面；③ 股骨髓腔峡部平面。股骨髓腔旋转角：股骨髓腔的长轴与股骨髁后缘所在平面的夹角。

注意事项如下：

(1) 如股骨近端成角畸形、髓腔封闭、大转子严重上移以及患肢内收短缩畸形，股骨近端显露困难，甚至需要股骨近端截骨重建术，不建议常规行侧卧位DAA。

(2) 术前一方面要测量髂前上棘-内踝间距来评估双下肢的绝对相差长度，还要考虑髋关节周围软组织张力、腰椎的柔韧度、骨盆倾斜及膝关节的代偿；另一方面，术前判断若髋臼侧选择中心解剖重建后，如股骨侧不截骨则髋关节无法复位，或强行复位会造成肢体过度延长损伤坐骨神经，不建议行侧卧位DAA（图13.20）。

(3) 腰椎柔韧性差的患者，全髋置换手术如完全矫正下肢不等长，易导致新的姿态性不平衡，引发下腰痛。因此，此类患者在行全髋置换手术时，下肢不等长的矫正度应以术前站立或行走时患者比较舒适的骨盆倾斜度为准，即达到所谓功能性等长即可。

(4) 陈旧性化脓性髋关节炎预防性术后尽量应用抗生素使用5～7天，至体温正常、肿胀消退后停药；陈旧性结核患者术中应尽可能切除可能含静止结核菌的僵硬、瘢痕组织，协同感染科、检验科等多学科会诊，判断是否需要术后常规抗结核，以及ESR和CRP正常后，是否仍需继续应用抗结核全程共12个月，以防止复发。

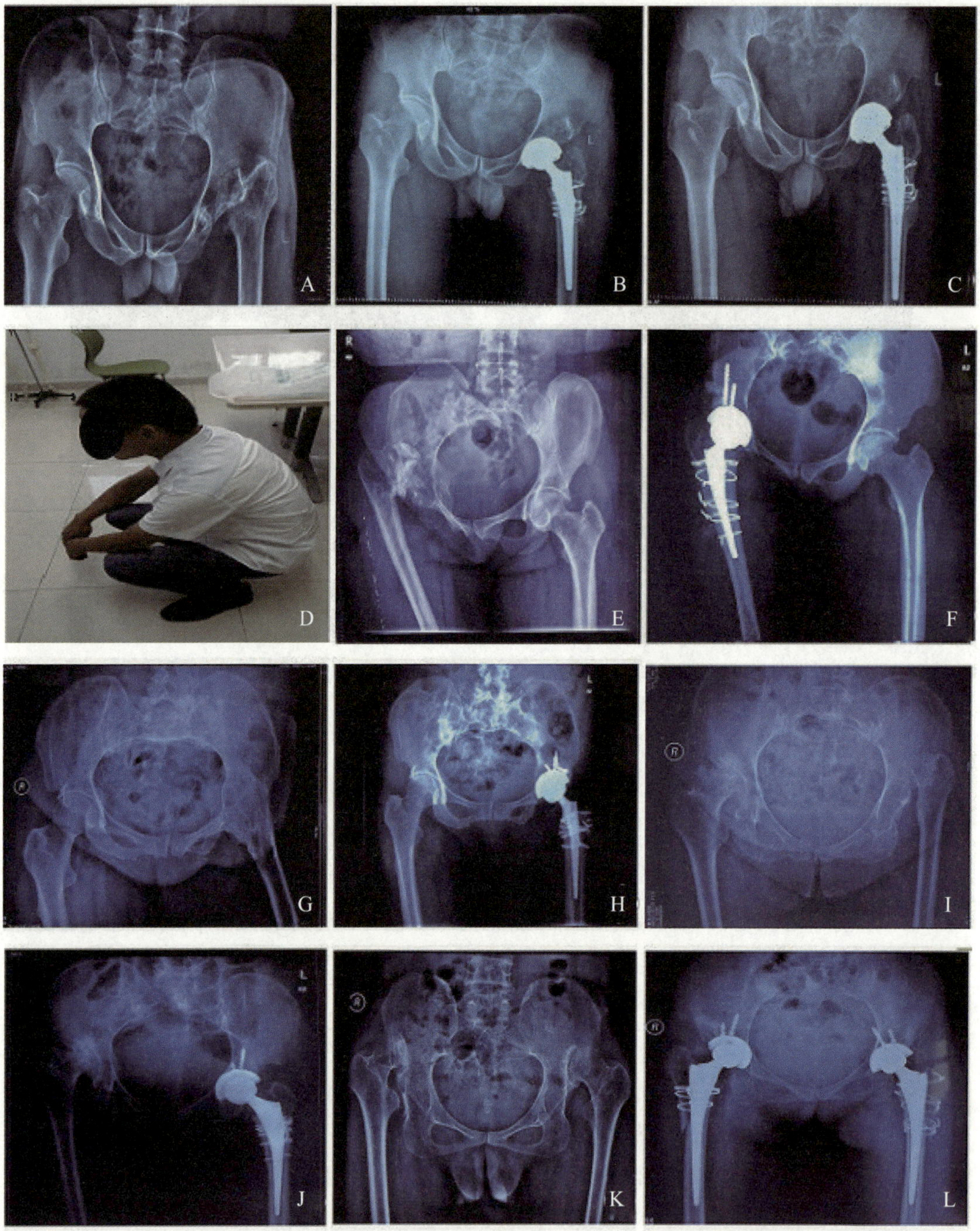

图13.20 特殊患者，因股骨近端畸形伴股骨侧旋转中心上移、肢体短缩严重，髋臼侧真臼旋转中心重建，股骨侧复位困难需截骨，不适宜行侧卧位DAA

① 陈旧型化脓性髋关节炎，术后3月骨折愈合(A~D)；② 陈旧型结核性髋关节炎(E、F)；③ 强直性脊柱炎融合髋(G、H)；④ 单侧DDH CroweⅣ型(I、J)；⑤双侧DDH CroweⅣ型(K、L)。

图13.21～图13.24展示了不同类型的复杂融合髋术前和术后X线。

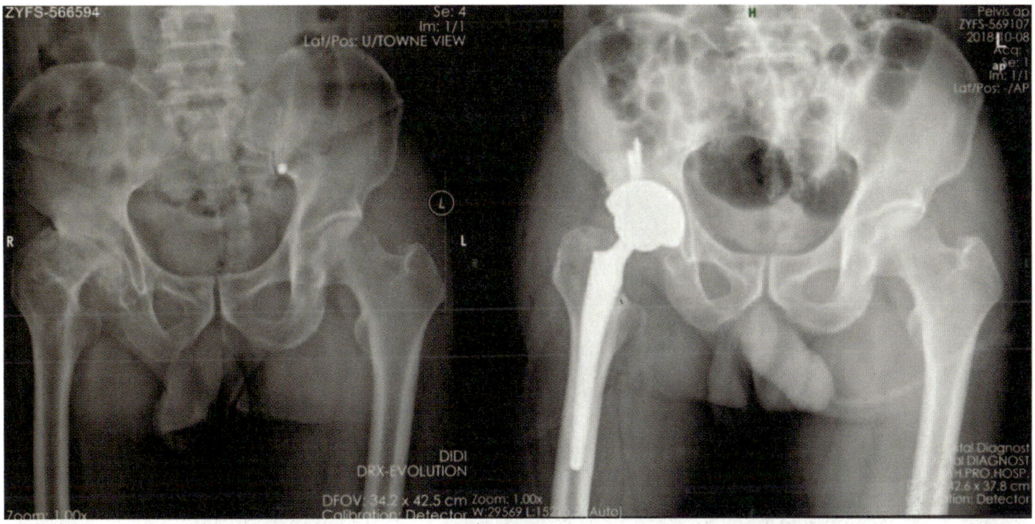

图 13.21　化髋后遗症，肢体短缩 3 cm

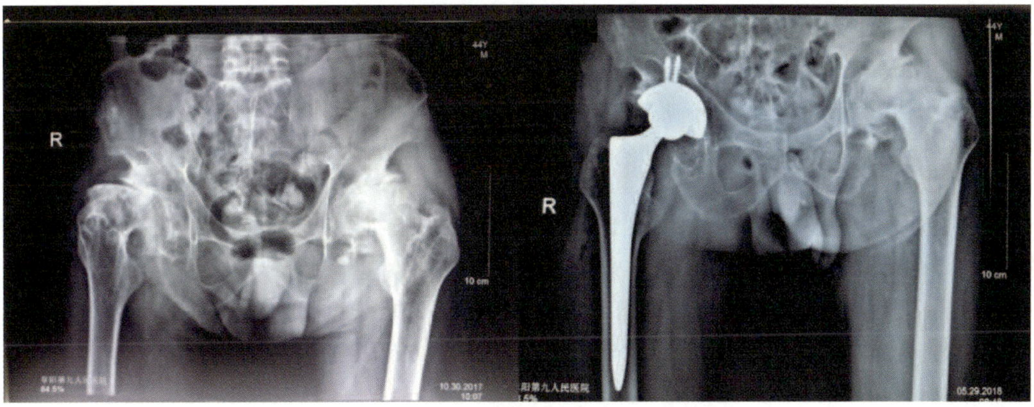

图 13.22　大量骨赘、关节僵硬、股骨颈短缩

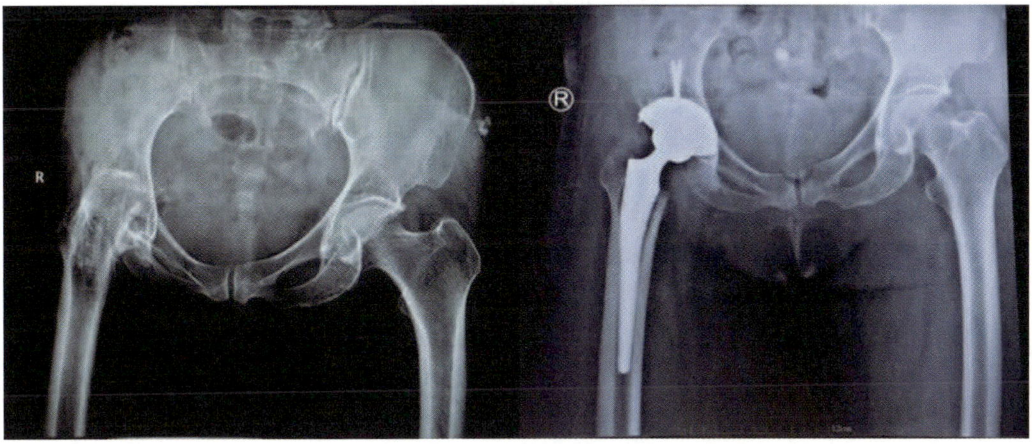

图 13.23　屈曲位融合髋

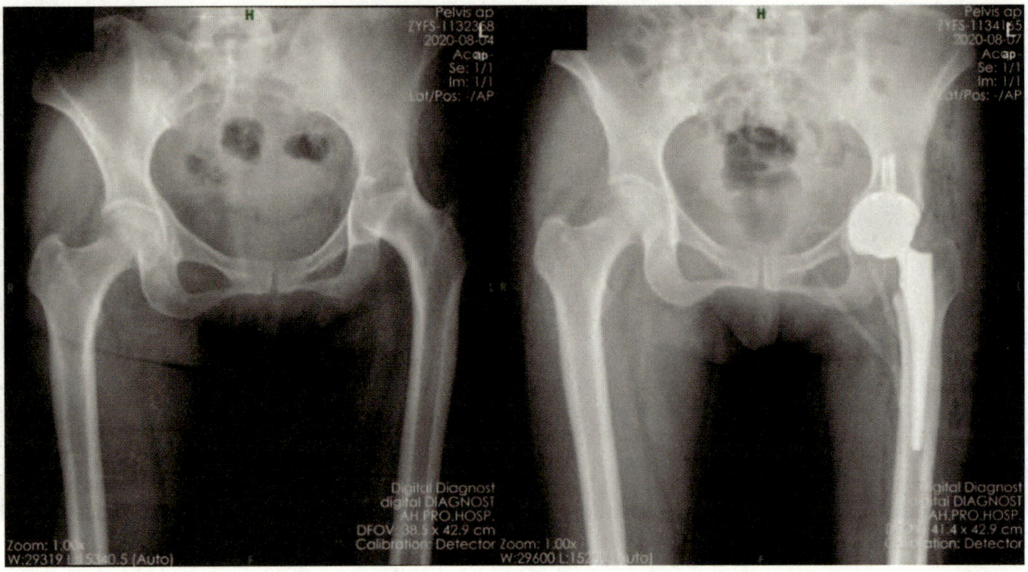

图 13.24 伸直位融合髋

参考文献

[1] 蒋涛,游镇君,王涛,等. 关节置换术治疗陈旧结核继发的高位病理性髋脱位一例[J]. 中华创伤杂志, 2016, 32(3): 252-255.

[2] 孔令同,梅家威,葛无非,等. 多发性骨骺发育不良合并股骨近端畸形行双侧 THA 1 例[J]. 生物骨科材料与临床研究, 2021, 18(3): 92-94.

[3] 朱晨,孔荣. 髋臼形态对全髋置换的影响[J]. 中国矫形外科杂志, 2007, 15(16): 1235-1237,1240.

[4] 朱晨,尚希福,孔荣,等. 改良股骨大转子滑移截骨术治疗初次全髋关节置换股骨近端严重畸形[J]. 中国矫形外科杂志, 2018, 26(17): 1537-1543.

[5] 李乾明,马锐祥,吴科荣,等. 股骨近端重建全髋关节置换术治疗 Crowe Ⅳ型发育性髋关节发育不良 1 例报道[J]. 中华骨与关节外科杂志, 2020, 13(11): 946-949.

[6] 马庆,尚希福,朱晨,等. 侧卧位直接前路全髋置换术治疗非创伤性股骨头坏死的近期疗效分析[J]. 阜阳师范学院学报(自然科学版), 2019, 36(3): 37-42.

[7] 朱晨,孔荣,尚希福,等. 保留股骨颈型全髋关节置换治疗髋关节疾病的疗效分析[J]. 临床骨科杂志, 2014(4): 411-414.

[8] 朱晨,孔荣,方诗元,等. 先天性髋臼发育不良伴严重骨性关节炎或股骨颈骨折全髋置换 20 例[J]. 中国组织工程研究与临床康复, 2009, 13(22): 4355-4358.

[9] 朱晨,孔荣,禹德万,等. 双极人工股骨头置换治疗高龄不稳定股骨转子间骨折[J]. 临床骨科杂志, 2008, 11(6): 521-522.

[10] 朱晨,孔荣,方诗元,等. 全髋置换术中髋臼异常处理的临床研究[J]. 解剖与临床, 2008, 13(3): 196-197.

[11] 游镇君,孙俊英,查国春,等. 生物型人工全髋关节置换术治疗股骨近段畸形合并终极髋关节疾病. 中国修复重建外科杂志, 2015, 29(3): 265-269.

[12] 李峰,田华,张克,等. 人工全髋关节置换中合并股骨近端畸形的股骨侧重建. 中国修复重建外科杂志. 2011, 25(10): 1188-1191.

[13] Bao N, Meng J, Zhou L, et al. Lesser trochanteric osteotomy in total hip arthroplasty for treating CROWE type Ⅳ developmental dysplasia of hip[J]. International Orthopaedics, 2013, 37: 385-390.

[14] Liu R Y, Bai C Y, Song Q C, et al. Partial greater trochanter osteotomy for hip reduction in total hip arthroplasty for high dislocated hip: a preliminary report[J]. BMC Musculoskeletal Disorders, 2014, 15: 1-6.

[15] Luo Z, Chen M, Hu F, et al. Cementless total hip arthroplasty with extended sliding trochanteric osteotomy for high congenital hip dislocation: a retrospective study[J]. Medicine, 2017, 96(14): e6581.

[16] Liu Q, Zhang R, Ma R, et al. Outcomes of a double-cup construct to treat paprosky 3A and 3B acetabular defects at a mean of 39 months[J]. The Journal of Arthroplasty, 2024, 39(11): 2841-2848.

14 侧卧位DAA围手术期并发症的治疗

14.1 脱位

导致关节脱位的原因包括患者自身因素、手术操作因素、假体设计因素、术后功能锻炼因素等。一般认为，随着医师经验的增加，脱位的发生率将逐渐降低。如何降低髋关节置换术后的脱位率一直是关节外科医生关注的焦点。本节探讨的焦点是侧卧位DAA手术技术原因导致的脱位。

直接前侧入路是一个真正的神经肌肉间隙入路，未中断任何肌肉的起止点。由于微创、肌肉损伤小，因此脱位率低以及术后更快恢复正常步态。Masonis和Bourne根据不同的手术入路进行了一个大样本的脱位率分析，后外侧入路的脱位率为3.2%（后方结构未修复的患者为3.9%，修复的为2.0%），而DAA入路脱位率明显降低（0.88%）。

注意事项：

（1）假体位置被认为是术后保持髋关节稳定的最关键因素之一，而髋臼位置是引起术后脱位最敏感的变量，与后外侧入路相比，侧卧位DAA髋臼前倾角尽量放小，一般10°～15°前倾；髋臼外展角偏小，一般38°～42°（±40°）。

（2）前入路后方的骨赘必须要去除，否则外旋后伸易撞击导致脱位。

（3）肢体长度、软组织张力和股骨偏心距的恢复。

（4）提高头颈比，如果头直径过小，可考虑更换大头，初次置换尽量选择大直径的股骨头，如32 mm或36 mm。

（5）若危险体位不稳，可更换为高边内衬；若软组织张力不足时，应考虑增加偏心距或颈的长度。

（6）早期侧卧位DAA前方脱位，因功能锻炼不当或外伤引起，排除假体周围骨折、假体位置不良、软组织张力异常，可试行闭合复位支具或石膏制动6周；侧卧位DAA一旦后方脱位，则假体位置不良或软组织张力必定异常，一般需要切开复位一期翻修（图14.1）。

（7）术后早期合理搬运，避免极限体位下过大力度康复训练。

（8）晚期脱位（>2年），如考虑姿势不当、外伤或无菌性松动引起，需具体问题具体分析。

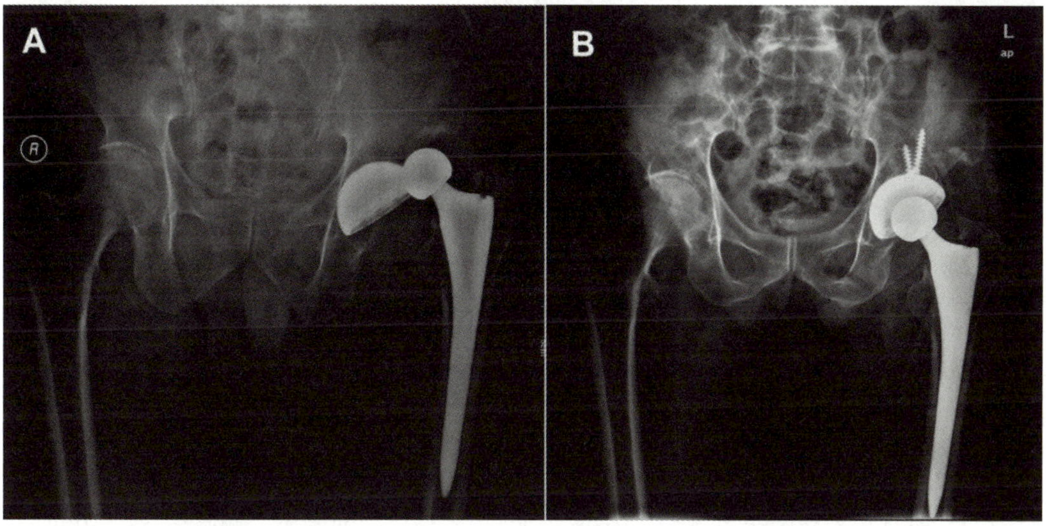

图14.1　侧卧位DAA术后髋关节后脱位（A），切开复位一期翻修并增加髋臼杯前倾角（B）

14.2　假体周围骨折

骨折作为侧卧位DAA全髋关节置换术的一个并发症，由于其延长术后康复过程、影响假体固定效果，因此应尽量予以避免。骨折部位以股骨最为好发，其次为髋臼，术中骨折主要与患者自身因素及不恰当的手术操作有关。

14.2.1　髋臼假体周围骨折

髋臼假体周围骨折一般发生较为隐匿，缺乏较为准确的判断方法，且骨折一般不影响髋臼柱的结构稳定性。可见于侧卧位DAA术中髋臼假体植入的过程中，原因包括：

（1）髋臼假体直径与髋臼骨床直径相差过大。

（2）骨质疏松，尤其是长期服用激素的骨质疏松患者（图14.2），最好选用与髋臼锉相同直径的髋臼假体并使用螺钉固定，或选用骨水泥假体。

（3）手术操作不当：暴露髋臼使用Hoffman拉钩时，用力不当可造成髋臼前后壁骨折，影响髋臼假体的压配固定。

（4）髋臼底部骨折：髋臼内陷、骨质疏松且臼底较薄的患者。

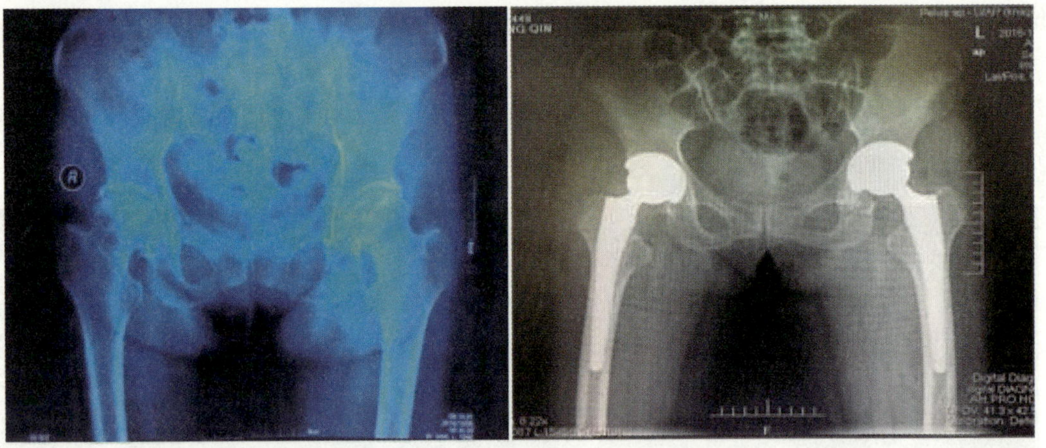

图 14.2 系统性红斑狼疮激素性股骨头坏死严重骨质疏松行双侧侧卧位 DAA 术中左侧髋臼骨折，6 周内避免负重，骨折愈合良好

14.2.2 股骨假体周围骨折

一般认为独立危险因素包括老年女性、骨质疏松、既往手术史、生物型固定型假体需要紧密压配、股骨近端髓腔成角、畸形、硬化、形态异常、软组织挛缩等。侧卧位DAA引起的股骨骨折高风险通常发生在股骨近端向上向外脱出以及扩髓时，股骨近端有限的暴露以及脱出困难会导致术中股骨侧骨折的发生率增加，骨质疏松、大转子外侧拉钩局部应力过大也是重要因素(图 14.3)。

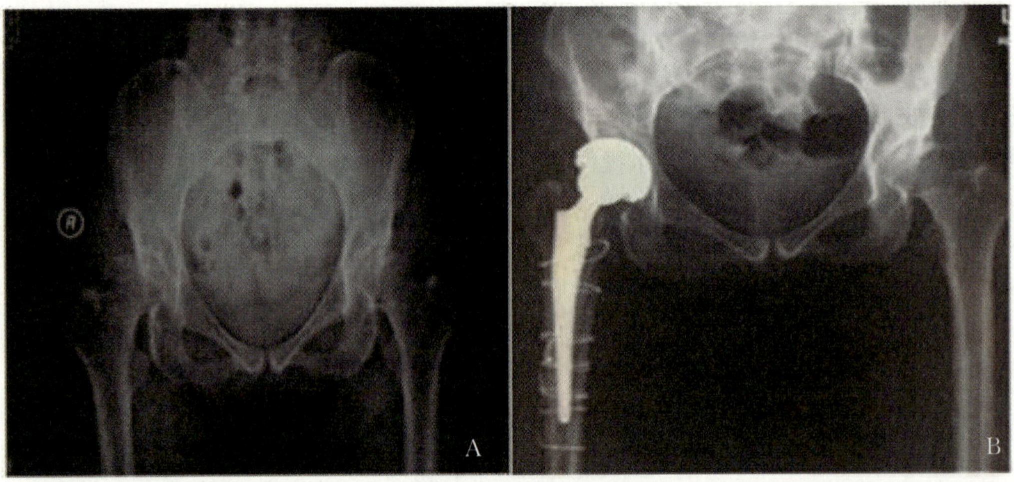

图 14.3 股骨干骨折

A. 侧卧位 DAA 术前 X 线；B. 术中发现股骨干骨折 Vancouver B2 型，术中延长切口，予以钢丝环扎内固定，再重新植入大一号的股骨假体柄。

研究表明，DAA 股骨骨折的发生率与后外侧及外侧入路相比仍然明显增高。但是，侧卧位 DAA 伴发的股骨假体周围骨折大多数是近端髓腔纵向劈裂及大转子的撕脱骨折，由钢丝环扎或“8”字固定即可，不需要特殊内固定，甚至有术中的隐匿性骨折直到术后摄片时被发现，大多数患者出现类似骨折后，处理及时不会出现假体松动脱位等并发症，但如何在术中避免仍然是我们关心的(图14.4)。侧卧位DAA发生股骨骨折的另一个特点是既往有髋关节手术史、肢体短缩、髋臼侧严重畸形、股骨近端畸形形态异常、髋关节功能障碍、关节僵直融合及明显骨质疏松的复杂病例股骨假体周围骨折发生率高(图14.5～图14.7)。因此，上述复杂髋关节病例不适合初学者行侧卧位DAA。Horne等认为，骨折率与外科医生的经验是成反比的，需要多达200个病例才能降低并发症的发生率。随着术者经验的增长，手术总体并发症发生率呈下降趋势。

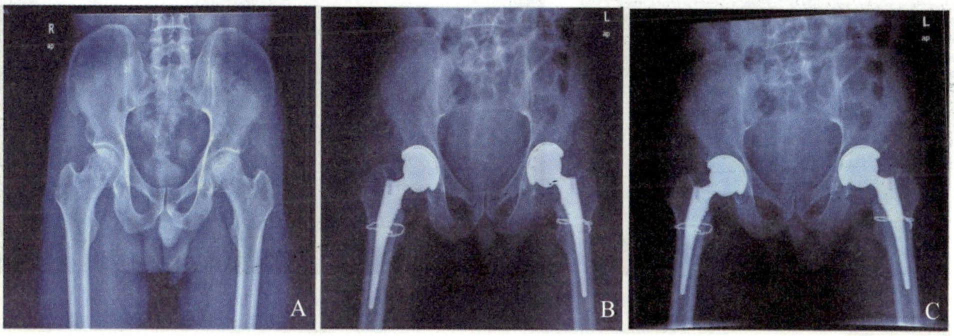

图14.4 侧卧位DAA术中股骨距骨折钢丝内固定
A. 术前X片；B. 术后；B. 1年随访(C)。

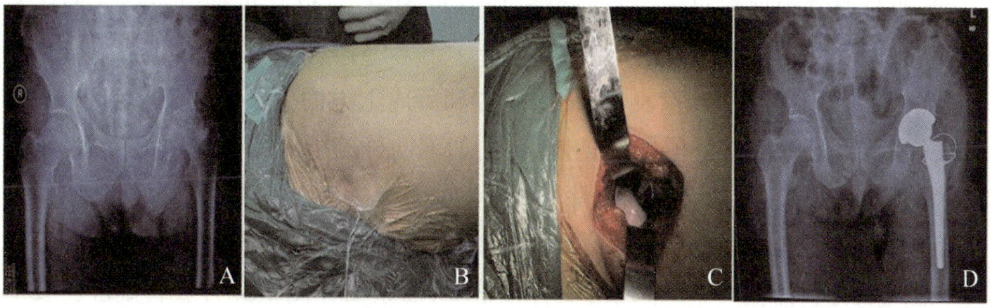

图14.5 侧卧位DAA(既往前路股骨头打压植骨手术史)术中股骨大转子骨折钢丝“8”字内固定

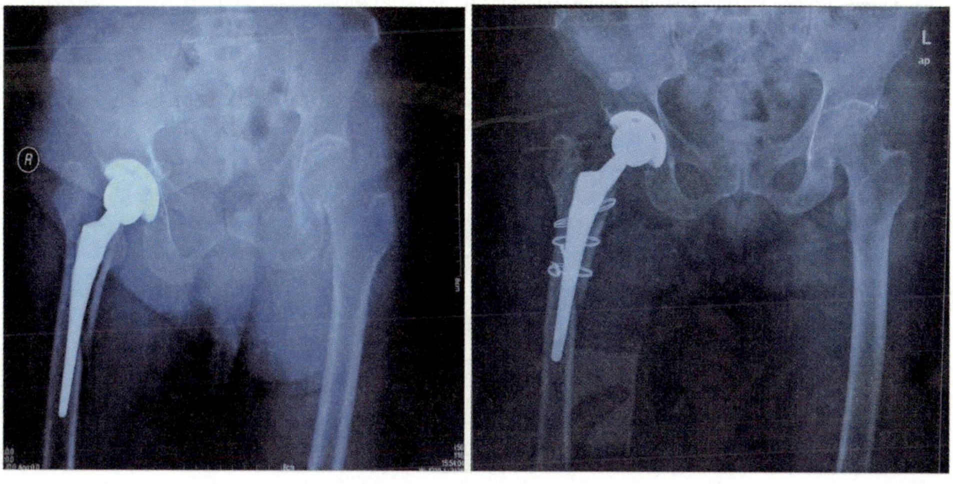

图14.6 侧卧位DAA术后2周患者外伤继发假体周围骨折，钢丝内固定重新植入大一号股骨假体柄

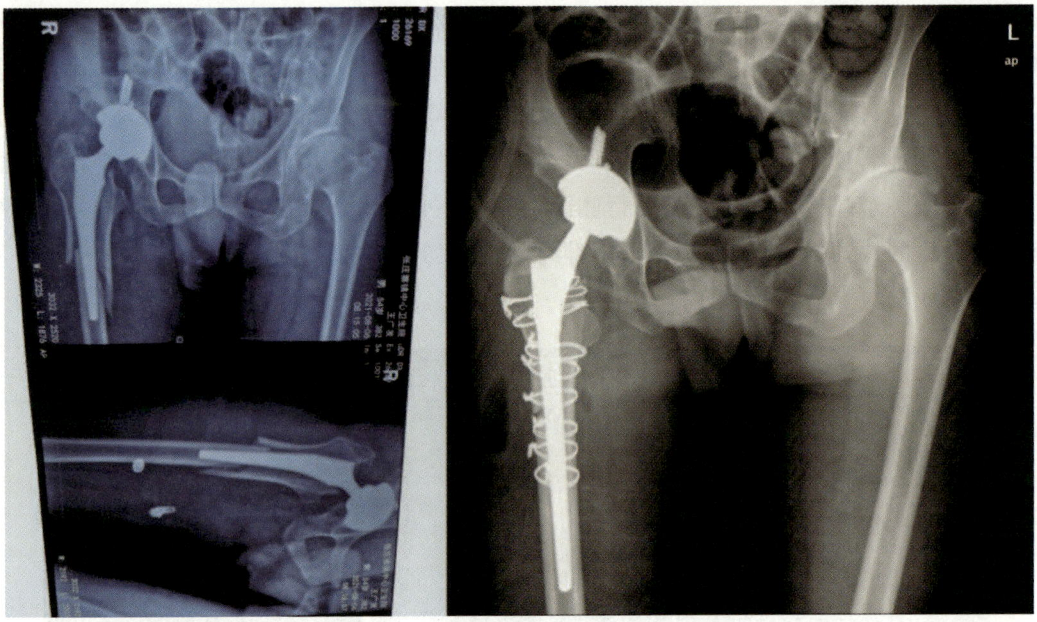

图 14.7　DAA 术后假体周围骨折

注意事项如下：

（1）关节僵硬伴大量骨赘形成的患者前路显露需二次截骨，矩形骨块要略宽一点，否则取头困难，而且股骨距保留过长，髋臼锉磨、股骨近端脱出、近端扩髓以及植入假体都会受影响。

（2）若患者术前关节活动度良好，前内下方和后内上方的关节囊切除，就足以显露髋臼及脱出股骨近端；但术前关节僵硬的复杂病例，如术前外旋外展后伸有明显受限，则术中需彻底切除关节囊的后内侧甚至360°切除关节囊，并逐步松解梨状肌，闭孔内、外肌等外旋肌群至股骨近端完全脱出，否则会引起大粗隆骨折，盲目扩髓极易引起股骨近端骨折。

（3）植入股骨假体柄时，术中锤击实音很重要，需紧贴外侧壁并且股骨髓腔锉要对准股骨内髁的方向。

（4）高龄骨质疏松的特殊病例，术中牵引患肢内收外旋后伸要尤其小心，极易引起大粗隆骨折。

（5）手术时可以常规使用术中透视提前发现这一问题。THA 股骨假体术中周围骨折 Vancouver 分型如表 14.1 所示。

表 14.1　THA 股骨假体术中周围骨折 Vancouver 分型

分　型	表　现
A 型：近端干骺端	1. 皮质骨折 2. 无移位的骨折 3. 不稳定骨折
B 型：股骨干部位的骨折	1. 皮质骨折 2. 无移位的骨折 3. 伴有移位的骨折

续表

分型	表现
C型:远端骨折	1. 皮质骨折 2. 误以为的骨折侵及远端干骺端 3. 伴有移位的远端骨折

引自:Greidanus N V, Mitchell P A, Masri B A, et al. Principles of management and results of treating the fractured femur during and after total hip arthroplasty[J]. Instructional Course Lectures, 2002, 52: 309-322.

14.3 神经血管损伤

14.3.1 股神经、血管损伤

在新手初期侧卧位DAA术中,解剖关系辨认出现错误(误将缝匠肌认为阔筋膜张肌,造成手术切口向内侧偏移),常导致股神经血管的损伤。可以从阔筋膜张肌表面筋膜的颜色、厚度加以辨认。同时,Hohmann拉钩不正确地偏内安放,容易导致股神经血管的损伤。若拉钩的位置放置于髋臼偏内偏下壁,那么股神经损伤的可能性很大;若拉钩安置于髋臼前壁中点骨面的位置,那么安全性较高。

14.3.2 股外侧皮神经损伤

股外侧皮神经损伤有一定风险。虽然DAA被提倡是一种真正的神经肌肉间隙的入路,但股外侧皮神经的分支有时位于手术区域内,并且有损伤的危险,髂前上棘下偏外侧为手术的相对安全区。虽然这种神经损伤被认为并不等同于股神经或坐骨神经麻痹的重大并发症,但它会引起患者的不适。文献中报道的发病率有很大差异,为0~81%。

我们侧卧位DAA的病例中也有股外侧皮神经损伤,表现为大腿前外侧皮肤感觉麻木、疼痛、灼烧感,但随访6个月后感觉有一定恢复。这可能与患者切口位置、切开平面、拉钩位置、软组织处理、手术时间以及医生的经验相关。后期病例术者将皮肤略偏外下切开,在阔筋膜张肌的偏外侧操作,不常规显露股外侧皮神经,方法改良后,神经并发症进一步降低。

14.4 切口血肿与感染

Jewett和Collins在他们的大样本中报告了高比例(4.6%)的术后伤口并发症。常规DAA入路的全髋关节置换过程中,需要暴露并结扎选股外侧动脉的升支。这支血管走行于缝匠肌和阔筋膜张肌的深层筋膜下。当手术过程中辨认错误或者结扎不彻底,容易造成术中、术后的大量出血。同时这支血管在数量上存在变异，需要引起注意。通常电凝能达到很好的止血效果，否则容易造成术后血肿的发生。

但仍需特别注意复杂病例中，由于侧卧位DAA术中反复拉钩撬拔牵引以及极限位置活动患肢，容易引起旋股内侧动脉升支血管的初始止血块的滑脱，特别是皮肤菲薄的患者，关闭切口前需仔细检查再次止血，以防发生迟发性血肿(图14.8)。

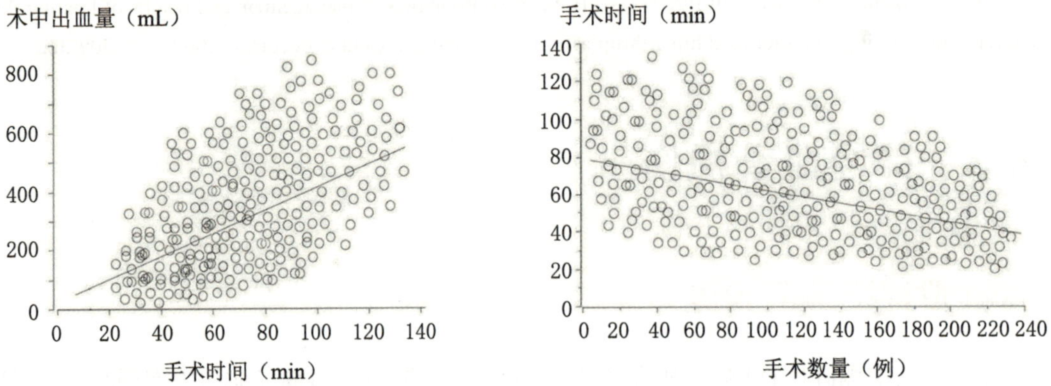

图14.8 早期(228例)侧卧位DAA手术的数量与手术时间的相关分析

Pearson相关系数 $r = 0.253$, $P = 0.002$；手术时间的变化与术中出血量的相关分析，$r = 0.512$, $P = 0.001$，早期行侧卧位DAA有一定的学习曲线。

在DAA手术操作过程中，还需要严格遵循手术适应证及无菌术原则，并注意软组织的保护，术前警惕糖尿病、类风湿关节炎、下肢动脉硬化闭塞症、免疫缺陷疾病等易感人群危险因素，术中术后管理好手术室与病房环境。

若患者手术时间短、止血彻底、术后伤口大量生理盐水脉冲冲洗、围手术期抗生素的合理应用及术后快速康复、术前筛查出有潜在感染灶，就能最大限度地避免侧卧位DAA人工关节置换术后早期浅部和深部感染的发生。

DAA术后假体周围感染部分病例展示如图14.9～图14.11所示。

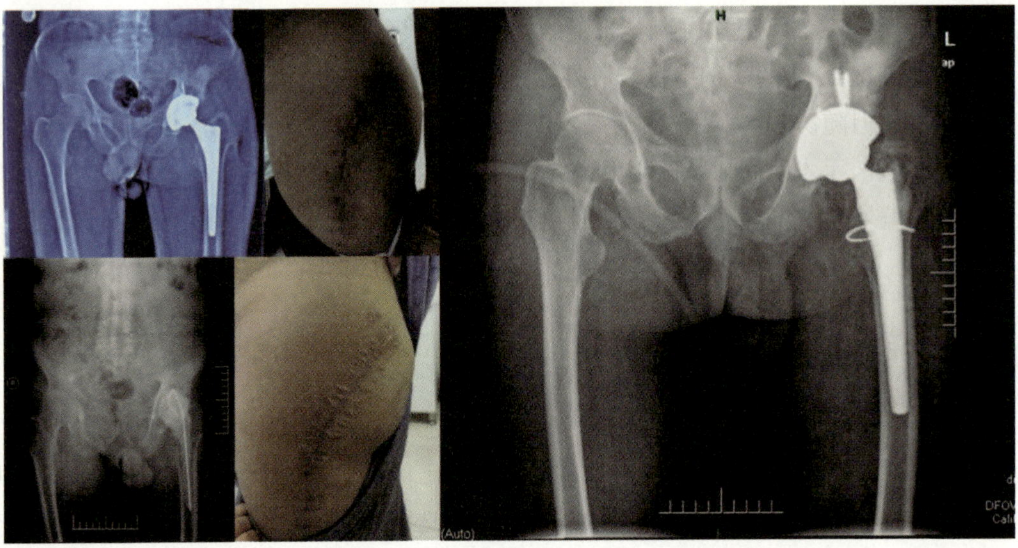

图14.9 髋关节置换术后感染二期翻修

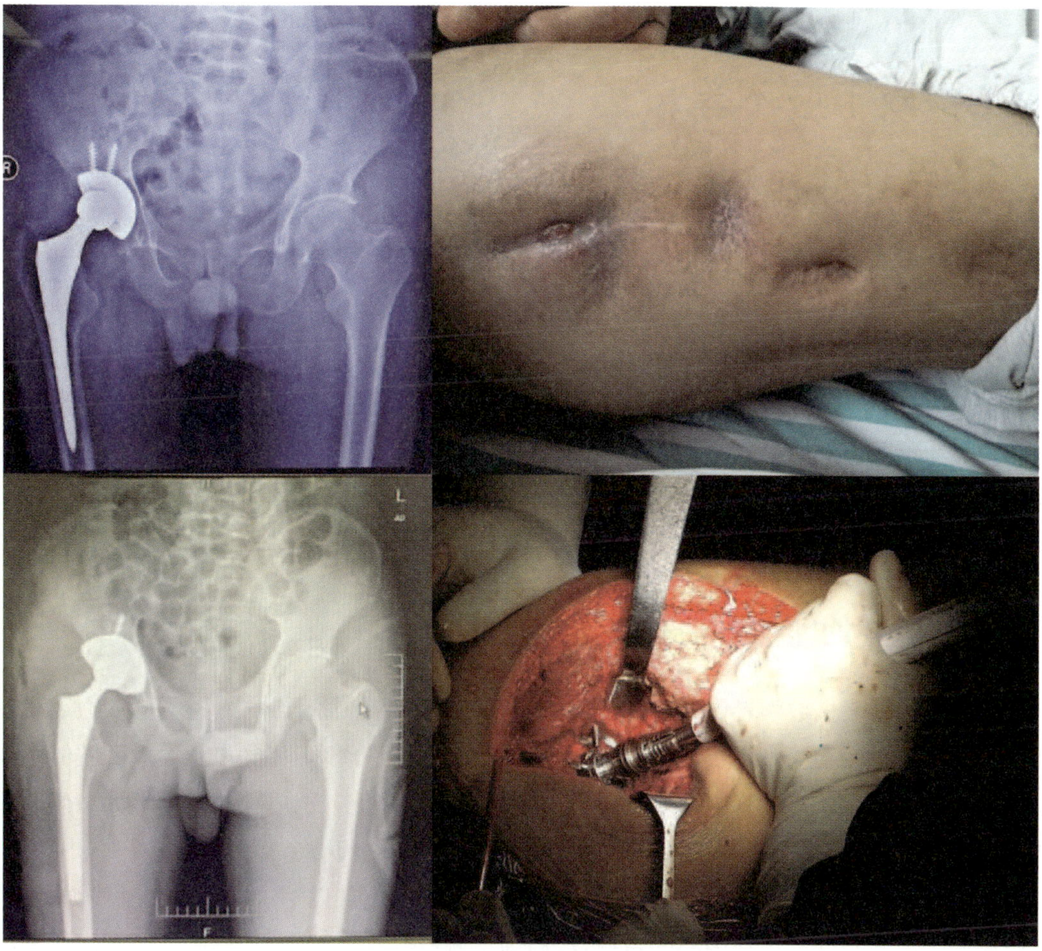

图14.10　髋关节置换术后感染一期翻修

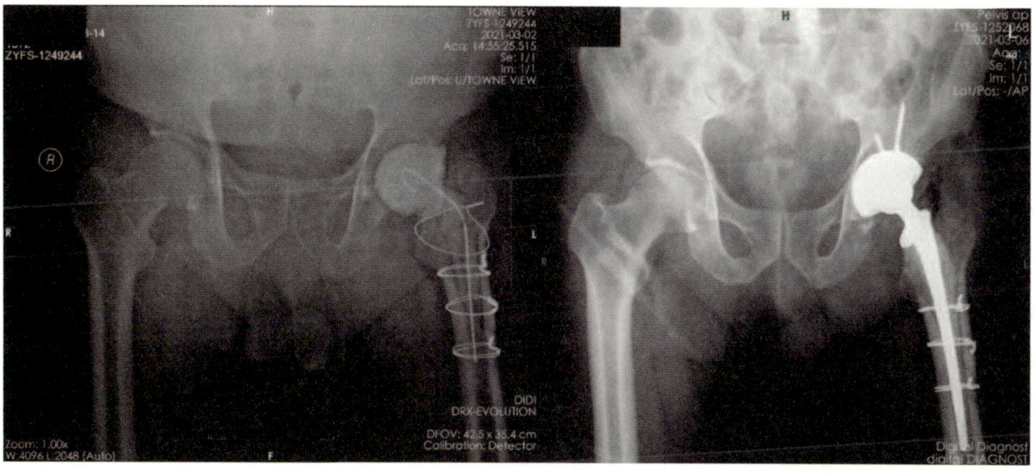

图14.11　DAA术后假体周围感染二期翻修

14.5 双下肢不等长

14.5.1 分类及原因

双下肢不等长可分为真性下肢绝对不等长和功能性下肢不等长,术前需仔细评估。真性下肢不等长是骨结构的不相等,可因生长障碍或创伤引起,也可由髋关节或骨的其他部位病变引起,是由于股骨头中心、大转子和髂嵴形成的功能性三角的紊乱。如果这三个结构间的距离发生改变,肌肉的杠杆臂和下肢长度也会因此受到影响。功能性下肢不等长是指骨结构完整但有继发性软组织改变(外展、内收或屈曲挛缩)、关节周围肌肉挛缩或脊柱侧弯引起的骨盆倾斜,暂时性较为多见。

14.5.2 术中处理

目前国内外大多数学者认为术前仔细测量评估、模板预测指导术中选择假体颈长,术者经验以及术中使用装置测量判断肢体长度和综合平衡法是预防侧卧位DAA术后肢体不等长的有效方法。术前应认真测量双下肢处于平行位时髂前上棘至内踝的长度。如患侧髋关节挛缩屈曲,应将健侧下肢也屈曲至相同角度后测量,以减少误差。

根据X线片所示在健侧髋关节标记出股骨头运动中心点,以泪滴连线的中轴线为中心,在患侧髋关节找到健侧运动中心的对称点,即为患侧股骨头运动中心,可借此确定患侧髋臼的安置位置。根据股骨头运动中心的位置,再用模板测量结合临床测量来选择合适型号、颈长、偏距的假体并确定股骨距的截骨位置以及术中假体植入位置。

术中可利用各种骨性标志来估计肢体长度的一致性,如侧卧位检查股骨大转子与坐骨结节的关系;双侧髌骨上下极是否在同一水平;股骨大转子和股骨头旋转中心以及髋臼旋转中心的关系;股骨颈截骨前、试模复位后髋臼上缘与股骨大转子之间的距离、小转子下缘与坐骨结节的关系、复位的难易及髋关节的稳定性等综合考虑。如果复位困难,往往预示肢体的延长。此外,可用另一些手法试验来评估术中肢体长度:"Shuck试验"、"Drop-Kick试验"、各方向髋关节的稳定性试验。术中关节的组织张力受到肢体长度、麻醉及软组织松解程度等多因素的影响,所以单凭关节的组织张力作为选择股骨头假体颈长的依据,显然是不合适的。

注意事项如下:

(1) 术前一方面要测量髂前上棘-内踝间距来评估双下肢的相差长度,还要考虑腰椎的柔韧度、骨盆倾斜及膝关节的代偿。

(2) 如果患者的骨盆和脊柱在冠状面表现的结构性倾斜和侧弯系由下肢不等长引起,但考虑到患者高龄、病史长、腰椎柔韧性差、腰椎骨质增生伴骨桥形成,侧卧位DAA术后如完全矫正下肢绝对不等长，易导致新的姿态性不平衡，引发下腰痛及患者主观感觉肢体延长。此类患者在行全髋置换手术时，下肢不等长的矫正度应以术前站立或行走时患者比较舒适的骨盆倾斜度为准，即所谓功能性长度。

(3) 全髋关节置换是坚持“稳定压倒一切”的手术，一切重建双下肢绝对不等长或功能性不等长，都要以术中的髋关节稳定性为前提，不能为了追求双下肢的等长，忽略了髋关节的稳定性以及软组织的张力。

14.6 下肢深静脉血栓

血栓栓塞是DAA全髋关节置换术后另一个常见的严重并发症。深静脉血栓形成(deep vein thrombosis, DVT)不仅影响患者的术后康复，甚至可引发致命的肺栓塞(pulmonary thromboembolism, PTE)。但在本研究中，侧卧位DAA未出现一例致死性的PTE(图14.12)。

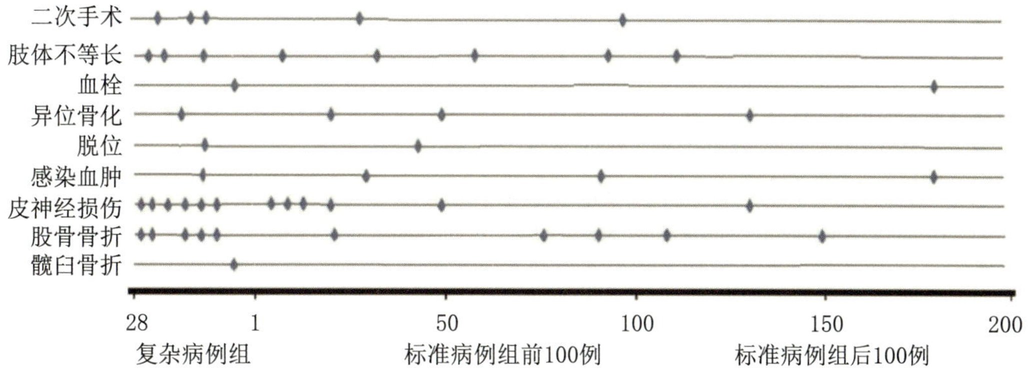

图14.12　作者早期的228例侧卧位DAA术后并发症分布趋势图

并发症多集中于复杂病例组，而且随手术例数增多，并发症明显减少，并发症的发生率与学习曲线正相关。

值得重视的是，下肢DVT若未完全阻塞，可不出现或仅出现轻微的腿部症状，但会以致命性PTE为首发或主要表现，有资料表明，约70%确诊为PTE的患者存在无症状性的下肢DVT。诊断深静脉血栓和肺栓塞时需进行影像学辅助检查。目前，静脉造影仍然是诊断腿部血栓的最敏感和最特异的检查。B超是一项非创伤性的易重复检查，目前广泛应用于临床。有报道指出，即使规范化的应用预防性抗凝药物治疗，仍有超过30%的患者发生DVT，因此，物理性预防措施逐渐成为临床研究与应用的热点。

物理方法的最大优势是不需要考虑预防性抗凝的风险。其主要包括早期活动、弹力袜、足底静脉泵、周期性充气加压等。长期制动与深静脉血栓形成有关，我们认为在情况许可下，患者应尽可能早期活动，双下肢主动活动有助于减轻血液淤滞和血栓形成，而早期下地是侧卧位DAA的最大优势，与药物预防联合应用疗效更佳。

若术后2～3天B超发现肌间静脉血栓形成，应辅以合理功能锻炼，并经抗凝对症治疗，1～2周后症状会明显好转，定期复查B超可见血栓消失或附壁机化。如果患者术后第2～3

天B超发现腘静脉、股静脉或髂静脉血栓形成，建议植入下腔静脉滤网以防止血栓脱落引发致命的肺栓塞。

最常用的药物为低分子肝素以及凝血因子Ⅹa 抑制剂利伐沙班，标准抗凝术后6周。但术后如果遇到患者切口渗血较多、引流量大、皮下瘀斑面积大、肝肾功能不全等，我们会根据情况停药、剂量减半、改为口服阿司匹林或皮下注射低分子肝素。

参考文献

[1] 刘泉，张荣威，梅家威，等. “双杯”技术治疗Paprosky Ⅲ型髋臼缺损的疗效分析[J]. 实用骨科杂志，2024，30(5)：404-408.

[2] 张晓琪，尚希福，朱晨，等. 直接前方入路初次全髋关节置换术中局部与联合应用氨甲环酸的对比研究[J]. 实用骨科杂志，2022，28(5)：449-451.

[3] 许康永，朱晨. 后关节囊拉花后重建对防止骨质疏松患者全髋关节置换术后脱位的作用[J]. 安徽医药，2016，20(9)：1676-1679.

[4] 朱晨，方诗元，孔荣，等. 超声靶向微泡破坏增强人β-防御素 3 抑制小鼠体内耐药葡萄球菌生物膜形成[J]. 生物骨科材料与临床研究，2015，12(5)：8-11.

[5] 葛无非，张贤祚，朱晨. 假体周围感染三种样本处理病原体检测效能比较[J]. 中国矫形外科杂志，2021，29(9)：804-808.

[6] 秦啸龙，张先龙，蒋垚，等. 股外侧皮神经的手术安全区与前侧入路微创全髋关节置换术切口的选择[J]. 中华关节外科杂志：电子版，2008，2(3)：21-23.

[7] Jewett B A，Collis D K. High complication rate with anterior total hip arthroplasties on a fracture table [J]. Clinical Orthopaedics and Related Research®，2011，469(2)：503-507.

[8] Berend K R，Lombardi A V. Intraoperative femur fracture is associated with stem and instrument design in primary total hip arthroplasty[J]. Clinical Orthopaedics and Related Research®，2010，468：2377-2381.

[9] Masonis J L，Bourne R B. Surgical approach，abductor function，and total hip arthroplasty dislocation [J]. Clinical Orthopaedics and Related Research®，2002，405：46-53.

[10] Horne P H，Olson S A. Direct anterior approach for total hip arthroplasty using the fracture table[J]. Current Reviews in Musculoskeletal Medicine，2011，4：139-145.

[11] Nakamura J，Hagiwara S，Orita S，et al. Direct anterior approach for total hip arthroplasty with a novel mobile traction table-a prospective cohort study[J]. BMC Musculoskeletal Disorders，2017，18：1-9.

[12] Zhu C，Cheng M，Cheng T，et al. A novel classification for guiding total hip arthroplasty for adult acetabular dysplasia[J]. Exp Ther Med，2013，6：216-222.

[13] Berend K R，Lombardi Jr A V，Seng B E，et al. Enhanced early outcomes with the anterior supine intermuscular approach in primary total hip arthroplasty[J]. JBJS，2009，91(S6)：107-120.

[14] Goulding K，Beaulé P E，Kim P R，et al. Incidence of lateral femoral cutaneous nerve neuropraxia after anterior approach hip arthroplasty[J]. Clinical Orthopaedics and Related Research®，2010，468：2397-2404.

[15] Bhargava T，Goytia R N，Jones L C，et al. Lateral femoral cutaneous nerve impairment after direct anterior approach for total hip arthroplasty[J]. Orthopedics，2010，33(7)：472.

［16］ Del Pozo J L，Patel R. Infection associated with prosthetic joints［J］. New England Journal of Medicine，2009，361（8）：787-794.

［17］ Parvizi J，Sharkey P F，Bissett G A，et al. Surgical treatment of limb-length discrepancy following total hip arthroplasty［J］. JBJS，2003，85（12）：2310-2317.

［18］ Park S K，Kim Y G，Kim S Y. Treatment of periprosthetic femoral fractures in hip arthroplasty［J］. Clinics in Orthopedic Surgery，2011，3（2）：101-106.

［19］ Lohmann C H，Rampal S，Lohrengel M，et al. Imaging in peri-prosthetic assessment：an orthopaedic perspective［J］. EFORT Open Reviews，2017，2（5）：117-125.

［20］ Lee J M，Cho Y，Kim J，et al. Wiring techniques for the fixation of trochanteric fragments during bipolar hemiarthroplasty for femoral intertrochanteric fracture：clinical study and technical note［J］. Hip & Pelvis，2017，29（1）：44-53.

［21］ Bicanic G，Barbaric K，Bohacek I，et al. Current concept in dysplastic hip arthroplasty：Techniques for acetabular and femoral reconstruction［J］. World Journal of Orthopedics，2014，5（4）：412.

15 侧卧位DAA术后影像学评估

15.1 侧卧位DAA术后髋臼杯及股骨柄植入位置评估

髋臼侧假体依据Pradhan方法测量髋臼外展角、前倾角。以双侧泪滴下缘连线做一水平线，以髋臼前倾角投影做一椭圆，椭圆顶点连线与水平线的夹角α即为髋臼外展角；在椭圆长轴(a)的1/5处(b)标记M点。通过M点做a轴的垂线，M至此垂线与椭圆交点的距离为c。$\sin^{-1}(c/0.4a)$即为髋臼前倾角。依据Lewinnek和Lewis推荐的外展30°～50°、前倾5°～25°作为髋臼的安全范围；股骨侧假体依据Nakata方法判断假体柄位置，股骨假体内翻3°～外翻3°之内则认为假体处于中心性固定(图15.1～图15.4)。

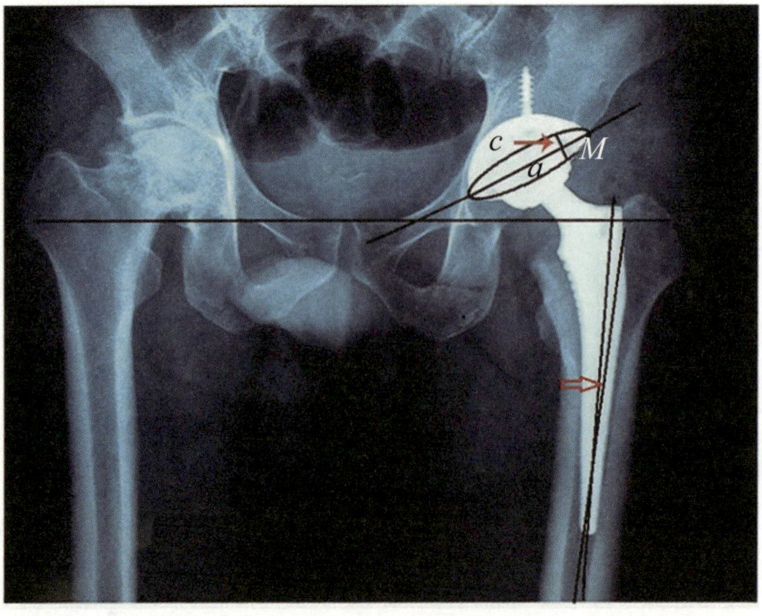

图15.1　侧卧位DAA术后髋臼杯外展角及前倾角的测量，股骨假体柄中立位的测量

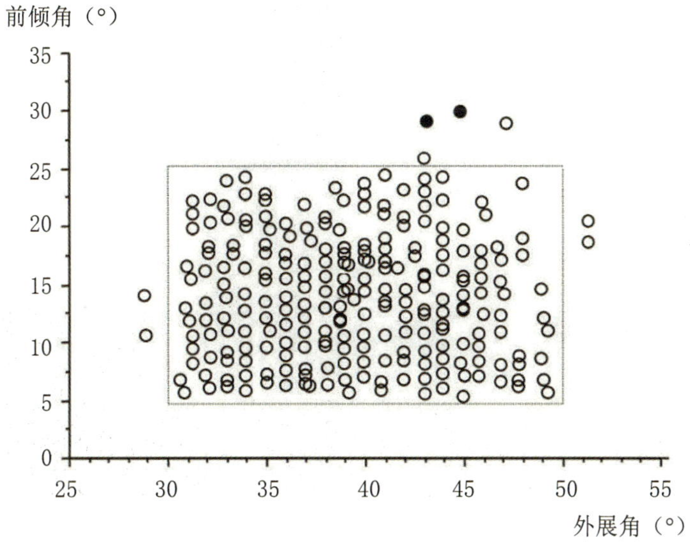

图15.2 作者早期228例侧卧位DAA术后髋臼假体位于Lewinnek安全范围的情况
实心黑点为早期2例前脱位病例。

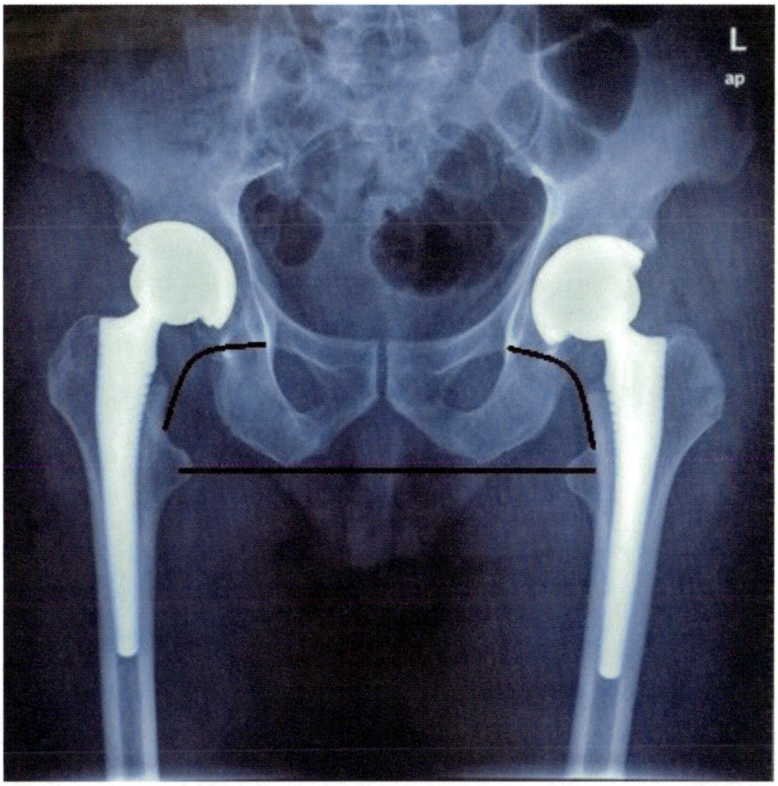

图15.3 双侧股骨头坏死侧卧位DAA术后沈通氏线连续，双下肢等长

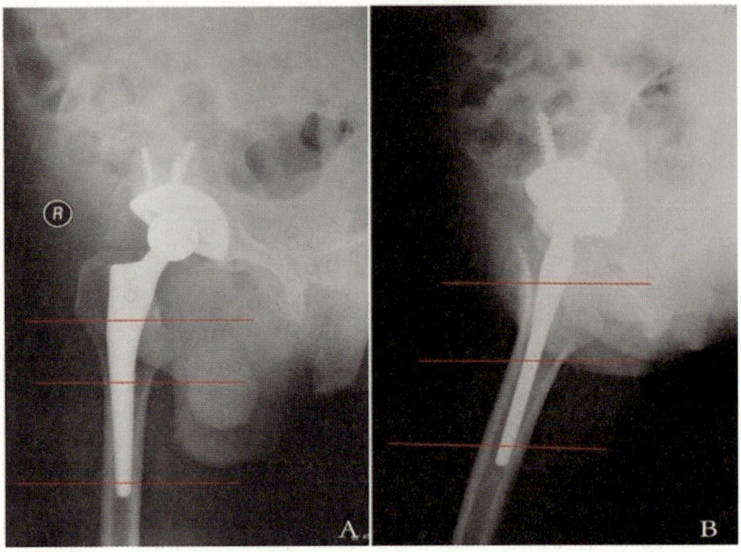

图 15.4　侧卧位 DAA 术后柄-髓腔比

分别在正位和侧位X片上，在三个水平(小转子上缘、柄的中部、柄尖端近侧1 cm) 检测假体宽度与髓腔宽度之比(B/A × 100%) 来确定。正位片上>80%，侧位片>70%为匹配满意。

15.2　侧卧位DAA髋臼杯及股骨假体柄远期生存率的评估

术后使用Gruen和Charnley方法进行假体无菌性松动的影像学评估。若与术后初次X线片相比，臼杯位置移动大于5°或大于3 mm为髋臼杯移位；测量股骨柄肩部和大转子的顶端之间的距离，并与术后初次X线片进行比较，若移位大于5 mm为股骨柄下沉移位(图15.5)。

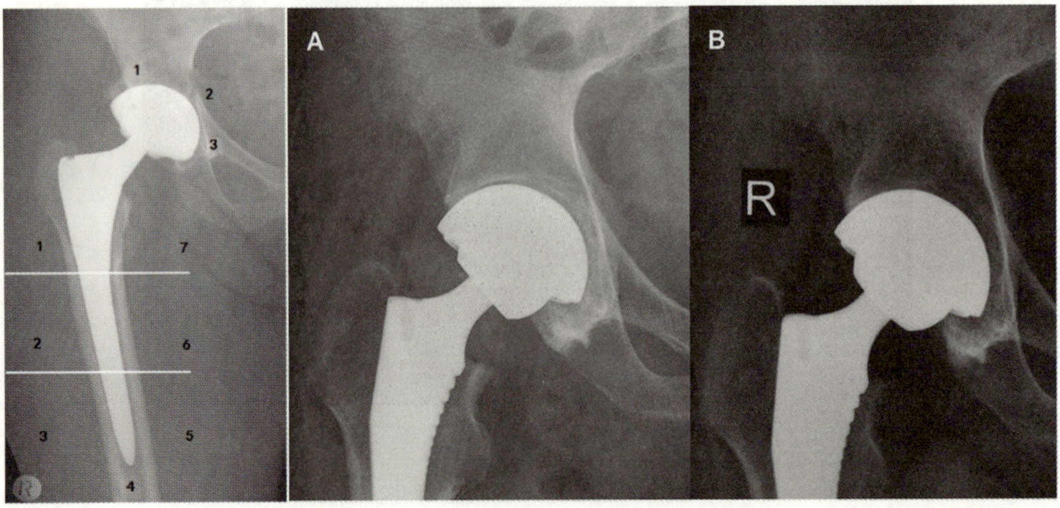

图 15.5　Gruen 和 Charnley 股骨侧和髋臼侧分区

侧卧位DAA术后髋臼杯Gruen2区压配有间隙(A)，但术后6个月复查，骨张入满意，间隙消失(B)。

参考文献

[1] Lohmann C H, Rampal S, Lohrengel M, et al. Imaging in peri-prosthetic assessment: an orthopaedic perspective[J]. EFORT Open Reviews, 2017, 2(5): 117-125.

[2] Bicanic G, Barbaric K, Bohacek I, et al. Current concept in dysplastic hip arthroplasty: Techniques for acetabular and femoral reconstruction[J]. World Journal of Orthopedics, 2014, 5(4): 412.

[3] Poehling-Monaghan K L, Kamath A F, Taunton M J, et al. Direct anterior versus miniposterior THA with the same advanced perioperative protocols: surprising early clinical results[J]. Clinical Orthopaedics and Related Research®, 2015, 473: 623-631.

[4] Lewinnek G E, Lewis J L, Tarr R, et al. Dislocations after total hip-replacement arthroplasties[J]. JBJS, 1978, 60(2): 217-220.

[5] Nakata K, Nishikawa M, Yamamoto K, et al. A clinical comparative study of the direct anterior with mini-posterior approach: two consecutive series[J]. The Journal of Arthroplasty, 2009, 24(5): 698-704.

16 侧卧位DAA术后康复治疗

16.1 康复治疗原则

侧卧位DAA康复治疗分为术前合理宣教及术后辅助康复。术前宣教介绍术后应避免的危险动作及体位，并进行心理指导，消除患者对手术的恐惧及对术后康复的畏难情绪。日常生活活动，包括安全地上下座椅、马桶，进出汽车、淋浴间等转移练习，以及如何穿衣、穿袜子、穿鞋子及沐浴等日常生活活动能力训练。患者人手一本术后手册，其中涵盖了所有术前培训课及日常生活活动资料的内容，以便患者术后在家回顾复习。

术后物理治疗的主导思想是减轻疼痛肿胀、预防下肢深静脉血栓、增强肌力及柔韧性、促进切口愈合、恢复移动性，虽然没有活动受限，还要告知患者训练躯干、臀部、下肢肌肉力量，避免跌倒风险、训练日常生活活动和培训患者及家属。侧卧位DAA术后使用多模式镇痛减少手术区域疼痛；如果术中髋臼侧及股骨侧假体植入初始稳定性满意，无假体周围骨折及脱位倾向，返回病房即开始踝泵及股四头肌等长收缩，手术当天可下床活动，可以穿袜子；避免极度后伸外展外旋体位；使用拐杖或学步车2周。

注意事项如下：

(1) 年轻体质好患者全重量支撑，无需髋关节防护措施。

(2) 对于体弱及老年患者，术后康复理念是早下地、早负重、多活动，但需控制运动量、多休息，术后3周内建议扶拐，避免跌倒。

(3) 卧床时不限制活动方式，可完全屈髋、盘腿、跷二郎腿等。

(4) 术后3天内，限制行走距离，控制在50～80 m/12 h，术后第2天根据患者状况，在康复师协助下，进行上下楼梯锻炼。

(5) 术后2周内下床功能锻炼过程中，如出现体位性低血压、切口辅料渗出增多、局部血肿形成、发热、心慌、胸闷、胃肠道不适，需联系手术医生及时处理，暂时中止下地活动，患肢制动。

(6) 生命体征及切口愈合良好，术后第3～4天可出院。

(7) 患者出院后，按功能锻炼手册进行后续康复，如出现发热、切口疼痛肿胀、愈合不良、脱位、心慌胸闷不适，可通过联系方式和手术医生及康复师取得联系，指导围手术期治疗。

(8) 术后1月、3月、6月、1年、2年、3年常规门诊随访复查，并建立侧卧位DAA人工关节登记制度。

16.2 围手术期康复锻炼图示

围手术期进行的康复锻炼如图16.1～图16.17所示。

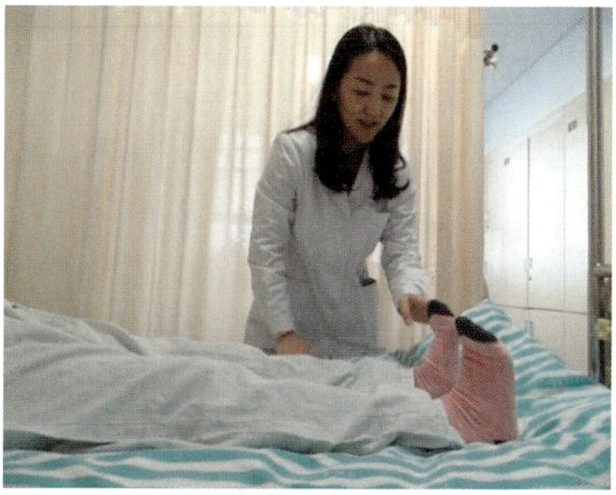

图16.1 踝泵训练

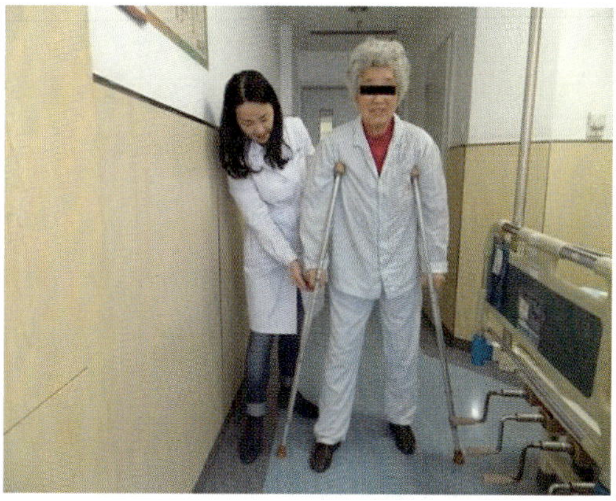

图16.2 指导扶拐(右侧髋关节置换)

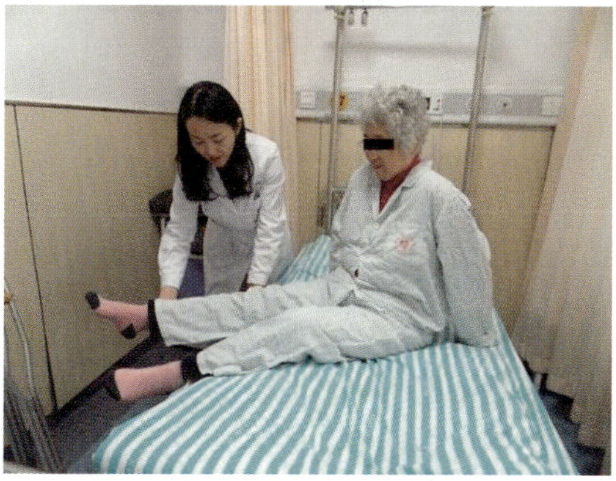

图16.3 正确上、下床动作宣教(右侧髋关节置换)

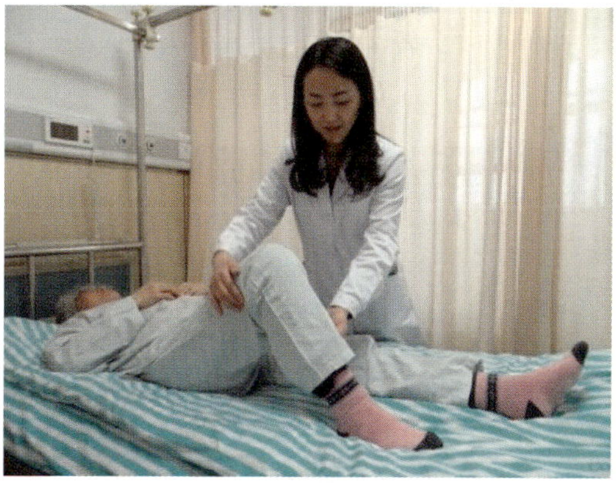

图16.4 足跟滑动屈髋角度训练(右侧髋关节置换)

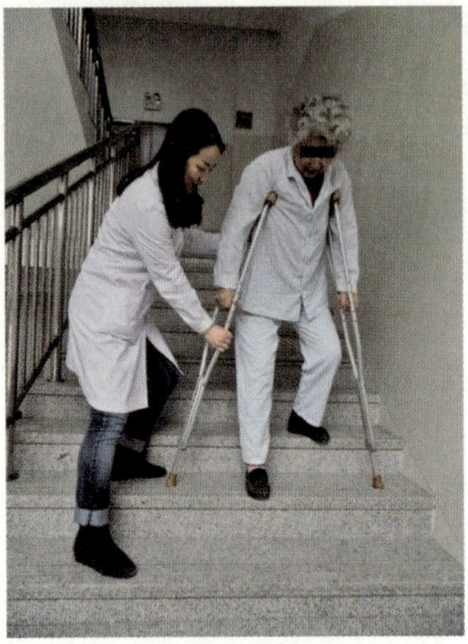

图 16.5　扶拐上下楼宣教(右侧髋关节置换)

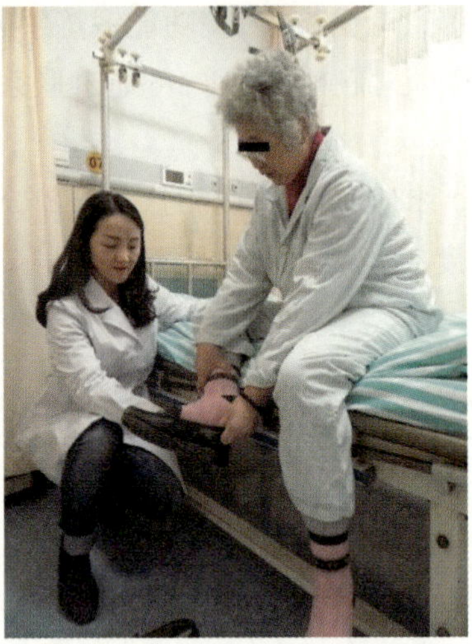

图 16.6　穿鞋训练(右侧髋关节置换)

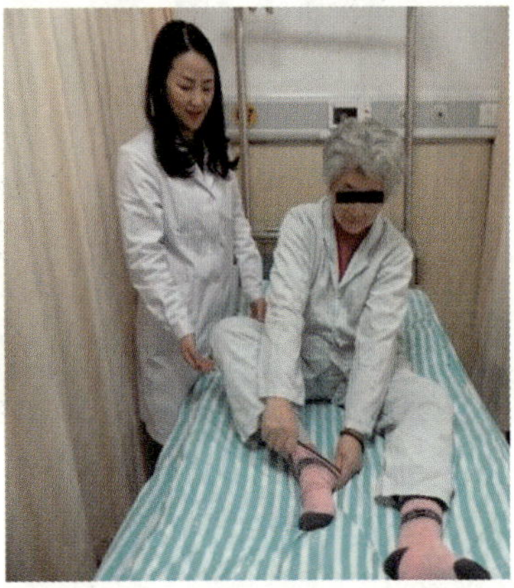

图 16.7　穿袜子训练(右侧髋关节置换)

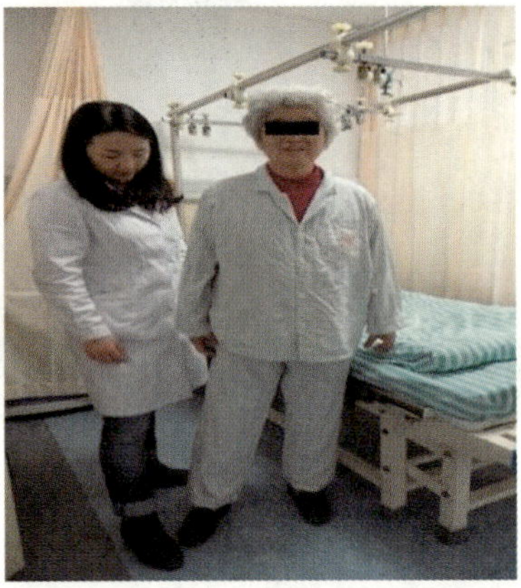

图 16.8　床边站立训练(右侧髋关节置换)

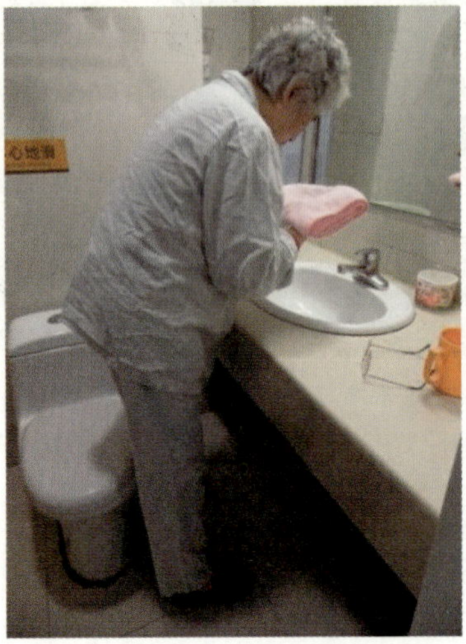

图 16.9　日常洗漱训练(右侧髋关节置换)

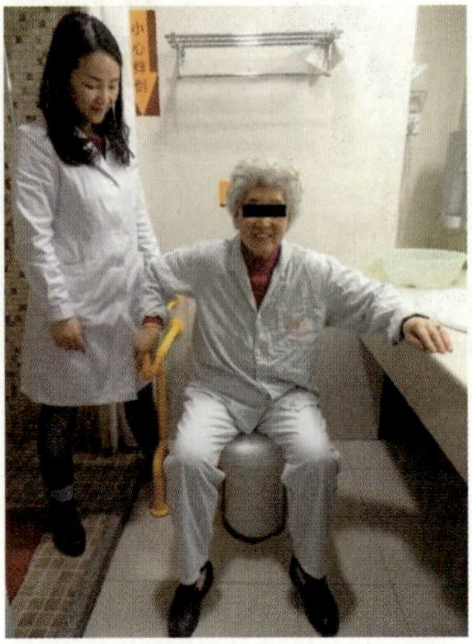

图 16.10　如厕练习训练(右侧髋关节置换)

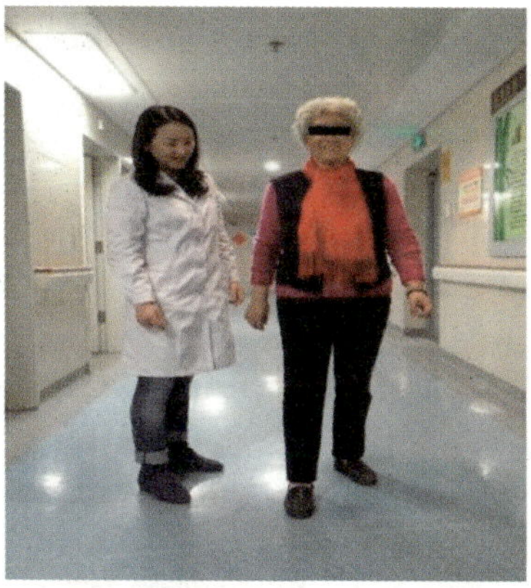

图 16.11　无辅助独立步行训练(右侧髋关节置换)

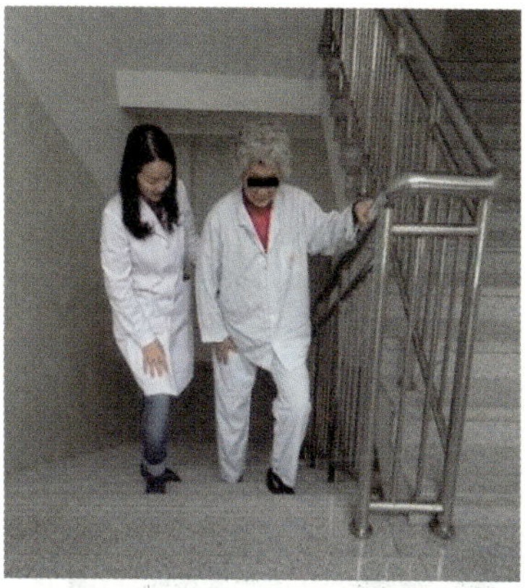

图 16.12　术后上楼梯训练(右侧髋关节置换)

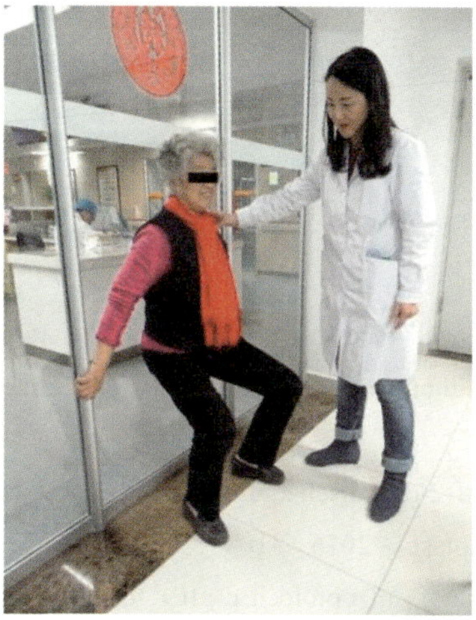

图 16.13　闭链肌力训练(右侧髋关节置换)

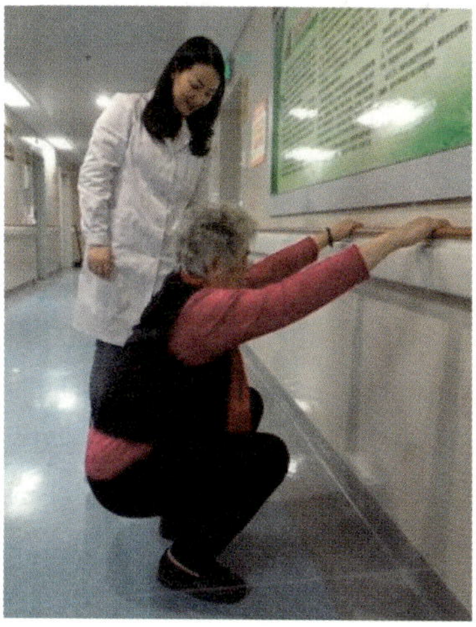

图 16.14　下蹲训练(右侧髋关节置换)

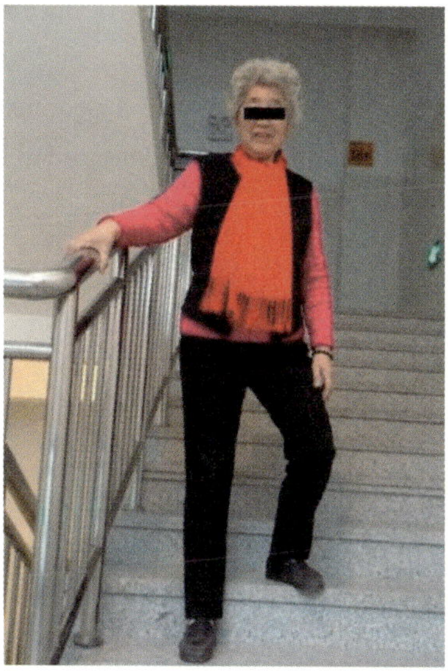

图 16.15　去除拐杖上下楼训练(右侧髋关节置换)

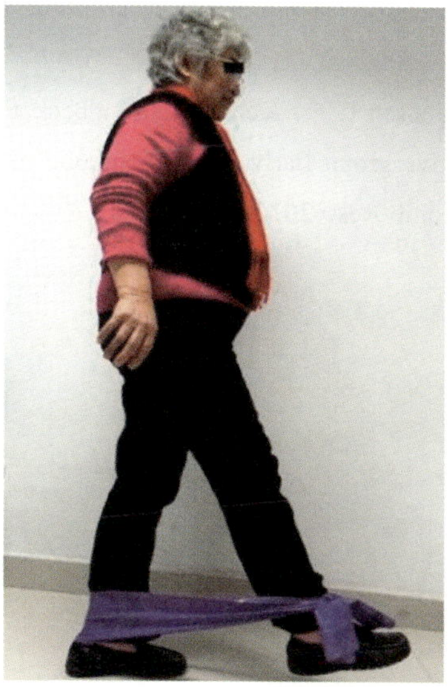

图 16.16　弹力带肌力步行训练(右侧髋关节置换)

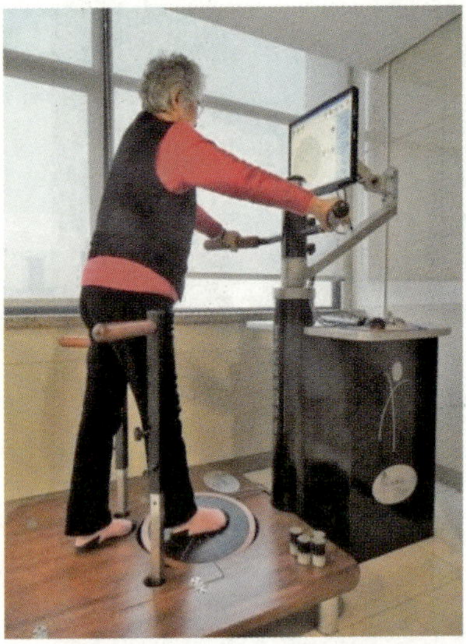

图16.16 本体感觉训练训练(右侧髋关节置换)

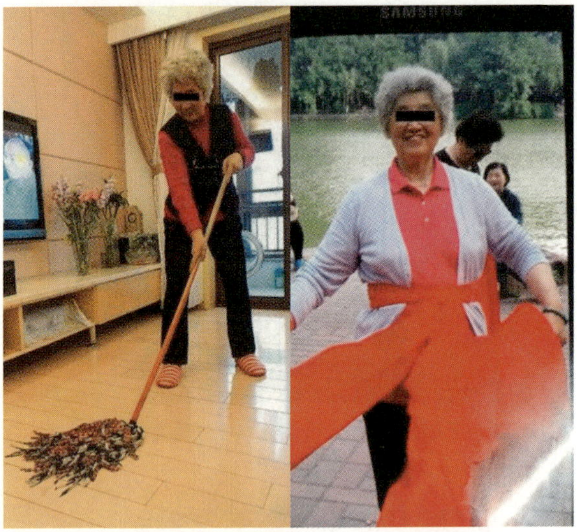

图16.17 家务活动及参加社区活动(右侧髋关节置换)

参考文献

[1] Maempel J F, Clement N D, Ballantyne J A, et al. Enhanced recovery programmes after total hip arthroplasty can result in reduced length of hospital stay without compromising functional outcome[J]. The Bone & Joint Journal, 2016, 98(4): 475-482.

[2] Yang G, Chen W, Chen W, et al. Feasibility and safety of 2-day discharge after fast-track total hip arthroplasty: a Chinese experience[J]. The Journal of Arthroplasty, 2016, 31(8): 1686-1692. e1.

[3] Goesling J, Moser S E, Zaidi B, et al. Trends and predictors of opioid use after total knee and total hip arthroplasty[J]. Pain, 2016, 157(6): 1259-1265.

[4] Jorgensen C C, Petersen M A, Kehlet H. Preoperative prediction of potentially preventable morbidity after fast-track hip and knee arthroplasty: a detailed descriptive cohort study[J]. BMJ Open, 2016, 6(1): e009813.

[5] Jorgensen C C, Kehlet H. Lundbeck foundation centre for fast-track hip and knee replacement collaborative group Early thromboembolic events# 1 week after fast-track total hip and knee arthroplasty[J]. Thromb Res, 2016, 138: 37-42.

17 侧卧位DAA的优势与展望

17.1 DAA的固有优势及侧卧位DAA的特点

与后外侧入路及外侧入路相比，DAA可以明显降低全髋关节置换术后脱位的风险以及患者早期即可快速康复。由于前路是一种真正的神经肌肉间隙入路，不破坏任何肌肉起止点，即使术中麻醉状态下，假体复位也较为困难，因此患肢不容易延长，患者术后出现双下肢不等长的概率明显降低。但在初次全髋关节置换入路的选择中，采用前侧入路仍然相对较少，其根本原因在于术者担忧前侧入路是否会增加早期的并发症、是否需要较长的学习曲线、是否需要特殊的手术床或手术器械才能良好的显露髋臼、股骨近端及植入假体、是否需要特殊的股骨假体柄等。针对上述问题，在临床实践中我们将传统DAA的体位及切口进行了改良，并且通过我们团队的早期随访对上述问题进行了分析研究。

与传统的平卧位DAA相比，侧卧位DAA有如下优点：

(1) 术中不需要调整手术床即可暴露股骨近端，既省时又使手术便于开展。

(2) 侧卧位使常规行后外侧入路的术者在处理髋臼侧及股骨侧的习惯不变，学习曲线更短。

(3) 与平卧位相比，侧卧位股骨近端肌肉不挤向切口，术中髋臼侧显露更方便，并且切口较平卧位明显缩短，满足微创需求。

(4) 改良切口较标准前侧入路切口略偏外偏下1～2 mm，不常规显露股外侧皮神经，减少了股外侧皮神经损伤的发生率。

(5) 侧卧位使患肢能够灵活的内收外旋后伸，使股骨近端的显露更加容易。

(6) 使用常规手术器械及常规假体即可满足手术需要，降低对可调节手术床以及特殊器械，如偏心髋臼锉、偏心股骨髓腔锉、股骨短柄假体及特殊拉钩的依赖，便于基层医院开展，减少医疗开支。

但侧卧位DAA不是万能的，不能为了DAA将条件不适的患者进行侧卧位DAA，特别是早期的病例，需严格把握手术指征。目前股骨近端严重畸形、有既往前路手术史的翻修以及

Crowe Ⅳ型先天性髋关节脱位等已不是侧卧位DAA的绝对禁忌证,但髋臼后壁或前壁严重缺损,髋臼严重内陷,严重肥胖,肌肉发达,结核或化脓性髋关节后遗症伴关节活动度差,融合髋、双下肢不等长、肢体短缩需手术调节肢体长度,髋部既往行内固定手术,等等,均是新手早期开展前路手术的相对禁忌证。客观地说,与平卧位DAA相比,侧卧位DAA也存在部分不足。如双侧同时置换,需改变体位,二次消毒,术中难以直接比较双下肢长度,但侧卧位降低了对手术床和手术器械的要求,减小了手术切口,不改变原有的手术习惯,有利于DAA的广泛开展,在基层医院也可以普及,大大减少了医疗费用。

17.2 对侧卧位DAA的未来展望

如果一位中青年患者,骨质条件好、术前髋关节活动度良好并且对术后关节活动范围及生活质量要求高,侧卧位DAA是一种最佳的快速康复入路。早期临床疗效满意,手术技术及并发症在可接受范围。与其他传统方法相比,侧卧位DAA的确存在早期的学习曲线。然而,一旦熟悉这项技术,它就可以为患者提供准确的假体定位和术后快速康复,并且具有可接受的并发症发生率以及极低的脱位风险,是一种安全、有效、患者医生双赢的手术入路。